PROF. HADEMAR BANKHOFER

Gesundheit aus der Natur

Alte Hausmittel
und neue
Naturarzneien

IBassermann

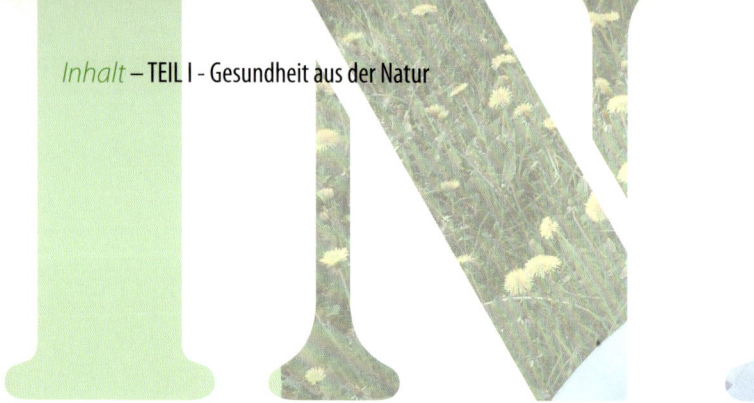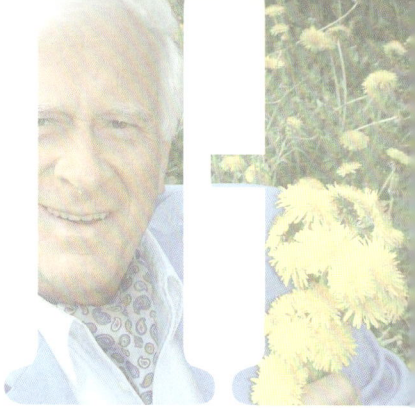

TEIL I

Altes bewahren – Neues begrüßen

Vor ein paar Jahren saß ich in den bayerischen Bergen vier Stunden mit einer 82-jährigen Bäuerin beisammen. Ich hätte am liebsten die ganze Nacht zugehört, was sie mir zu erzählen hatte. Sie verriet mir alte, traditionelle Hausmittel, die im Laufe der Jahrhunderte auf dem Bauernhof ihrer Familie mit Erfolg angewendet wurden. Als sie müde

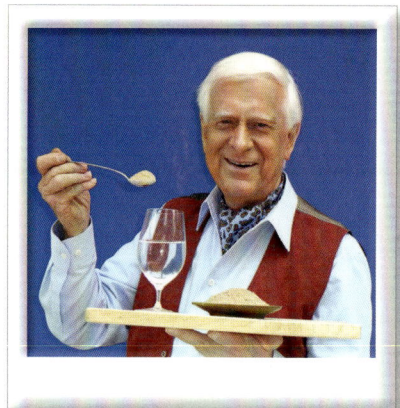

wurde, mir von den einfachen natürlichen Mitteln gegen Husten, Schlaflosigkeit, Kopfschmerzen und gegen vieles mehr zu berichten, da seufzte sie: »Bitte schreiben Sie das alles auf. Weil: Wenn ich eines Tages nicht mehr bin, gehen all diese Rezepte verloren und werden vergessen!«

Damit war die Idee für dieses Buch geboren. Ich wollte den alten Hausmitteln aus Stadt und Land ein kleines Denkmal setzen. Jenen Hausmitteln, die im Laufe der Zeit so vielen Menschen gegen gesundheitliche Störungen geholfen haben, sie wieder fit gemacht haben. Dafür habe ich Bauernhöfe, alte Bibliotheken, Pfarreien und betagte Frauen und Männer in Altenheimen besucht und befragt.

Bei der Arbeit an diesem Buch bin ich aber auf eine Überraschung gestoßen: Viele Heilkräuter vergangener Zeiten, viele Früchte, aber auch viele Aktivitäten sind derart erfolgreich, wenn es darum geht, die Gesundheit zu bewahren oder wiederzuerlangen, dass sie von der modernen Medizin unserer Zeit anerkannt und auch genutzt werden. Das ist ein ungeheurer Erfolg der Naturmedizin. Auch darüber muss man berichten.

Und so ist dieses ungewöhnliche Buch, das aus zwei Teilen besteht, aus meiner Begeisterung für die Kräfte der Natur entstanden. Ich möchte Sie bitten, wenn Sie es gelesen haben: Bemühen Sie sich, wertvolle alte Hausmittel zu bewahren und neue der Naturmedizin zu begrüßen und zu nutzen. So entsteht für unsere Gesundheit eine Harmonie von gestern bis heute. Wir tragen dazu bei, dass sie auf diese Weise bis morgen erhalten bleibt.

In diesem Sinn wünsche ich Ihnen viel Freude beim Lesen dieses Buches.

Herzlichst, Ihr

Prof. Hademar Bankhofer

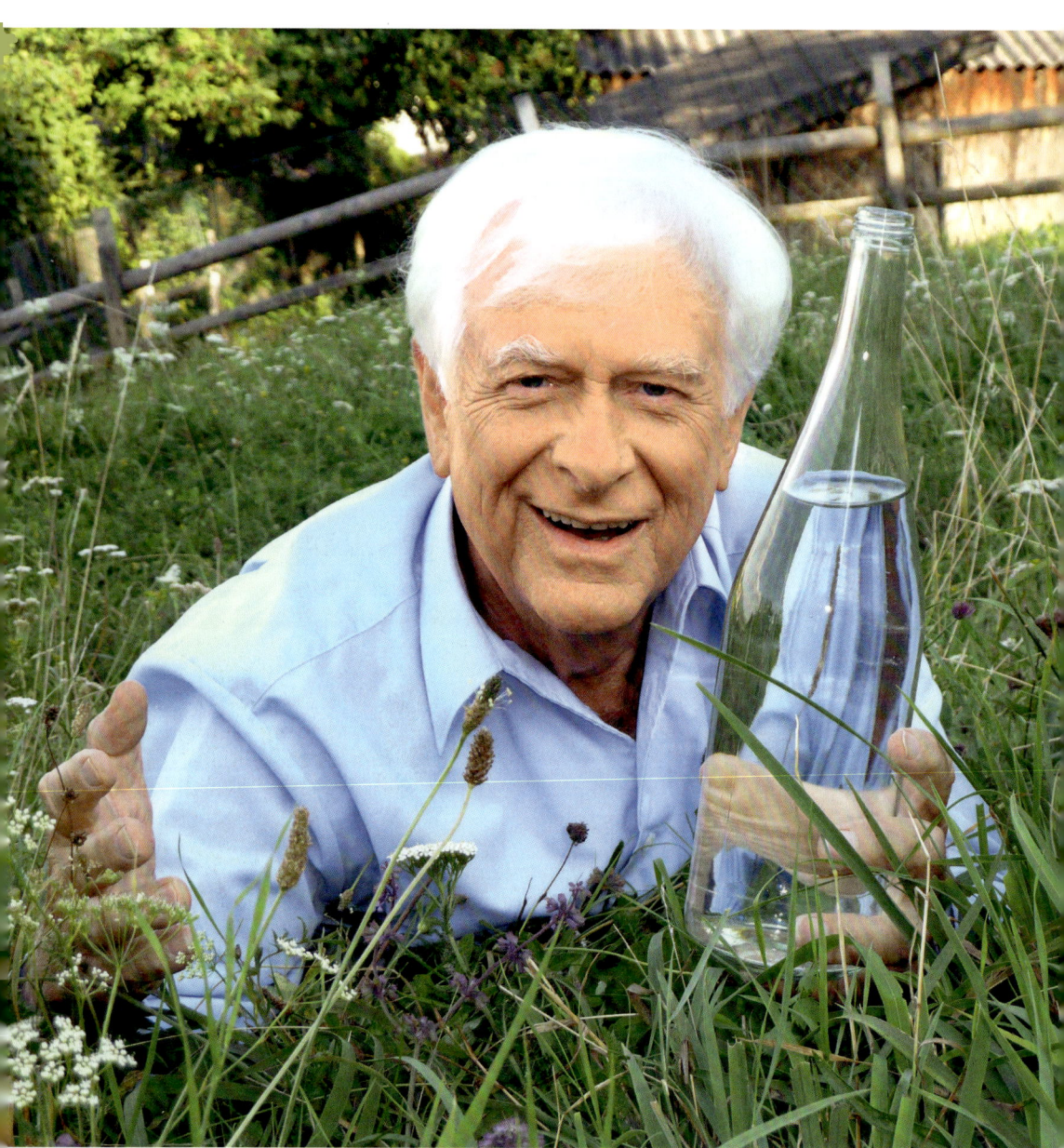

Abnehmen – Ernährungstipps
Einfache Abnehm-Tricks für das neue Jahr

Wenn wir über die Feiertage etwas zugenommen

haben, dann geht es um 2, 3 oder 4 Kilo. Dafür

braucht man wirklich keine Diät

oder irgendeine dubiose

Abnehm-Kur zu starten.

Da genügen ein paar

einfache Tricks.

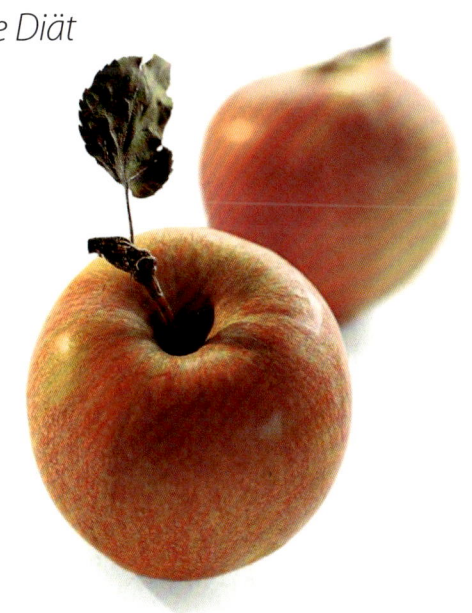

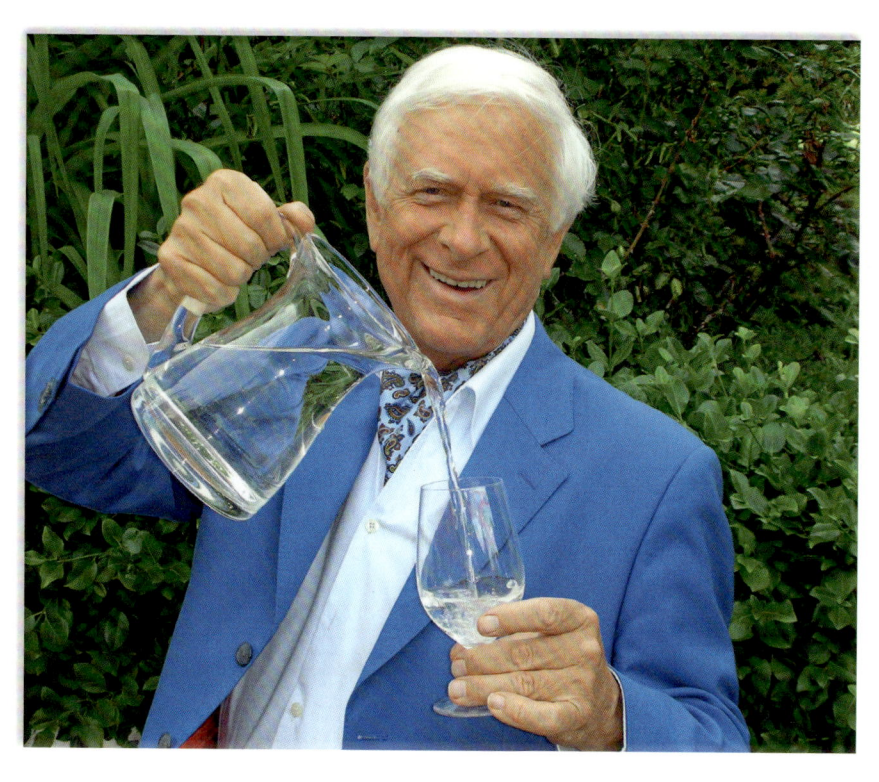

- Trinken Sie von 8 Uhr morgens bis 17 Uhr zu jeder vollen Stunde ein Glas Wasser mit etwas Zitronensaft. Sie füllen damit Ihren Magen mit kalorienfreier Materie und haben weniger Hunger.

- Beginnen Sie jede Mahlzeit mit einer Vorspeise aus einer halben Zucker- oder Honigmelone. Einfach auslöffeln.

Die Melone liefert reichlich Flüssigkeit, zahllose Vitalstoffe und man kann hinterher nicht mehr so viel essen.

- Wenn Sie abnehmen wollen, dann ist der Tagesanfang für Sie eine herrliche Zeit. Beim Abspecken gilt nämlich der alte Spruch: Esse morgens wie ein König, mittags wie ein Bürger und abends wie ein Bettler. Zum Start in den Tag dürfen Sie ungehemmt zulangen. Genießen Sie also das Frühstück. Stehen Sie rechtzeitig auf und nehmen Sie sich Zeit dafür. Alles, was Sie jetzt essen und trinken, gibt Ihnen Kraft für den Tag und wird in Energie umgewandelt, die Sie verbrauchen. Fettpölsterchen setzen sich erst von dem an, was Sie im Laufe des Tages konsumieren. Also dann: Guten Appetit mit gutem Gewissen bei Vollkornbrot, etwas Butter, Käse, Schinken, Radieschen, Paprika, Joghurt, Milch, Tee oder Kaffee.

- Essen Sie einige Zeit jeden Tag 1 Handvoll Kresse - im Salat oder auf dem Brot mit ganz wenig Butter. Kresse liefert Chrom, und dieses Spurenelement steuert das Sattsein.

Dazu auch ein Rezept für einen Kresse-Salat:

4 Handvoll frische, gewaschene Kresse mit 500 Gramm geschälten gewürfelten Tomaten vermischen. Aus einem Esslöffel Apfelessig, einem ½ Teelöffel Senf, 3 Esslöffeln Distelöl, etwas Salz, etwas grünem Pfeffer und einem ½ Teelöffel Honig eine Marinade mischen und unterrühren. Den Salat mit 6 Esslöffeln gehacktem Schnittlauch garnieren. Dazu Vollkornbrot reichen.

- Gehen Sie regelmäßig ins Chinarestaurant. Aber bitte unbedingt mit Stäbchen essen. Da sind Sie schneller satt, obwohl Sie weniger essen.

- Trinken Sie vor der Mahlzeit 2 Tassen Matetee aus den Blättern des Matebaumes. Der Tee bremst den Appetit und verhindert Hungerattacken.

- Radieschen binden versteckte Fette: Mit Wurst, Käse und Fleisch nehmen Sie viele versteckte Fette auf. Wenn Sie dazu aber jedes Mal sechs Radieschen knabbern, geschieht etwas Wunderbares: Die schwefelhaltigen Senföle – die Hauptwirkstoffe in den Radieschen – binden einen Teil des aufgenommenen Fettes und verhindern, dass es durch die Darmwand ins Blut geht. Was teure Abspeckpillen mit unerwünschten Nebenwirkungen leisten, das können Radieschen auf sanfte Art, und zwar ganz nebenwirkungsfrei.

- Nutzen Sie die chinesische Akupressur über den Mundpunkt LG 26. Er sitzt in der Mitte zwischen Oberlippe und Nase. Mit dem Zeigefinger der rechten Hand in kreisenden Bewegungen leicht drücken: 30 bis 60 Sekunden. Bei Hungergefühl.

- Gehen Sie jeden Tag eine Stunde flott spazieren. Meiden Sie Lift und Rolltreppe.

- Nüsse und Rote-Bete-Saft entgiften den Körper: Nehmen Sie Magnesium. Essen Sie Nüsse oder trinken Sie 4-mal am Tag je einen ⅛ Liter Rote-Bete-Saft: Er beeinflusst den Fettstoffwechsel positiv und entlastet dadurch die Leber bei ihrer Entgiftungsarbeit.

- Mariendisteltee hilft gegen flauen Magen: Trinken Sie 1 Liter Mariendisteltee ungesüßt oder mit wenig Honig über den Tag verteilt. Er beruhigt den Magen und hilft der Leber bei ihrer Entgiftungsarbeit.

- Distelöl und Heilerde gegen Magenschmerzen: 1 Esslöffel Distelöl wirkt beruhigend auf die Magenschleimhaut. Auch Heilerde ist ein gutes Mittel nach übermäßigem Genuss von Alkohol,

genauso wie nach Nikotin oder dem Verzehr fetter Speisen: Verrühren Sie 1 Esslöffel Heilerde in einen ¼ Liter Wasser und trinken Sie es.

Ananas

Der Saft der reifen Ananas schützt vor Sonnenfalten

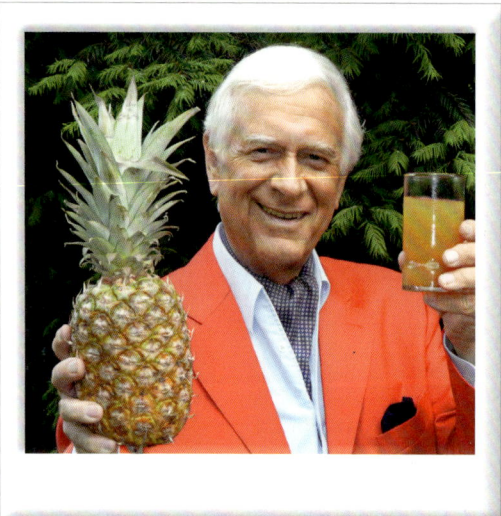

Wer sich im Sommer gern in der Sonne aufhält, tut seinem Körper etwas Gutes, weil durch das Auftreffen der Sonnenstrahlen auf die Haut das lebenswichtige Vitamin D im Organismus produziert wird, das wir für eine starke Immunkraft, für gute Laune und für das Einlagern von Kalzium in die Knochen brauchen. Zugleich aber müssen wir vorsichtig sein und Maß halten. Sonnenbrände erhöhen das Risiko für Hautkrebs. Und dann muss uns vor allem klar werden: Sonnenbestrahlung trocknet die Haut aus, lässt sie früher altern und fördert die Faltenbildung sowie die Entstehung von hässlichen Altersflecken. Sonnenfalten graben sich besonders tief in die Haut.

Unser Teint versucht sich dagegen zu wehren. Wenn wir uns der Sonne aussetzen, was für viele Menschen ein Genuss ist, dann sendet der Organismus all seine Vitamin-E-Vorräte in die Haut, damit sie die Zerstörung von Hautzellen, das

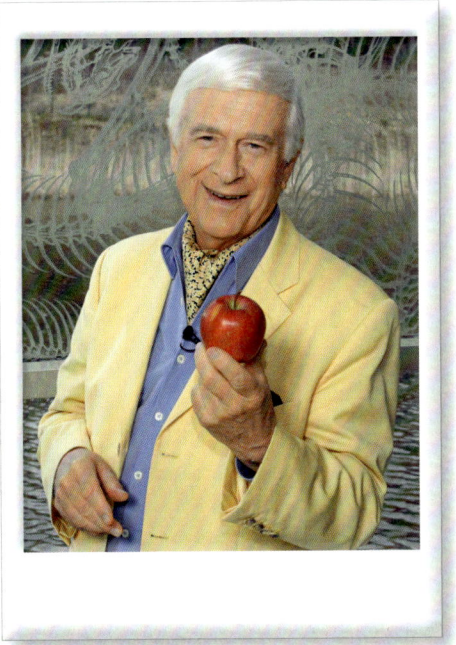

Altern der Haut und die Faltenbildung verhindern. Wenn die Sonne 5 Stunden auf unsere Haut scheint, verbraucht sich daher der Vitamin-E-Vorrat um bis zu 50 Prozent. Das bedeutet: Unsere Haut braucht an sonnigen Tagen Unterstützung von außen. Am besten über die tägliche Ernährung. Ideal sind Naturprodukte, die Vitamin E liefern: Nüsse, Avocados, Weizenkeime, Weizenkeimöl, Olivenöl, Milch- und Vollkornprodukte.

Die Königin der Naturprodukte, die unsere Haut vor Sonnenschäden schützen kann, ist jedoch die vollreife, süße Ananas. Sie versorgt uns mit extrem hohen Mengen vom Enzym Bromelain.

- Das sorgt dafür, dass es durch die Sonnenbestrahlung zu keinen Entzündungen in der Haut kommt.

- Da es Eiweiß spalten kann, baut es Verkrustungen und Ablagerungen unter der Haut ab und beugt auf diese Weise der Faltenbildung vor.

- Außerdem verhindert Bromelain die Entstehung von hässlichen Flecken auf der Haut, die durch die Sonne entstehen können.

- 2 Gläser naturreiner Ananassaft ohne Wasser- und Zuckerzusatz täglich schützen unsere Haut vor Falten, die durch die Sonne entstehen. Oder noch besser: Man genießt eine ganze Ananas, die man am besten zuerst in fingerdicke Schei-

ben schneidet, dann schält und mit Messer und Gabel isst, bis das holzige Stück in der Mitte übrig bleibt.

Apfel
Unser beliebtestes heimisches Obst – ein wahrer Gesundbrunnen

Äpfel sind noch viel gesünder als bisher angenommen. Das hat eine Studie am Institut für Obstbau an der Technischen Universität München ergeben. Das Pektin im Apfel transportiert Blei und andere Gifte aus dem Körper und senkt

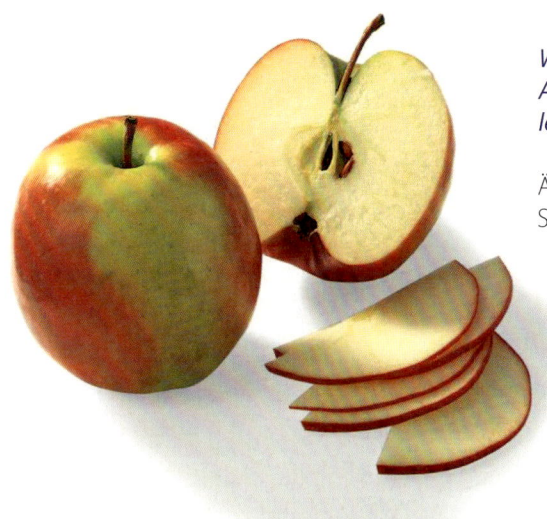

Wer täglich in einen Apfel beißt, der greift nicht so leicht zu einer Zigarette.

Äpfel wirken auch gegen Bluthochdruck. Sie schwemmen übermäßige Mengen an Kochsalz und Wasser aus dem Organismus. Dadurch entsteht die blutdrucksenkende Wirkung. Der Fruchtzucker im Apfel liefert schnelle Energie. Außerdem stillt der Apfel mit wenig Kalorien den Hunger und hilft Übergewicht abzubauen.

erhöhte Cholesterinwerte. Das Vitamin C schützt den Herzmuskel vor Entzündungen. Das Kalium stärkt die Nerven. Die B-Vitamine fördern das Denken.
Ein altes Sprichwort lautet: Ein Apfel am Tag spart den Arzt. Biochemiker in den USA haben herausgefunden, warum. Der Apfel enthält zahlreiche Phenole und Flavonoide. Diese Substanzen stärken unsere Körperzellen gegen Krebsgefahr und gegen aggressive Umweltschadstoffe, die uns schneller altern lassen und die Krankheitsanfälligkeit fördern. Besonders Jugendliche, vor allem wenn sie in der Pubertät sind, sollten von Eltern, Großeltern und guten Freunden dazu angehalten werden, jeden Tag einen Apfel zu essen. Eine Untersuchung des United State Department of Human Nutrition, der größten Ernährungsbehörde der Welt, hat ergeben:

Aus Äpfeln kann man noch ein »Wundermittel« machen:

*den **Apfelessig**. Dieser macht das Essen leichter. Besorgen Sie sich naturtrüben Apfelessig (aus dem Reformhaus oder aus dem Gesundheitsregal eines Supermarktes). Er hat noch die meisten Wirkstoffe des Apfels.*

Geben Sie 2 Esslöffel Apfelessig in einen ¼ Liter stilles Mineralwasser, rühren Sie gut um und trinken Sie die Mischung genau 15 Minuten vor dem Essen in kleinen Schlucken.

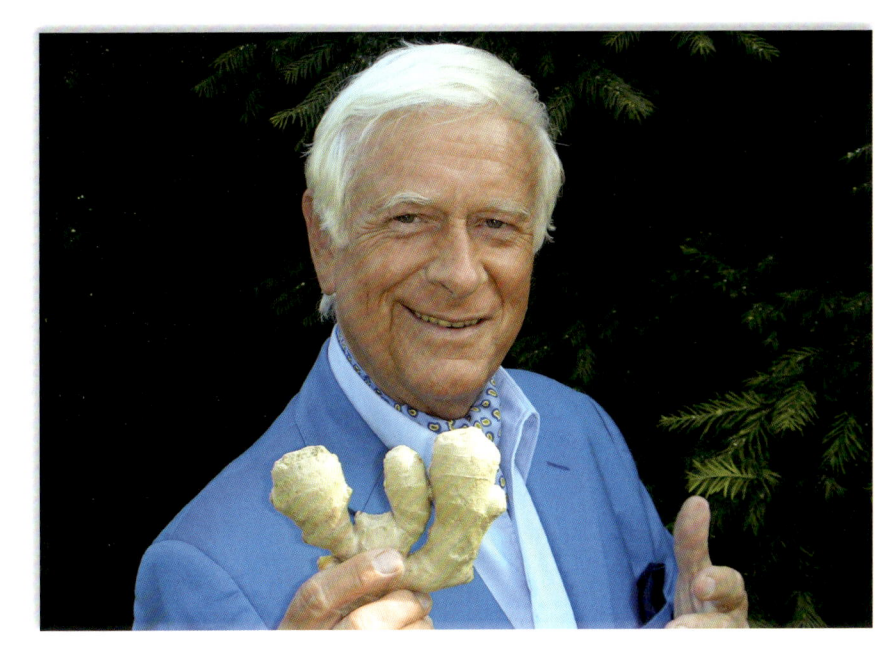

Appetitlosigkeit

Ingwer, Kräutertee, Knoblauch und
      Akupressur – so steigern Sie Ihren Appetit

Fast immer liest man nur über das Problem des Übergewichts, wie man abnehmen und den Appetit bremsen kann. Dabei gibt es viele Menschen, die an Untergewicht und Appetitlosigkeit leiden. Sie sind meist unter der älteren Generation und unter den Jugendlichen zu finden. Aus einer Reihe von Möglichkei-ten, die Appetitlosigkeit erfolgreich zu bekämpfen, bietet sich zum Bei-spiel folgendes Naturmittel an:

- Versuchen Sie es mit kandiertem Ingwer. Je schärfer er schmeckt, desto besser wirkt er. Kauen Sie vor jeder Mahlzeit ein Stückchen. Auch

Diabetiker müssen nicht darauf verzichten. Sie würzen ihre Speisen mit etwas frisch geschabter Ingwerwurzel (aus dem Reformhaus).

Weitere Tipps, um den Appetit zu steigern:

- Sobald Hunger aufkommt, nehmen Sie aus der Hausapotheke 1 bis 2 getrocknete Salbeiblätter, die Sie für die Teezubereitung vorrätig haben, und kauen sie intensiv. Danach spucken Sie sie wieder aus. Die Gerbstoffe des Salbeiblattes reduzieren das Hungergefühl.

- Nehmen Sie 3-mal täglich – jeweils vor den Mahlzeiten – 6 Tropfen Knoblauchsaft in etwas Wasser verrührt ein. Lassen Sie die Mischung längere Zeit im Mund, ehe Sie sie schlucken.

- Trinken Sie folgenden Heilkräutertee: Mischen Sie zu gleichen Teilen Pfefferminze und Wermut. 1 Esslöffel davon wird mit einem ¼ Liter kochendem Wasser übergossen. 8 Minuten ziehen lassen, durchseihen. Ungesüßt und lauwarm 30 Minuten vor der Mahlzeit in kleinen Schlucken trinken.

- Es gibt auch einen Akupunkturpunkt, der die Esslust stimuliert. Dieser Akupressurgriff gegen die Appetitlosigkeit muss am Punkt KG 12 durchgeführt werden. Dieser Punkt liegt in der Mitte zwischen

dem Nabel und dem unteren Ende des Brustbeines, also in der Höhe des Magens. Hier massieren Sie mit dem Mittelfinger der rechten Hand unter leichtem Druck 1 bis 2 Minuten jeweils 30 Minuten vor jedem Essen.

Und zu guter Letzt ein Rezept mit Tradition: der Mistelwein.

Gegen vorübergehende Appetitlosigkeit hilft dieses uralte Rezept oft sehr gut.

Übergießen Sie 1 Handvoll klein geschnittene, frische Mistelblätter und 1 Handvoll zerstoßene Mariendistelsamen in einem Krug mit 1 Liter Rotwein. Lassen Sie die Mischung zugedeckt über Nacht stehen. Dann einmal kurz aufkochen und weitere 10 Minuten köcheln.

Lassen Sie die Mischung abkühlen, seihen Sie sie durch und füllen Sie den Trunk in eine verschließbare Flasche ab. Trinken Sie 2-mal täglich – jeweils vor dem Essen – ein Schnapsgläschen davon.

Achtung: Alkoholgefährdete und Menschen mit niedrigem Blutdruck dürfen dieses Rezept nicht anwenden.

Artischocken

Artischocken stärken und reparieren die Leberzellen

Wenn es draußen so richtig kalt und ungemütlich wird, dann essen viele von uns erfahrungsgemäß mehr als in der schönen Jahreszeit. Sie konsumieren vor allem mehr Fett. Andere wieder haben in dieser Jahreszeit verstärkt chronische Beschwerden und greifen zu Medikamenten. Ein zu hoher Tablettenkonsum und eine fettreiche Nahrung belasten aber die Leber, unsere Entgiftungszentrale. Früher hat man Leberprobleme fast ausschließlich dem Alkohol zugeordnet. Diese Ansicht ist längst überholt.

Man muss und kann der Leber helfen – zum Beispiel mit den Naturkräften aus der Artischocke. Bereits 1957 hat der rumänische Wissenschaftler Prof. Dr. Maros nachgewiesen: Die Wirkstoffe Cynarin und Cynaridin aus der Artischocke unterstützen die Leber bei ihrer Arbeit: bei der Fettverdauung sowie beim Alkohol- und Schadstoff-Abbau. Mehr noch: Diese Stoffe können bereits lädierte, angegriffene Leberzellen wieder regenerieren und stärken.

Es gibt mehrere Möglichkeiten, eine Leber-Kur mit Artischocken durchzuführen:

- Bauen Sie möglichst 1-mal die Woche Artischocken in den Speiseplan ein.

- Oder rühren Sie 3 Wochen lang jeden Tag 2-mal – am besten morgens und abends – je 2 Esslöffel Artischockensaft (Reformhaus) in etwas Wasser und trinken Sie diesen »Leber-Cocktail« langsam in kleinen Schlucken.

- In der Apotheke gibt es auch jede Menge Präparate aus dem Extrakt von Artischockenblättern.

So eine Kur mit Artischocken hilft im Übrigen auch zur Vorbeugung und Behandlung von Blähungen und Völlegefühl, vor allem nach zu üppigem, fettem Essen. Sie sollten die Leber auch sonst mit einem zusätzlichen Trick kräftigen: Legen Sie sich einmal am Tag für 20 Minuten flach in Rückenlage hin. Damit aktivieren Sie Ihre Leber, weil sie dann optimal durchblutet wird.

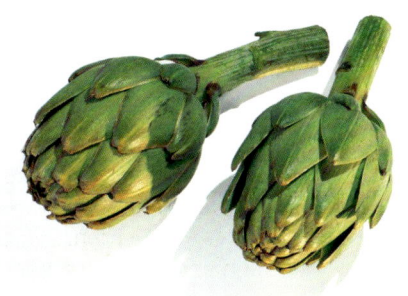

Augen

Gegen trockene, müde, gerötete und verklebte Augen hält die Natur ein paar Rezepte bereit, die schnelle Abhilfe verschaffen

- *Augentrost gegen trockene Augen:* Übergießen Sie 1 Teelöffel Augentrost (Apotheke) mit 1 Tasse kochendem Wasser. Den Tee 8 Minuten ziehen lassen, dann durchseihen. In den lauwarmen Tee einen Wattebausch tauchen und für 10 Minuten auf die geschlossenen Augen auflegen. Verwenden Sie nie Kamillentee. Er trocknet das Auge noch mehr aus. Wenn es in erster Linie darum geht, ein entzündetes Auge zu beruhigen, dann bewähren sich auch Auflagen mit lauwarmem Salbeitee oder Eichenrindentee.

- Bratäpfel gegen gerötete Augen: Wenn die Augen durch Zigarettenrauch oder zu wenig Schlaf gerötet und leicht entzündet sind, legen Sie das warme Fruchtfleisch eines Bratapfels auf die geschlossenen Augen. Nach dem Auskühlen behutsam abwaschen.

- Kamillendampf gegen fernsehmüde Augen: Übergießen Sie 4 Esslöffel Kamillenblüten mit 1 Liter kochendem Wasser, 10 Minuten ziehen lassen, dann 15 Minuten lang den aufsteigenden Dampf auf die geschlossenen Augen einwirken lassen.

- Nusskompresse gegen verklebte Augen: 30 Gramm Walnussblätter 8 bis 10 Minuten in 1 Liter Wasser kochen, durchseihen. In die lauwarme Brühe ein Leinentuch eintauchen, auswringen und wieder für 10 Minuten auf die geschlossenen Augen auflegen.

- Quark-Honig-Kur gegen verklebte Augen: Legen Sie zimmerwarmen Quark auf die geschlossenen Augen und lassen Sie ihn 15 Minuten einwirken. Dann waschen Sie den Quark mit folgender Flüssigkeit ab: 1 Esslöffel Honig mit 2 Tassen Wasser aufkochen lassen, den Schaum abschöpfen, einen Wattebausch in die lauwarme Flüssigkeit tauchen und die Augenlider damit säubern.

Augen-Fitnesstraining

Gähnen schärft den Blick und stärkt unsere Augen

Von morgens bis abends versorgen uns unsere Augen Tag für Tag mit Tausenden von Bildern. Wir nehmen 80 Prozent aller Informationen über die Augen auf. Für unser Sehen brauchen wir eine bewegliche, elastische Augenmuskulatur. Und genau da liegt das Problem. Alle denken an die Fitness der Körpermuskeln. Keiner denkt darüber nach, dass auch unsere Augenmuskulatur ein kleines Fitnessprogramm braucht.

Speziell in unserer modernen Zeit ist das notwendig. Denn: Wir überfordern unsere Augen durch stundenlange Arbeit am Computer. Wir verbringen aber auch viel Zeit mit Computerspielen. Und abends sitzen wir vor dem Fernsehgerät. Wir müssen daher täglich etwas tun, damit unser Blick geschärft wird und unsere Augen stark bleiben und sich jederzeit unterschiedlichsten Situationen anpassen können. Dafür gibt es einfache, ja banale Übungen, die jeder kennen sollte:

- Lehnen Sie sich – so oft Sie die Gelegenheit dazu haben – in Ihrem Stuhl entspannt zurück und gähnen Sie herzhaft und lange. Gähnen ist nicht – wie viele glauben – ein Ausdruck von Langeweile. Gähnen ist ein wichtiger Vorgang, um die Augenmuskulatur zu entspannen. Gähnen schützt die Augen vor dem Austrocknen. Die Kiefermuskeln massieren dabei die Tränendrüsen. Und das wieder regt die Produktion von Tränenflüssigkeit an.

- Ebenso wichtig ist es, mit den Augenlidern zu klimpern oder zu blinzeln. Auch dabei werden die Tränendrüsen angeregt, wieder mehr Tränenflüssigkeit zu produzieren. Das verhindert ein Austrocknen der Augen.

- Es trägt auch mächtig zur Beweglichkeit der Augen bei, wenn man mehrmals am Tag – etwa vor einem Spiegel – heftig mit den Augen rollt. Oder wenn man bei geschlossenen Lidern mit den Augen eine liegende Achterschleife nachvollzieht.

- Neue Kraft bekommen unsere Sehorgane auch, wenn wir bei geschlossenen Augen wiederholt die Brauen hochziehen und wieder senken.

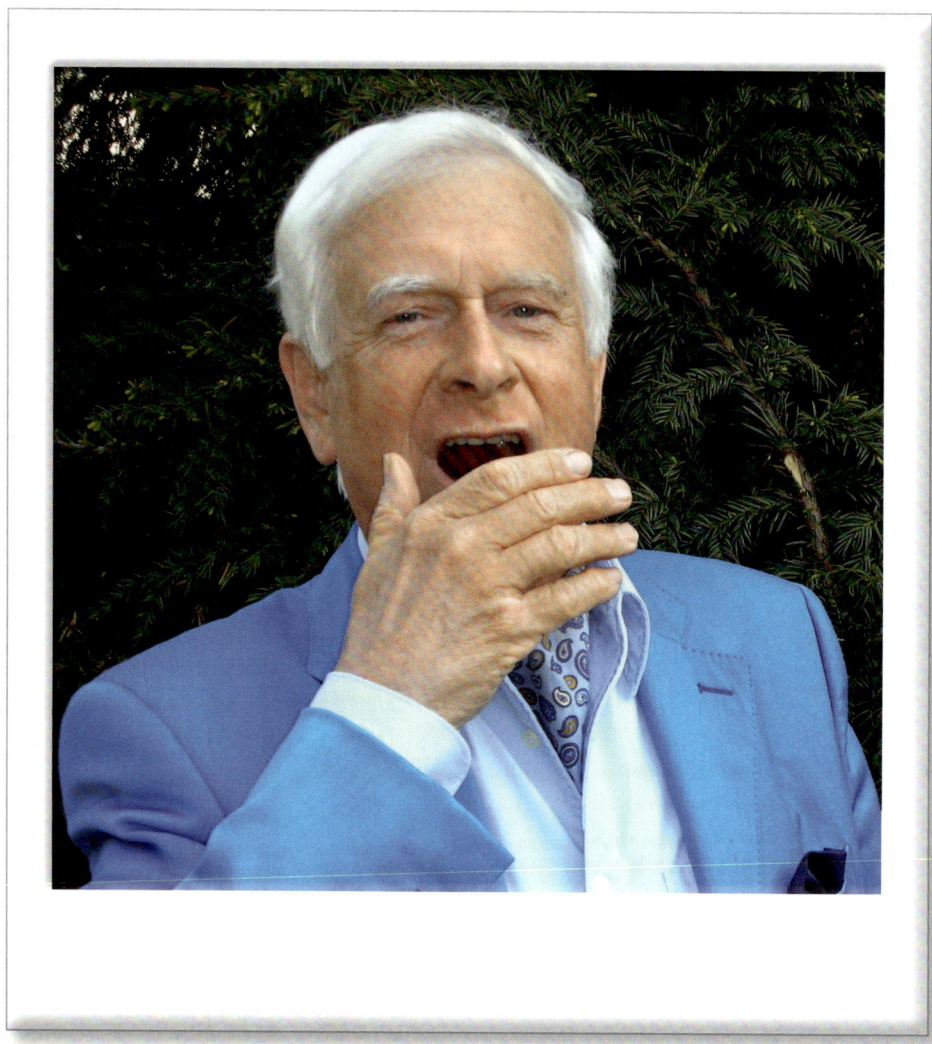

- Gähnen, mit den Wimpern zwinkern und mit den Augen rollen: Das alles ersetzt keine Brille, keine Kontaktlinsen und schon gar nicht den Augenarzt. Aber die Augen- muskulatur wird gestärkt und die Tränendrüsen werden angeregt.

Augenlider, geschwollene

Mit der Löffel-Massage
gegen geschwollene Augenlider

Entdecken Sie auch hin und wieder morgens beim ersten Blick in den Badezimmerspiegel, dass Sie geschwollene und gerötete Augenlider haben? Das sieht nicht sehr gut aus. Doch man kann etwas dagegen tun. Es gibt da ein ganz einfaches und wirkungsvolles Rezept: Legen Sie einen Esslöffel ins Tiefkühlfach Ihres Kühlschranks, holen Sie ihn nach 5 Minuten wieder heraus und massieren Sie mit der bauchigen Unterseite des Löffels ganz vorsichtig die Hautstellen rund um die Augen und auch direkt die Augenlider. Gehen Sie dabei aber bitte ganz vorsichtig vor. Und massieren Sie mit dem eiskalten Löffel nur jeweils 20 Sekunden lang. Dann müssen Sie eine kurze Pause einlegen, ehe Sie die Massage noch einmal wiederholen. Sie sollten dabei allein sein. Die Löffel-Massage sieht nämlich allzu komisch aus.

Wenn Sie nun denken, die Löffelmassage ist eine neue, verrückte Idee, dann irren Sie gewaltig. Sie ist so alt wie der Löffel. Die ersten Löffel in der Geschichte wurden nicht zum Essen verwendet, sondern für die Gesundheit eingesetzt. Im antiken Ägypten 5000 vor Christi Geburt, aber auch später im Mittelalter hat man Beulen mit einem kalten Holzlöffel massiert. Die Massage mit einem kalten Metalllöffel aktiviert über Nervenbahnen Energiepunkte, mit denen man Verspannungen lösen und zarte Falten bekämpfen kann.

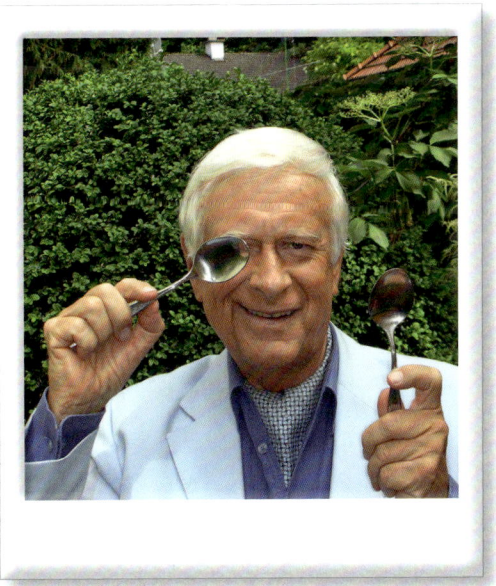

19

Augenlider, Augenringe

Geschwollene Augenlider und Augenringe: Teebeutel helfen

Trockene Luft in beheizten Räumen, zu wenig Schlaf, stundenlanges Hinstarren auf den Bildschirm eines Computers oder zu langes Fernschauen sind oft schuld daran, dass die Augen müde, die Augenlider angeschwollen sind oder dass sich rund um die Augen hässliche dunkle Ringe bilden. Wenn es sich um keine Entzündung handelt, die unbedingt in die Hände des Arztes gehört, kann man mit einfachen Hausmitteln oft sehr schnell und wirksam etwas gegen das Problem tun.

- Ein verblüffendes Rezept ist die Schwarztee- oder Grüntee-Kompresse. Tauchen Sie 2 Teebeutel von einer dieser beiden Teesorten in warmes Wasser. Lassen Sie die Beutel aber nicht zu lange darin. Beim Zubereiten von Tee ist es wichtig, dass die Wirkstoffe der Teeblätter ins Wasser gelangen. Für die Augenkompresse sollen die Wirkstoffe im Teebeutel bleiben. Nehmen Sie daher beide Teebeutel nach 30 Sekunden wieder aus dem Wasser und drücken Sie sie leicht aus.

- Jetzt legen Sie sich entspannt auf den Rücken und platzieren Sie je 1 nassen Teebeutel, der inzwischen abgekühlt sein sollte, auf einem geschlossenen Auge. Fixieren Sie die Beutel am besten jeweils mit dem Zeige- und Mittelfinger.

- Lassen Sie die Teebeutel 10 bis 15 Minuten einwirken. Die Gerbstoffe im Tee lassen die Schwellung an den Augenlidern zurückgehen und können auch Augenringe zurückbilden.

- Die Augen werden aber auch schnell wieder frisch, leuchtend, und die Haut rund um die Augen wird wieder straff, wenn Sie für einige Minuten frisch geschnittene Gurkenscheiben auf die geschlossenen Augen auflegen. Die im Gurkensaft gelösten Vitamine, Mineralstoffe und Spurenelemente werden von den Augenlidern und von den Hautpartien rund um die Augen aufgesogen und festigen das Gewebe.

Man kann auch kalten Quark auf die geschlossenen Augen sanft aufdrücken und 10 Minuten einwirken lassen.

All diese Rezepte sind wunderbare Helfer, wenn man nach einem anstrengenden Tag müde Augen hat und noch ausgehen möchte. Man kann damit wieder einen strahlenden Blick ins Gesicht zaubern.

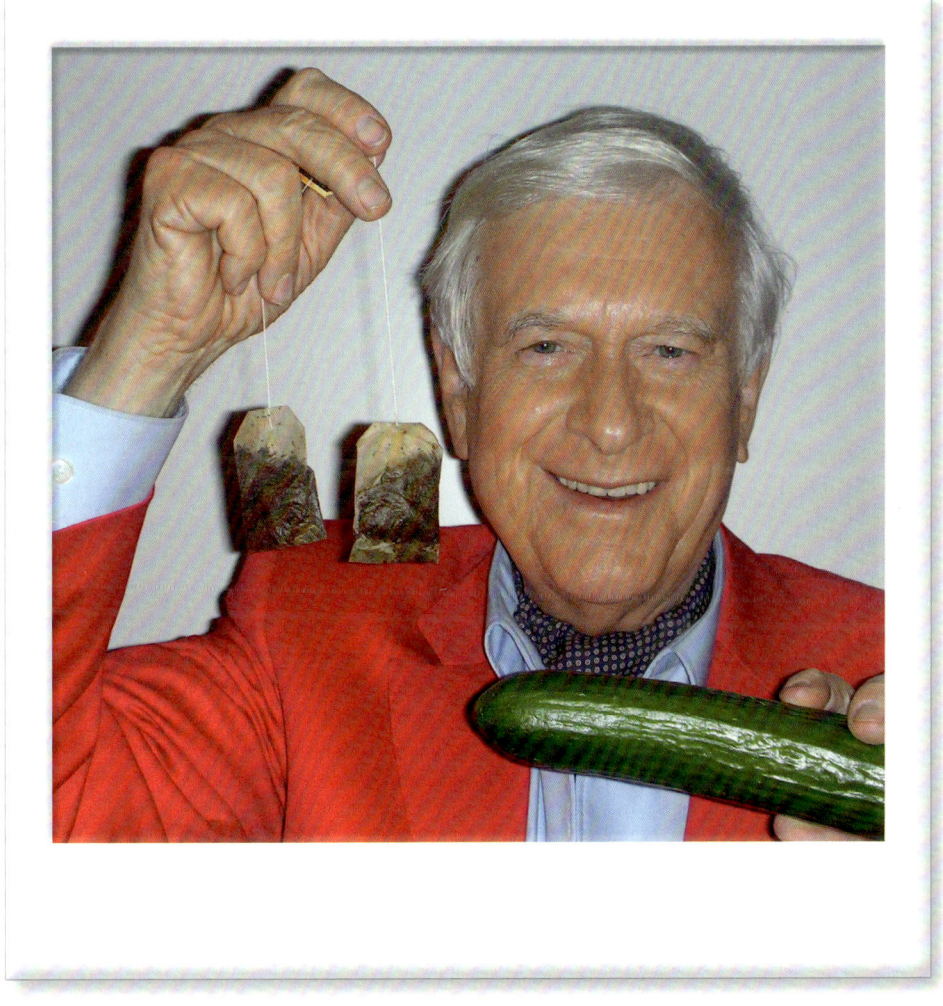

Augenübungen
Einfache Übungen zum Stärken der Augen

Unsere Augen sind oft großen Belastungen ausgesetzt: durch stundenlange Arbeit am Computer, durch Computerspiele, langes Fernsehen, trockene Luft in beheizten oder klimatisierten Räumen und durch konzentriertes Autofahren. Wenn die Augen müde sind, können wir sie mit einfachen Übungen wieder fit machen.

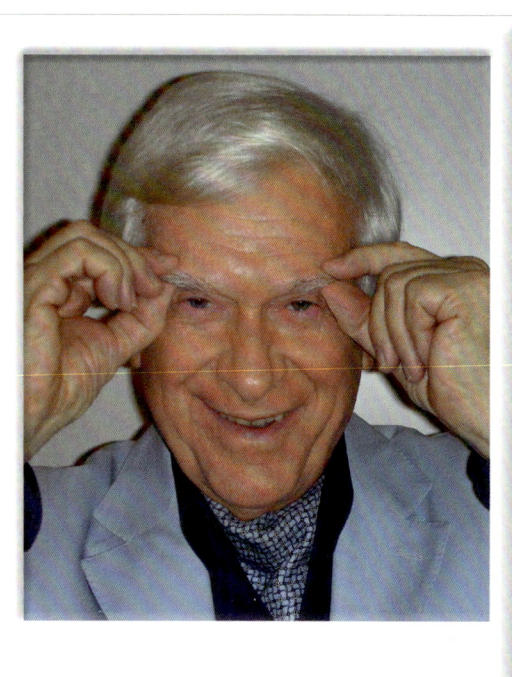

- Vollziehen Sie mit beiden Mittelfingern an den inneren Augenwinkeln langsam kreisende Bewegungen.

- Ergreifen Sie mit Daumen und Zeigefinger beider Hände gleichzeitig die Augenbrauen und drücken diese nun von innen nach außen zusammen.

- Lehnen Sie sich im Sitzen zurück, schließen Sie die Augen und blinzeln Sie mit den Augenlidern. Der schnelle Wechsel von Finsternis und Helligkeit bringt eine angenehme Kurz-Entspannung. Bei dieser Bewegung der Lider werden die Tränendrüsen aktiviert – trockene Augen werden wieder feucht.

- Unsere Augen müssen heutzutage ununterbrochen nahe sehen. Schauen Sie daher zwischendurch in die Weite.

- Trinken Sie ein Glas zimmerwarmen Heidelbeer-Muttersaft – ohne Wasser und Zuckerzusatz (Reformhaus). Der blaue Farbstoff der Heidelbeere stärkt die Netzhaut.

- Halten Sie das Gesicht über ein Waschbecken, füllen Sie ihre gewölbten Hände mit kaltem Wasser und benetzen Sie damit die geschlossenen Augen.

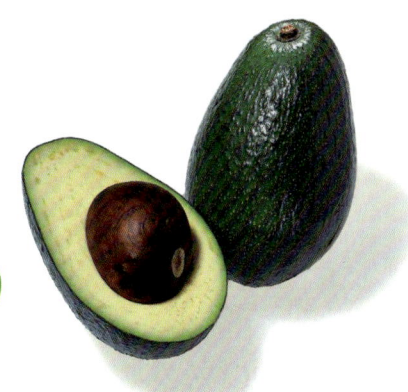

Avocado

Die Avocado schützt vor Zank und Streit an Feiertagen

Die Avocado ist die Frucht, die für die Weihnachtsfeiertage wie geschaffen ist! Zu diesem Ergebnis kommen japanische Forscher der Shizuoka-Universität. Die meisten Menschen brauchen durch den Stress, den sie an den Festtagen haben, viel Kraft für Herz und Kreislauf sowie für die Nerven. Sie benötigen große Mengen an Vitamin B_6 für eine bessere Konzentration und für mehr geistige Fitness. Sie brauchen aber auch ein Beruhigungsmittel gegen so manchen Streit, der sich gerade an Feiertagen oft zwischen den Familienmitgliedern entwickelt. All das kann man mit dem Genuss von Avocados meistern.

- Der auffallend hohe Gehalt an Linol- und Linolensäure macht die Avocado zu einer Powerfrucht für Herz und Kreislauf. Außerdem bestehen die Fette in der Avocado aus ungesättigten Fettsäuren, welche zu hohe LDL-Cholesterinwerte senken. Das gute HDL-Cholesterin hingegen wird angehoben.

- Avocados sind klassische Lieferanten für das Vitamin B_6, das unser Gehirn stärkt und schützt.

- Neu entdeckt wurde bei einer Studie auch die Tatsache, dass Rheuma-Patienten durch regelmäßigen Avocado-Genuss weniger Schmerzen haben und mitunter sogar ihre Rheuma-Mittel reduzieren können.

- Man kann mit Avocados aber auch einiges für das Aussehen tun, da sie das Schönheitsvitamin Biotin liefern. Haare, Haut und Nägel bekommen neue Kraft und neuen Glanz.

- Die Kombination all dieser Wirkstoffe in der Avocado macht die Frucht zu einer Friedensstifterin. Avocados stärken die Nerven, können schlechte Laune wegzaubern und bekämpfen aggressive Gefühle. Man kann daher mit einer Avocado Streit, Zank und Aggressionen verhindern.

- Am meisten kommt die Wirkung der Avocado zur Geltung, wenn man sie vollreif und roh genießt. Man schabt das Fruchtfleisch aus der Schale, zerdrückt es mit einer Gabel, würzt es mit wenig Salz und Pfeffer und streicht des dann auf einen Vollkorntoast. Ideal zum Frühstück, wenn die Familie schlechte Laune hat und wenn gereizte Stimmung herrscht.

Barfußgehen

Barfußgehen stärkt das Immunsystem

Nutzen Sie die warmen Tage

der schönen Jahreszeit und

gehen Sie so oft wie möglich

barfuß: auf einer Wiese, auf

warmen Steinen oder im Sand.

Sie können damit eine Men-

ge für Ihre Gesundheit tun.

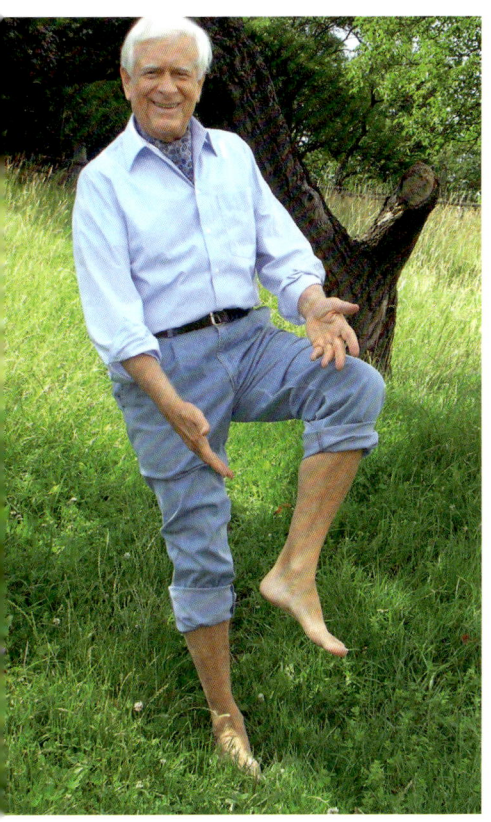

- Barfußgehen wirkt ausgleichend auf den Blutdruck. Zu niedriger Blutdruck wird angehoben, erhöhter Blutdruck kann gesenkt werden.

- Wer abends erschöpft und müde von der Arbeit nach Hause kommt, kann neue Energien in sich aufbauen.

- Unsere Bandscheiben und die Wirbelsäule sind dankbar fürs Barfußgehen. Aber auch die Muskeln und Gelenke der Füße werden gefestigt.

- Die Bedeutung des Barfußgehens wird klar, wenn man weiß: Auf unseren Fußsohlen enden aus dem ganzen Körper 72.000 Nervenbahnen. Sie werden mit jedem Schritt, der direkten Bodenkontakt bietet, aktiviert.

Wichtig ist, dass wir regelmäßig barfuß laufen und dass wir es richtig machen: Gehen Sie langsam. Behalten Sie immer den Weg vor sich im Auge, damit Sie sich nicht verletzen. Achten Sie genau darauf, wohin Sie treten. Sie müssen rasch reagieren, wenn Sie Ameisen, Wespen oder eine Schlange vor sich sehen.

Am gesündesten ist es, bei 20 bis 25 Grad Celsius barfuß durch die Natur zu gehen. Die Füße müssen warm sein. Und nach dem Barfußgehen ist ein lauwarmes Fußbad ein Genuss. Wer es gern kalt hat, sollte 2 Minuten in 25 Zentimeter tiefem, kaltem Wasser nach Kneipp Wasser treten. Danach abtrocknen und warme Socken anziehen.

B arfußgehen stärkt das Immunsystem und hält es stabil.

- Man kann damit der Bildung von Krampfadern vorbeugen. Die Venen der Waden, aber auch die Wadenmuskeln bleiben elastisch.

- Die unmittelbare Verbindung der Fußsohlen mit dem Naturboden hilft Stress abbauen, wirkt entspannend, gibt der Seele und dem Geist Kraft.

Bärlauch

Bärlauchsalat senkt zu hohen Blutdruck

Wer im Zuge einer Routineuntersuchung beim Arzt erfährt, dass er zu hohe Cholesterin- oder zu hohe Blutdruckwerte hat, braucht nicht zu fürchten, dass er von jetzt ab das ganze Leben Medikamente nehmen muss. Viele Ärzte empfehlen oft einen ersten Versuch mit natürlichen Mitteln. Und genau so eine Naturarznei hat im Frühjahr Hochsaison.

Wenn man in den Monaten März und April speziell einen Buchenwald besucht, kann man überall den starken, unverkennbaren Geruch wahrnehmen. Es ist wieder Bärlauch-Zeit.

In den Blättern vom Bärlauch befindet sich ein Wirkstoff, der dem Allicin aus dem Knoblauch ähnlich ist. Darum nennt man im Volksmund den Bärlauch auch den »wilden Knoblauch«. Er wirkt auf vielerlei Weise positiv auf unser Blut und unseren Kreislauf.

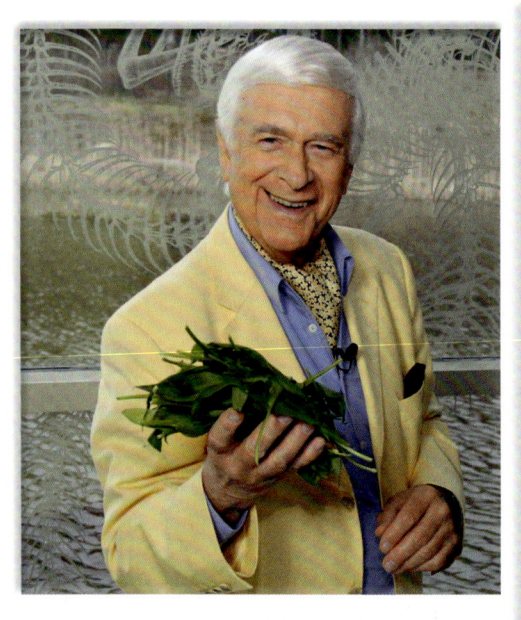

- Mit dem regelmäßigen Konsum von Bärlauch kann man die Durchblutung fördern und auf natürliche Weise erhöhte oder zu hohe Blutdruckwerte senken. Wenn man den Bärlauchkonsum allerdings absetzt, kann es sein, dass der Blutdruck wieder ansteigt.

- Man kann mit Bärlauch das schädliche LDL-Cholesterin senken.

- Die Fließeigenschaften des Blutes werden verbessert. Dafür genügt jeden Tag nur 1 Gramm vom Bärlauch-Wirkstoff.

- Auf diese Weise kann man mit Bärlauch eine frühzeitige Arteriosklerose bremsen, kann Herz und Kreislauf stärken und schonen.

Wenn man die Wirkung von Bärlauch optimal nutzen möchte, muss man allerdings einiges beachten:

- Die Bärlauchblätter sind nur so lange eine wertvolle Naturarznei, solange er nicht blüht. Mit den ersten Blüten wird er wirkungslos.

Achtung, nicht verwechseln! Bärlauchblätter haben eine gewisse Ähnlichkeit mit den giftigen Maiglöckchenblättern. Der unverkennbare »knoflige« Geruch von Bärlauch ist aber eigentlich nicht zu verfehlen. Wer nicht selbst sammeln möchte, keine Zeit hat oder sich unsicher ist, kann die Blätter zur Erntezeit auch im Supermarkt, Biola-den und auf Wochenmärkten erstehen. Zweifelsohne macht es Sinn, eine Bärlauchsuppe, Bärlauchsoße oder Bärlauch im Rührei zu genießen. Doch für Blutdruck und Cholesterin ist er in rohem Zustand am wertvollsten. Daher ist es besser, die gut gewaschenen Bärlauchblätter in Streifen zu schneiden und auf eine Scheibe Vollkornbrot mit etwas Butter zu legen. Etwas Besonderes ist der Bärlauchsalat: Man schneidet Bärlauchblätter in kleine Stücke, mischt sie eins zu eins mit Kopfsalatblättern. Oder man bereitet mit einer sanften Marinade einen Salat nur aus Bärlauchblättern. Sie können aber auch einen Kräuterquark zubereiten, indem Sie die Blätter hacken und in Magerquark untermischen.

Basilikum

Basilikum macht geistig fit und vertreibt schlechte Laune

Fast jeder kennt als Vorspeise oder als Hauptgericht Mozzarella-Käse mit Tomaten und Basilikumblättern, eine wahre Köstlichkeit aus der gesunden Mittelmeerküche. Ebenso bekannt und beliebt sind auch Spaghetti mit Pesto. Im Mittelpunkt beider Speisen steht das Küchenkraut Basilikum. Frische Basilikumblätter sind unter anderem auch ein Höhepunkt auf jeder Tomatensuppe. Und sie dürfen auf keiner Qualitätspizza fehlen. Doch Basilikum ist nicht bloß ein Küchenkraut, das unseren Gaumen erfreut. Man kann es auch als Heilpflanze einsetzen.

- Mit Basilikum kann man Blähungen bekämpfen.

- Spezielle Enzyme im Saft der Blätter fördern die Fettverbrennung im Körper und unterstützen daher das Abnehmen.

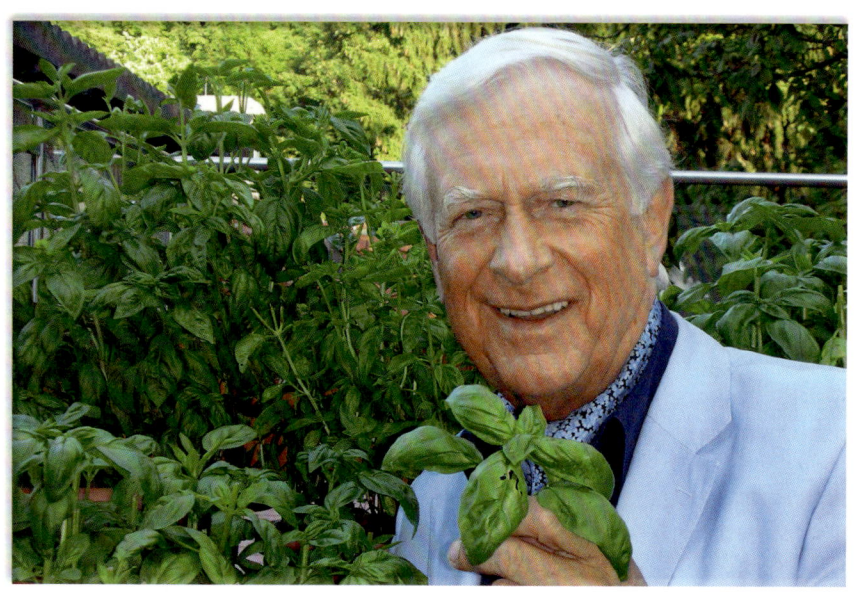

- Basilikum kräftigt den Körper speziell im fortgeschrittenen Alter.

- Basilikum beruhigt die Nerven, fördert den Schlaf und schützt vor Stressfolgen wie Erschöpfung und Gereiztheit.

- Wer regelmäßig Basilikum konsumiert, kann damit schlechter Laune und depressiven Stimmungen vorbeugen. Man kann aber auch, wenn man bereits schlecht gelaunt ist, rasch wieder bessere Stimmung schaffen. Diese Wirkung ist über den Leberstoffwechsel möglich.

- Besonders interessant aber ist in unserer heutigen hektischen Zeit die Wirkung der Basilikumblätter auf unser Gehirn. Die beiden ätherischen Öle Eugenol und Estragol stärken die Konzentration, schärfen die Erinnerung und machen geistig fit. Plinius der Ältere schrieb bereits in der Antike: »Basilikum macht klug!« Und im Mittelalter bestätigte das der Arzt und Naturheiler Paracelsus. Und so kann man die Kraft von Basilikum fürs Gehirn nutzen:

- Entweder man kaut die rohen Blätter.

- Oder man streift mit den Fingerspitzen durch die Blätter eines Basilikumstrauches und atmet den intensiven Duft ein.

- Oder man bereitet Basilikumtee zu: 2 Teelöffel klein geschnittene, getrocknete Basilikumblätter mit 1 Tasse kochendem Wasser übergießen, 10 bis 12 Minuten zugedeckt ziehen lassen. Durchseihen. Ungesüßt trinken. 2 bis 3 Tassen am Tag.

Bauchweh

Ein Gewürz-Cocktail hilft gegen Bauchweh

Eine Grillparty mit fettem Fleisch, das vielleicht noch nicht ganz durchgebraten war, zu viel reifes Obst, eine zu üppige Festtafel bei einer Hochzeitsfeier oder das Sommerfest der Feuerwehr mit leider zu viel Alkohol: Das alles kann zu vorübergehenden unangenehmen Bauchschmerzen führen, die oft auch mit Blähungen verbunden sind. Mitunter aber kann auch privater oder beruflicher Stress dazu führen.

Es ist in diesem Fall nicht sehr sinnvoll, mit starken Medikamenten aufzufahren. Es gibt eine Reihe von einfachen Hausmitteln, die schnell und effektiv helfen.

Die stärkste und wirkungsvollste Naturarznei ist ein Gewürz-Cocktail aus den drei allseits bekannten Küchen- und Heil-Gewürzen Anis, Fenchel und Kümmel.

• Die Mischung sollte in einem ganz bestimmten Verhältnis sein. Nämlich: 2 Teile Fenchelsamen, 2 Teile Anissamen und 1 Teil Kümmel. Alle drei Gewürze werden in einem Mörser zerstoßen. Danach werden sie in den Einsatz einer Kräutertasse gegeben und mit einem ¼ Liter kochendem Wasser überbrüht. Zugedeckt 3 bis 5 Minuten ziehen lassen. Man erkennt, dass der Gewürztee fertig ist, wenn er würzig duftet. Gegen Bauchschmerzen, Blähungen und andere Verdauungsprobleme trinkt man den Tee lauwarm langsam– in kleinen Schlucken. Am besten ungesüßt oder, wenn es denn sein muss, nur mit ganz wenig Honig gesüßt.

Man muss aber von dieser Gewürzmischung bei Bauchweh nicht unbedingt einen Tee zubereiten. Man kann Anis, Fenchel und Kümmel auch gemischt ganz kurz in einer beschichteten Pfanne ohne Fett rösten und in ein verschließbares Glas geben. Dann hat man immer eine wohlschmeckende Naturarznei zum Knabbern.

Da der Magen auch sehr positiv auf Bitterstoffe aus der Natur reagiert, kann man Bauchschmerzen oft auch mit einer Portion Rucola, Radicchio, Chinakohl oder Chicorée erfolgreich behandeln.

Zur Unterstützung dieser einfachen Hausmittel sollte man auch noch zwei kleine, aber sehr wirksame Tricks anwenden: Lockern Sie nach dem Essen bei Bauchbeschwerden die Kleidung. Und legen Sie eine mit warmem Wasser gefüllte Gummiwärmflasche auf den Bauch. Die Wärme verströmt eine wohltuende Heilkraft.

Bergkäse

Neu entdeckt: Bergkäse schützt vor Herzinfarkt

Essen Sie gern Käse? Das ist sehr gut. Sie tun nämlich damit eine Menge für Ihre Gesundheit.

- Knochen und Zähne werden mit Kalzium versorgt.

- Käse zum Abschluss einer Mahlzeit stärkt den Zahnschmelz und schützt die Zähne vor Karies.

- Außerdem schließt Käse den Magen, weil er verschiedene Fettsäuren enthält, die im Dünndarm die Ausschüttung hormonähnlicher Substanzen bewirken. Und eine dieser Substanzen hemmt die Bewegung des Magens und schließt den Ausgang. Die Folge: Man ist endgültig satt.

All diese Eigenschaften von Käse sind vielen von uns mehr oder minder bekannt. Aber hätten Sie gedacht, dass Käse den Kreislauf stärken und sogar vor Herzinfarkt schützen kann? Schweizer Wissenschaftler haben nachgewiesen: Echter Bergkäse hat diese unglaubliche Wirkung. Wissen Sie, was das Besondere am echten Bergkäse ist? Er wird ausschließlich aus Milch von Kühen hergestellt, die den ganzen Sommer hoch oben auf einer Alm ausschließlich das würzige Gras mit den vielen Heilkräutern fressen. Dadurch enthält der Bergkäse doppelt so

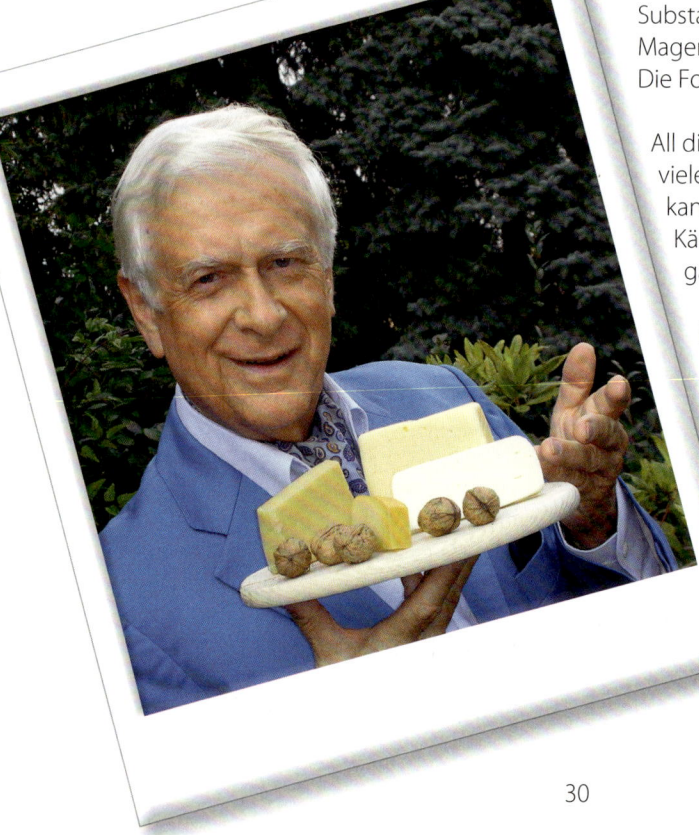

viel Alpha-Linolensäure – kurz ALA genannt – wie herkömmlicher Käse, der aus der Milch von Kühen stammt, die das ganze Jahr im Stall stehen. Die Alpha-Linolensäure ist eine Form der Omega-3-Fettsäuren, die man auch in Meeresfischen findet. Und es ist wissenschaftlich erwiesen, dass man damit Herz und Kreislauf stärken und sich vor einem Herzinfarkt schützen kann. Also denken Sie dran, wenn Sie beim nächsten Mal im Supermarkt oder im Delikatessen-Laden Käse einkaufen: Ihr Herz mag ganz besonders echten Bergkäse. Damit er aber nicht zu einer zu großen Kalorienbelastung wird, sollte man dazu so wenig wie möglich Kohlenhydrate in Form von Brot oder Brötchen konsumieren. Und bitte auf der dünnen Scheibe Brot darunter weder Butter noch Margarine.

Bier

In Maßen genießen

Viele löschen gern ihren Durst mit einem Bier und fragen sich mitunter: Ist das eigentlich gesund oder nicht? Neueste Studien beweisen: Bier in Maßen ist ein wertvoller Beitrag für die Gesundheit. Zwei Flaschen Bier über den Tag verteilt kann man akzeptieren. Aber bitte nicht jeden Tag!

Was nun ist an Bier so gesund? Hier ein paar schlagkräftige Argumente, die für das beliebte Getränk sprechen:

- Hopfen beruhigt: Durch die beruhigenden Wirkstoffe Lupulon und Humulon im Hopfen kann man mit Bier die Nerven stärken und besser mit Stress umgehen.

- Bier schützt den Magen: An der Freien Universität Berlin hat man entdeckt, dass Biertrinker seltener den Helicobacter pylori haben, jenen Keim, der Gastritis und Magengeschwüre verursachen kann.

- Bier senkt das Krebsrisiko: An der US-Universität von Oregon hat man beobachtet, dass Bier das Risiko für Krebs senken kann. Bioflavonoide im Hopfen schützen vor aggressiven, Krebs auslösenden Substanzen. Japanische Forscher haben herausgefunden, dass der Gerstensaft eine hervorragende medizinische Wirkung hat. Er neutralisiert im menschlichen Organismus krebserregende Stoffe, die durch Tabakrauch, durch gegrilltes Fleisch und gegrillten Fisch entstehen.

- Bier spült die Nieren: Schon lange ist in der Medizin bekannt, dass man mit Bier hervorragend die Harnwege durchspülen und Nierensteinen vorbeugen kann. Wenn man schon einen Nierenstein hat, dann hilft Bier sehr oft, dass man ihn schnell wieder loswird.

- Bier stärkt Herz und Kreislauf: Ein Glas Bier am Tag kann Herz und Kreislauf stärken und spült die Harnwege durch. Wie bei allen alkoholischen Getränken gilt jedoch: Maß halten!

- Und der berühmte Bierbauch? Mal ein Kölsch im Biergarten – dagegen ist nichts zu sagen. Die Dosis macht's: Mit einem ½ Liter Kölsch am Tag sinkt ein zu hoher Blutdruck sogar. Mit 1 Liter steigt er jedoch. Der sogenannte Bierbauch ist eine Legende. Er kommt vor allem vom Bewegungsmangel und davon, was man zum Bier isst.

- Und dann gibt es noch die Bierhefe – sie eignet sich besonders gut als Ergänzung bei Diäten, denn sie ist reich an Vitaminen – darunter die ganze B-Gruppe –, Aminosäuren, Mineralstoffen und Spurenelementen. Zudem besteht Hefe zu 44 Prozent aus Eiweiß, enthält wenig Kalorien und praktisch kein Fett.

Birne

Birnen gegen Vergesslichkeit und hohen Blutdruck

Wenn Sie an einem Obstladen oder einem Marktstand vorbeigehen und saftige, reife Birnen sehen, dann kaufen Sie ein. Sie können sich damit klug essen. Birnen sind reich an den Spurenele-

menten Phosphor, Kupfer und Kieselsäure: lauter wertvolle Substanzen, die unsere Gehirnzellen aktivieren. Sie sind süßer als Äpfel und werden auch von säureempfindlichen Menschen vertragen.

> **Hier ein gesundes, sehr schmackhaftes Birnenrezept für zwei Personen:**
>
> *4 süße Birnen schälen, von Kernen und Gehäuse befreien, in kleine Würfel schneiden, in einer Schüssel mit 2 Esslöffeln Zitronensaft und 2 Esslöffeln Honig mischen. Zum Schluss ½ Becher Sauerrahm oder Joghurt darübergießen.*

Oder Sie machen eine regelrechte Birnen-Kur: Anfang des 20. Jahrhunderts verordneten niedergelassene Ärzte in vielen Familien Großmüttern, die vergesslich waren, und Kindern, die sich in der Schule nicht konzentrieren konnten, eine Birnen-Kur. Sie mussten eine Woche lang jeden Tag 1 Kilogramm Birnen essen und dazu 5 Walnüsse knabbern. Die Nuss liefert zusätzlich die Substanz Cholin, die wir ebenfalls für unsere Merkfähigkeit brauchen.

Doch Birnen können noch viel mehr: Sie enthalten große Mengen an Folsäure, schützen Herz und Kreislauf und fördern die Produktion von Glückshormonen. Birnen bringen daher gute Laune.

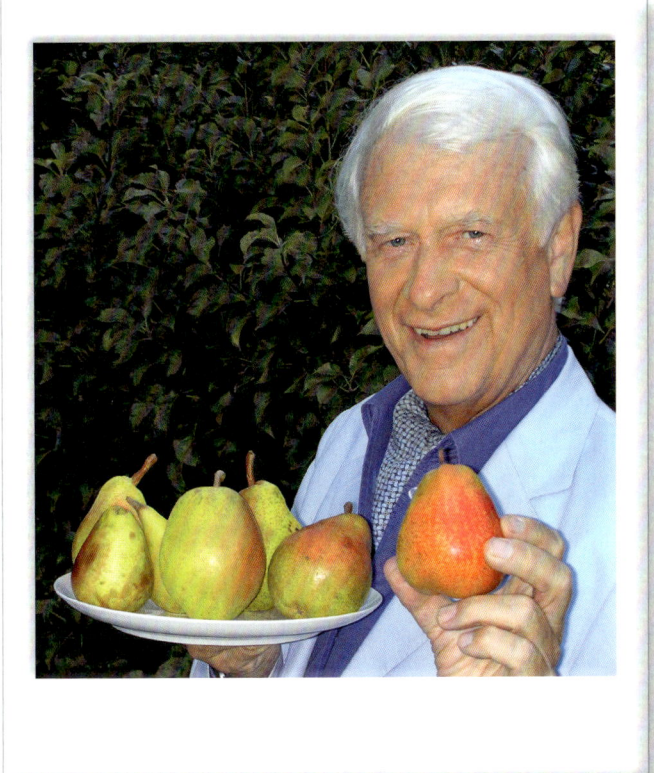

Legen Sie einen Birnen-Tag ein! Da Birnen alle Vitamine der B-Gruppe enthalten, stärken sie unsere Nerven und durch den hohen Anteil an Mineralstoffen können sie erhöhte Blutdruckwerte senken. Bluthochdruck-Patienten bekommen oft von ihrem Arzt den Rat, einmal in der Woche einen Birnentag einzulegen. Das hilft. An diesem Tag isst man ½ bis 2 Kilo Birnen. Sonst nichts. Sie können ja zwischen verschiedenen Sorten wählen.

Bitterstoffe

Bitterstoffe sind wichtig für Leber und Galle, für die Harnwege, für das Herz-Kreislauf-System. Sie stärken die Immunkraft, bauen uns bei Müdigkeit auf und schaffen einen basischen Ausgleich in einem übersäuerten Körper. Sie trainieren unsere Magen- und Darmschleimhäute, die durch falsche Ernährung, Konservierungsstoffe und Umweltgifte schlaff geworden sind. Dabei werden Gifte, Viren, Bakterien und Pilze aus den Falten der Schleimhäute herausgeholt. Wir finden Bitterstoffe in vielen Nahrungsmitteln: in den Salaten Rucola, Radicchio, Chicorée und Endivie, im Blumenkohl und in der Artischocke, in Orangen, Zitronen und Grapefruits. Beim Getreide sind sie in Hirse und Amaranth enthalten. Unter den Gewürzen und Kräutern liefern Ingwer, Kardamom, Pfeffer, Thymian, Liebstöckel, Majoran, Estragon, Rosmarin, Lorbeer, Salbei, Wermut, Mariendistel und Gelber Enzian viele Bitterstoffe.

Blutdruck, hoher

Rote-Bete-Saft kann zu hohen Blutdruck senken

Bluthochdruck – in der Medizin auch der »stille Killer« genannt – ist ein starker Risikofaktor für Herzinfarkt, Schlaganfall und frühzeitige Arteriosklerose. Wenn jemand erhöhten oder zu hohen Blutdruck hat, bedeutet das noch lange nicht, dass er bis an sein Lebensende ständig blutdrucksenkende Medikamente einnehmen muss. Sehr oft kann man den Blutdruck normalisieren, wenn man Stress abbaut, Entspannungsübungen wie Yoga und Meditation macht, wenn man auf Alkohol und Nikotin verzichtet und wenn man regelmäßig Freizeitsport treibt. Ideal: Wandern, flottes Gehen, Schwimmen, Radfahren.

Nun hat eine jüngste Studie der britischen Wissenschaftlerin Prof. Dr. Amrita Ahluwalia an der London School of Medicine deutlich gezeigt: Wenn jemand jeden Tag konsequent einen ½ Liter Rote-Bete-Saft aus biologischem Anbau trinkt, kann er damit den Blutdruck deutlich senken. Der Rote-Bete-Saft muss allerdings

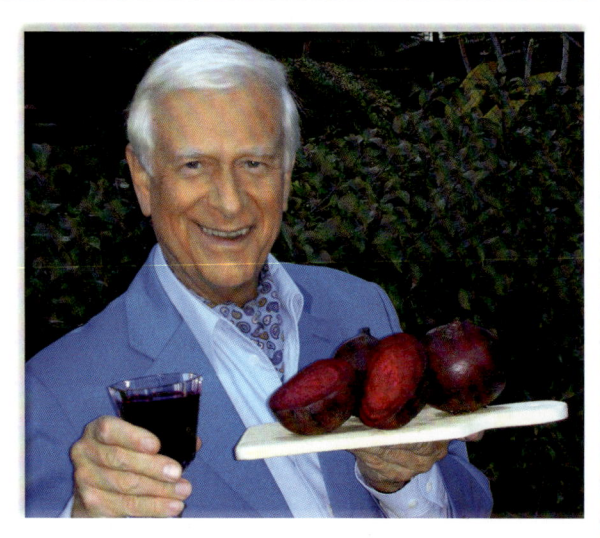

zimmerwarm sein, er darf nicht unmittelbar aus dem Kühlschrank kommen. Und er muss langsam in kleinen Schlucken konsumiert werden. Die Wirkung geht vermutlich auf die Kombination von B-Vitaminen, Folsäure, dem Mineralstoff Kalium und mit dem dunkelroten Farbstoff Betanin im Rote-Bete-Saft zurück, ein Bioaktivstoff, der unter anderem auch unsere Zellen schützt. Aber bitte nicht erschrecken: Harn und Stuhl werden in kürzester Zeit dunkelrot – sozusagen rote-bete-farben. Das ist normal.

Blutdruck, Regulieren von

Der Mistelzweig ist die beste »Blutdruck-Polizei«

Über vielen Türen und in vielen Räumen hängen im Dezember in zahllosen Wohnungen Mistelzweige. Sie sollen für die Weihnachtszeit und fürs neue Jahr Glück bringen. Der Brauch kommt aus den USA, hat bei uns aber viele Anhänger gefunden. Die Mistel, ein Halbschmarotzer, hat keine Wurzeln, sie kann nur auf Bäumen gedeihen. Sie trägt im Winter weiße Blüten, die giftig sind.

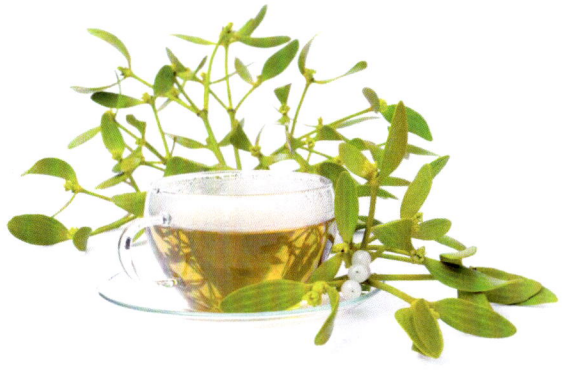

Ihre Blätter und die zarten Zweige gelten als Heilkraut. Ihre Wirkung ist von der Medizin anerkannt. Misteltee hat eine wunderbare Eigenschaft: Er reguliert den Blutdruck. Das heißt: Er senkt zu hohen und hebt zu niedrigen an.

Hier das Rezept für die Tee-Zubereitung:

2 Esslöffel getrocknetes Mistelkraut (Apotheke) werden 8 bis 10 Stunden – am besten über Nacht – in ¼ Liter kaltem Wasser angesetzt. Dann durchseihen, leicht erwärmen und jeweils abends und morgens jeweils 1 Tasse langsam in kleinen Schlucken trinken. Der Misteltee darf nicht gesüßt werden.

Es gibt aber auch eine weitere weihnachtliche Möglichkeit, erhöhten oder zu hohen Blutdruck zu senken. Die Alternative zum Misteltee heißt: Lachs, Makrele, Hering. Es ist die Kraft der Omega-3-Fettsäuren, die sich im Fett des Fisches befinden. Sie werden von unserem Stoffwechsel in hochaktive Reglerstoffe umgewandelt. Und die wirken sich positiv auf den Blutdruck aus. Das ist aber nur ein Wirkmechanismus. Die Omega-3-Fett-säuren gelangen nach der Verdauung durch die Darmwand in die Blutbahn. Und hier üben sie eine entspannende, weitende Wirkung auf die Wände der Blutgefäße aus. Auch dadurch sinkt der Blutdruck.

- Mit 2 bis 3 Portionen Lachs, Hering oder Makrele zu je 250 Gramm die Woche klappt das sehr oft. Das haben Studien ergeben. Damit kann die Lebensqualität des Blutdruck-Patienten verbessert werden. Aufgrund dieser Erkenntnisse über die Omega- 3-Fettsäuren empfiehlt die Deutsche Gesellschaft für Ernährung, verstärkt Meeresfisch auf den Tisch zu bringen.

Bohnen, grüne

Nahrhafte und gesunde Schlankmacher – aber bitte immer gekocht genießen

Grüne Bohnen sind nahrhaft und machen schlank. 100 Gramm haben bloß 32 Kalorien und sie machen schnell satt. Das Spurenelement Molybdän in den grünen Bohnen hilft Energie aufzubauen und verhindert, dass sich im Körper zu viel Harnsäure bildet.

Grüne Bohnen liefern viel Pantothensäure, auch Vitamin B$_5$ genannt. Das ist ein hochwirksames Anti-Stress-Vitamin. Wer viel zu tun hat und unter Leistungsdruck steht, sollte ein Gericht aus grünen Bohnen essen. In den Bohnen konnte man auch pektinähnliche Substanzen nachweisen, die zu hohe Cholesterinwerte absenken.

Für gewöhnlich ist es optimal, Gemüse roh zu essen, um möglichst viele Vitalstoffe aufnehmen zu können. Bei den grünen Bohnen muss man warnen. Rohe und blanchierte grüne Bohnen enthalten jedoch gleich drei verschiedene Giftstoffe, sogenannte Toxine und Lektine. Sie werden erst vernichtet, wenn man die grünen Bohnen 12 bis 15 Minuten kocht. Nach dem Verzehr von rohen grünen Bohnen kann es zu Übelkeit, Erbrechen und Magenbeschwerden kommen. Besonders bekömmlich sind die grünen Bohnen, wenn man sie gar kocht und dann mit klein gehacktem Bohnenkraut, mit Dillspitzen und mit Petersilie in Butter schwenkt. Wunderbar zu Fisch oder Fleisch.

Wer regelmäßig grüne Bohnen isst, kann damit viel für die Gesundheit tun. Grüne Bohnen enthalten reichlich Nicotinsäure. Sie unterstützt alle Enzyme, die für ein gesundes Blut verantwortlich sind.

Essen Sie gerne Bohnen, trauen sich aber nicht, weil Sie danach immer an Blähungen leiden? Das hilft: Waschen Sie die Bohnen, geben Sie sie in heißes Wasser und weichen Sie sie 4 Stunden ein. Das Einweichwasser muss weggeschüttet werden, zum Kochen bitte immer frisches Wasser verwenden.

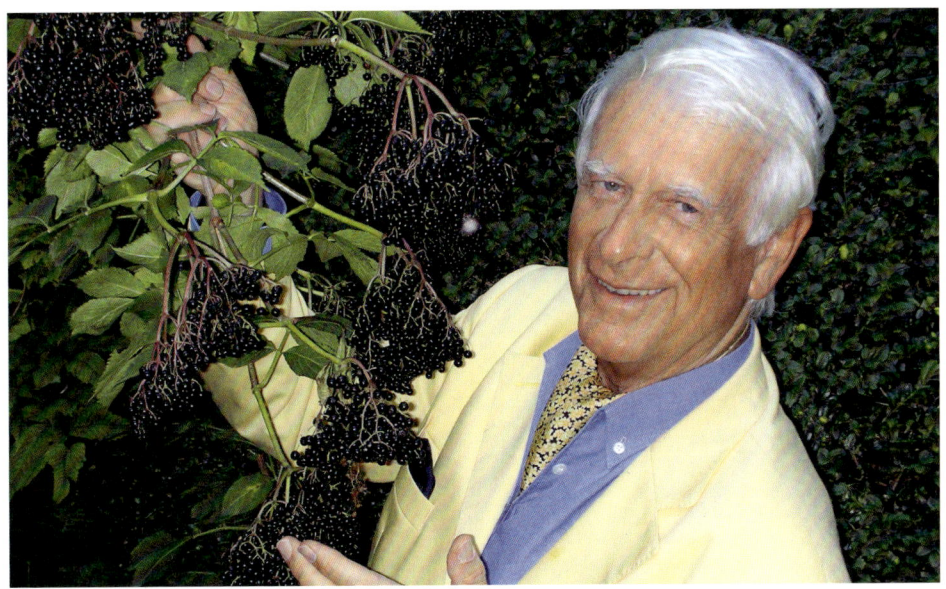

Bronchitis & Husten

Inhalieren, Holundersaft, Lavendelöl beruhigen

Gerade im Winter haben viele mit Erkältungen und Grippe zu tun – und manch ein Husten legt sich besonders stark auf die Bronchien oder entwickelt sich gar zu einer Bronchitis. Mit den folgenden Rezepten stärken Sie Ihre Bronchien:

- 30 Tropfen Eukalyptus-Tinktur in heißes Wasser geben – aber das Wasser sollte auch nicht zu heiß sein, die Idealtemperatur beträgt etwa 50 Grad Celsius. Inhalieren. Das regelmäßige Inhalieren wirkt vorbeugend, aber auch gegen vorhandene Atemwegserkrankungen. Wichtig ist: Das Dampfbad sollte nicht länger als 15 Minuten dauern. Innerhalb der nächsten Stunde sollte man nicht ins Freie gehen, weil die Gefahr eines neuerlichen Infektes dann einfach zu groß wäre.

- Wenn Sie von einem hartnäckigen Husten geplagt werden: Reiben Sie abends Brust und Rücken mit Eukalyptusöl ein.

- Besorgen Sie sich eine Flasche Holundersaft und trinken Sie einige Zeit jeden Tag ¼ Liter. Die Farbstoffe im Holunder stärken die angegriffenen Bronchien.

- Bei Schnupfen und Husten lassen sich gute Erfolge mit 10-prozentigem Lavendelöl erzielen, es wirkt beruhi-

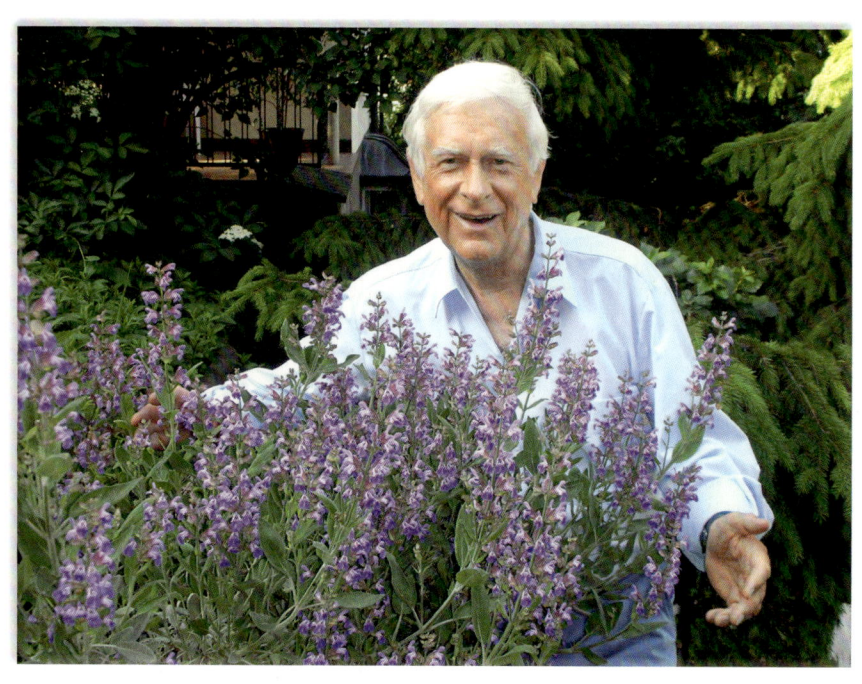

gend auf die Atemwege und sorgt
für einen erholsamen Schlaf. Wer
eine empfindliche Haut hat und bei
direktem Kontakt mit ätherischem Öl
einen Ausschlag bekommt, kann es
mit einem Brustwickel probieren: Dazu
wird ein Baumwolltuch (Halstuch,
Geschirrtuch oder Ähnliches) 2-mal
längs gefaltet, mit 20 bis 30 Tropfen
Öl beträufelt, von den Außenseiten
nach innen beidseitig aufgerollt und
in Backofen oder Mikrowelle erwärmt.
Den Wickel (nicht zu heiß) auf die

Brust legen, mit Kleidung fixieren
und mindestens eine ½ Stunde,
besser über Nacht, einwirken lassen.

- Sanddornbeeren werden bei mäßi-
ger Hitze unter ständigem Umrühren
weich gedämpft und dann durch
ein Haarsieb gedrückt. Das Frucht-
mark wird mit derselben Menge
Blütenhonig fest verrührt. Bei Husten
und zum Schutz vor Erkältungen
lassen Sie mehrmals am Tag 1 Teelöffel davon im Mund zergehen.

- Und wenn es doch schon zu einer Bronchitis gekommen ist: Geben Sie 25 Tropfen Schwarzkümmelöl in 2 Liter kochendes Wasser und inhalieren Sie die Dämpfe eine Viertelstunde lang.

- Erwärmen Sie etwas Olivenöl. Aber Vorsicht: Es darf nicht heiß werden! Dann tauchen Sie ein Leinentuch ein, wringen es etwas aus und legen es auf die Brust. Darüber kommen ein trockenes Leinentuch und ein Wolltuch. Lassen Sie den Ölfleck über Nacht einwirken.

- Besorgen Sie sich Senfpulver aus der Apotheke oder Drogerie. Rühren Sie es mit heißem Wasser zu einem Brei an und machen Sie damit eine Auflage auf die Brust: Tragen Sie den Senfbrei fingerdick auf die Haut auf und geben Sie ein Leinentuch darüber. Über Nacht einwirken lassen.

- Thymiantee hilft gegen Husten: 1 Teelöffel Thymian wird mit 1 Tasse kochendem Wasser übergossen. Den Tee 10 Minuten ziehen lassen, durchseihen. 3 Tassen täglich trinken.

- Was wenige wissen: Vitamine vertreiben Husten: Wer unter Husten leidet, der braucht reichlich Vitamin C und das Provitamin A, Betacarotin, damit die Genesung schnell vorangeht. Vitamin C liefern Sauerkraut, Paprikaschoten, Orangen, Mandarinen, Grapefruits. Betacarotin holt man sich aus Spinat, Möhren und Brokkoli.

- Zwiebelsirup gegen Husten: 1 Zwiebel schälen, klein hacken und mit 5 Esslöffeln Honig verrühren. Mit einem ⅛ Liter Wasser aufgießen, einige Minuten kochen und 3 Stunden stehen lassen. Dann auspressen. Von diesem Sirup nimmt man 5-mal täglich 1 Teelöffel ein. Oder 1 große Zwiebel schälen und ganz klein hacken. Bedecken Sie die Stücke in einer Schüssel fingerdick mit Honig. Lassen Sie das Ganze zugedeckt 12 bis 24 Stunden stehen. Von dem Sirup, der dabei entsteht, nehmen Sie jede Stunde 1 Teelöffel ein.

- Spitzwegerichsaft gegen Husten: 50 Gramm Spitzwegerichblätter in einem Mörser zerstoßen, mit etwas Wasser zum Kochen bringen, etwas Honig dazugeben, 1 Stunde stehen lassen, dann durchseihen. Jede Stunde 1 Teelöffel davon langsam im Mund zergehen lassen.

- Spitzwegerichsirup für Kinder: 50 Gramm getrocknete Spitzwegerichblätter werden mit 1 Liter kochendem Wasser übergossen. 30 Minuten zugedeckt ziehen lassen. Durchseihen, die Heilkräutermasse in einem Tuch fest ausdrücken. Dann den Aufguss so lange erhitzen, bis nur mehr die halbe Menge der Flüssigkeit übrig ist. Nun rührt man 300 Gramm Honig dazu, füllt die Flüssigkeit in dunkle Flaschen und nimmt davon nach jeder Mahlzeit 3 bis 4 Teelöffel Sirup.

Cholesterin

Der Mix macht's:
die richtige Ernährung plus Bewegung

Haben Sie erhöhte Cholesterinwerte?

Dann sollten Sie die Kraft der Artischocke nutzen.

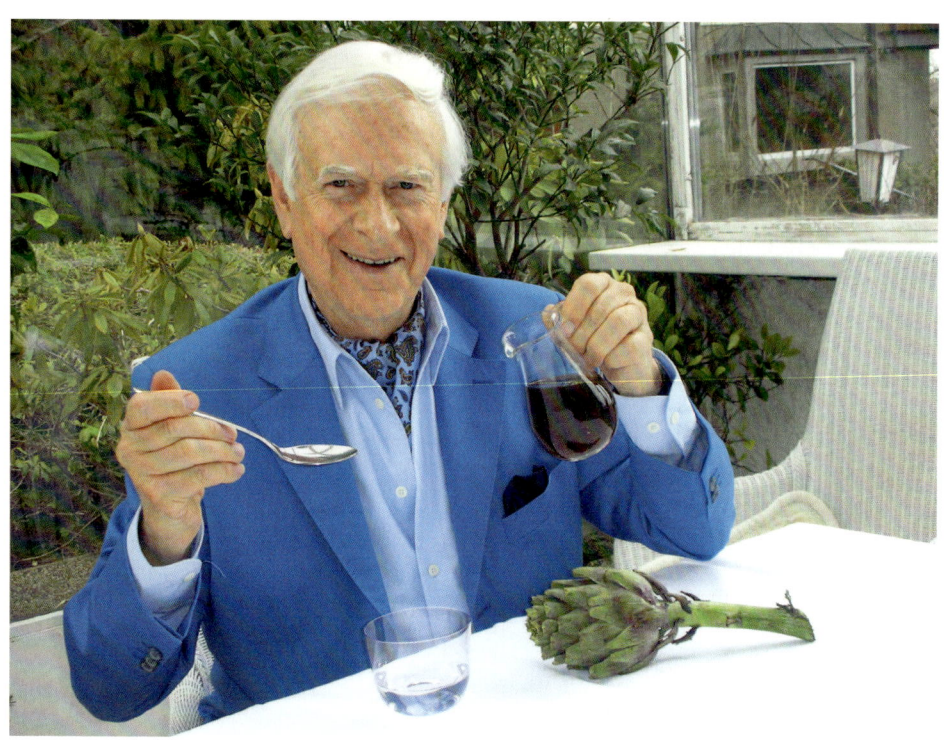

- Essen Sie, sooft es geht, eine Speise mit Artischocken. Außerdem nehmen Sie mehrere Wochen 3-mal täglich 2 Esslöffel Artischockensaft ein, in etwas Wasser verrührt. Der Hauptwirkstoff Cynarin, der die Leber stärkt, setzt außerdem die cholesterinsenkende Substanz Luteolin frei.

- Auch der Apfelquellstoff Pektin und die im Apfel enthaltene Pottasche senken zu hohe Cholesterinwerte und beugen somit einer vorzeitigen Arteriosklerose vor und stärken das Herz.

- Der regelmäßige Genuss von Lachs, Makrele und Hering kann wieder ideale Cholesterinwerte bringen.

- Betreiben Sie regelmäßig Freizeitsport.

- Auch Lezithin hilft bei der Senkung des schädlichen LDL-Cholesterins. Besonders reich an Lezithin sind Weizenkeime, Vollkornprodukte, Erbsen und Linsen. Alternativ kann man auf Naturlezithin zurückgreifen, das aus der biologisch angebauten Sojabohne gewonnen wird.

- Beginnen Sie jeden Morgen mit einem speziellen Müsli aus überwiegend Haferflocken und Haferkleie. Studien am Deutschen Institut für Ernährungsforschung in Potsdam-Rehbrücke haben ergeben: Die cholesterinsenkende Wirkung ist auf Substanzen mit dem Namen Beta-Glucane zurückzuführen.

- Verwenden Sie für Ihren Salat möglichst kalt gepresstes Olivenöl. Es schützt vor Herz-Kreislauf-Erkrankungen. Auch andere kalt gepresste Pflanzenöle, die reich an mehrfach ungesättigten Fettsäuren sind, helfen im Kampf gegen erhöhtes Cholesterin: Weizenkeimöl, Maiskeimöl, Sonnenblumenöl. Ersetzen Sie grundsätzlich tierisches Fett durch kalt gepresste Pflanzenöle.

- Täglich ein ¼ Liter Tomatensaft kann ebenso eine gute Hilfe sein, wenn Sie nur leicht erhöhte Cholesterinwerte haben. Trinken Sie ihn zimmerwarm in kleinen Schlucken. Die Karotinoide senken das schädliche LDL-Cholesterin und heben das gute HDL-Cholesterin. Im Saft wirken sie besser als in rohen Tomaten.

- Auch Knoblauch senkt den Cholesterinspiegel, allerdings nur bei einer Einnahme ab etwa 40 Gramm am Tag.

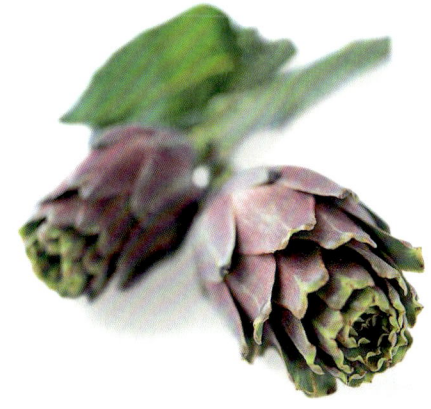

Cranberrys

Cranberrys und Preiselbeeren – Naturarznei für Frau und Mann

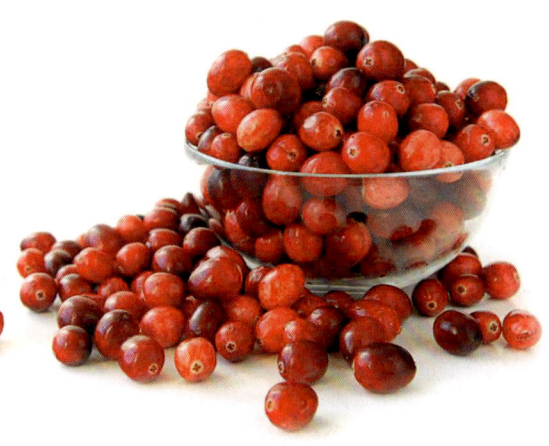

entdeckte der Urologe Prof. Dr. Sobota von der Youngstone State University Ohio die Wirkung der Cranberrys für die Blase von Frau und Mann. 1994 fand man an der Rutgers State University in New Jersey die Substanzen, die für diese Wirkung verantwortlich sind: die hellroten Farbmoleküle, die Proanthocyane in den Cranberrys und Preiselbeeren.

Die Blasenentzündung wird in erster Linie von Kolibakterien ausgelöst, die sich in den Schleimhäuten der Harnwege und der Blase festsetzen. Die Farbmoleküle der Preiselbeeren und Cranberrys können das verhindern. Daher wird dieses alte Hausmittel auch von Ärzten empfohlen:

Die meisten von uns denken beim Namen Preiselbeeren an ein köstliches Wildgericht, zu dem die Früchte in Form von Kompott oder Konfitüre gereicht werden. Doch die Preiselbeeren und ihre amerikanischen Verwandten, die Cranberrys, können viel mehr. Sie sind uralte Naturarzneien.

Die Indianer haben ihre Cranberrys immer schon bei Erkrankungen der Harnwege eingesetzt. Aber erst 1923 haben Ärzte in den USA nachgewiesen: Die roten Beeren wirken antibiotisch. 1984

- Wenn jemand in der kalten Jahreszeit immer wieder zu einer Blasenentzündung neigt, sollte die oder der Betroffene über den Tag verteilt einen ¼-Liter Preiselbeersaft – am besten mit Wasser verdünnt – trinken. Man darf ohne Weiteres etwas Honig einrühren, weil der Saft sehr sauer ist. Man sollte so eine vorbeugende Kur jeweils 7 Tage durchführen.

- Zur Behandlung einer bereits bestehenden Blasen- oder Harnwegsentzündung macht es Sinn, parallel zur ärztlichen Therapie einige Zeit über den Tag verteilt einen ½ Liter Preiselbeersaft oder Cranberrysaft zu trinken – mit Wasser verdünnt.

Preiselbeeren und Cranberrys galten ursprünglich in Mitteleuropa ausschließlich als Hausmittel für die Blasenprobleme der Frau. Sie helfen aber ebenso bei Harnwegsproblemen des Mannes.

- Amerikanische Farmer und mitteleuropäische Bauern nehmen oft über längere Zeit jeden Tag 2 bis 3 Esslöffel vom Saft der Preiselbeeren oder Cranberrys ein, damit die Prostata möglichst lange gesund bleibt.

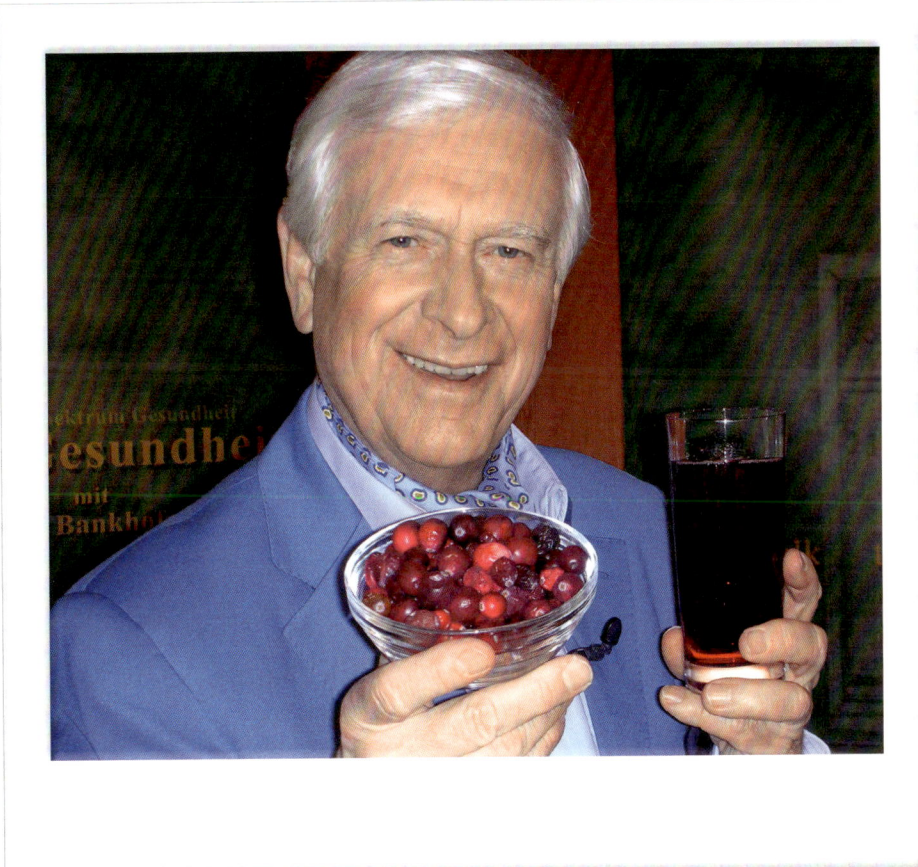

Darm

Meerrettich-Milch bringt den Darm in Schwung

Vermutlich haben Sie das an sich selbst schon beob-

achtet: Wenn die Verdauung gestört, vor allem wenn

sie gebremst ist, fühlt man sich nicht wohl. Das ist

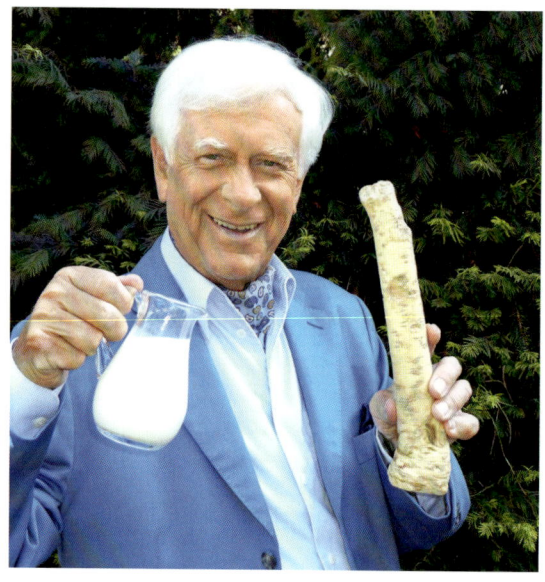

verständlich. Wenn

man mit der Nahrung

zu wenig Ballaststoffe

aufnimmt, rächt sich

das sehr oft mit einer

lästigen Verstopfung.

Im Normalfall gelangt die Nahrung vom Magen in den Dünndarm und wird von da in den Dickdarm geschoben. Unverdauliche Reste werden ausgeschieden. Darunter befinden sich dann auch Gallensäure, Gifte und Schadstoffe. Sie werden von den Ballaststoffen gebunden. Ist nun die Verdauung gestört, werden schädliche Stoffe nicht zur Gänze ausgeschieden. Sie bleiben im Darm und stören das Wohlbefinden. Es kommt zu Müdigkeit, Leistungsabfall, zu Kopfschmerzen, sehr oft auch zu Hautproblemen.

Daher ist es wichtig, dass unser Darm aktiv ist, damit die Verdauung bestens funktioniert und Schadstoffe abtransportiert werden können. Es ist sicher keine ideale Lösung, chemische Abführmittel zu schlucken. Es gibt wertvolle Hausmittel, mit denen man die Darmfunktion auf natürliche Weise anregen kann.

- Bestens bewährt sich bei vielen Menschen, die unter Verstopfung leiden, die Meerrettich-Milch. Und so wird das Rezept vorbereitet: Schälen Sie eine frische Meerrettichwurzel. Sie muss sich prall anfühlen, darf nicht weich sein, sonst wirkt sie nicht. Schneiden Sie von der Wurzel ein Stück von etwa 2 Zentimetern Länge ab und raffeln Sie es fein. Nun rühren Sie den geriebenen Meerrettich in einen ¼ Liter warme Milch und lassen das Ganze ein paar Stunden stehen. Trinken Sie diese Meerrettich-Milch 15 Minuten vor dem Schlafengehen langsam in kleinen Schlucken. Dieses Rezept hat den zusätzlichen Vorteil, dass die scharfen Senföle im Meerrettich schädliche Bakterien im Darm bekämpfen.

- Halten Sie für Ihren Toilettengang feste Zeiten ein. Damit wird der Reflex zur Darmentleerung trainiert.

- Gehen Sie täglich mindestens 15 bis 20 Minuten spazieren oder fahren Sie auf dem Rad. Die körperliche Betätigung regt die Bewegung der Darmmuskulatur an. Das fördert die Verdauung.

Diät
Langfristige Ernährungsumstellung versus Diätfrust

Viele Menschen wollen schnell abspecken und lassen sich zu extremen Diäten mit einseitiger Ernährung hinreißen. Damit werden Herz und Kreislauf unnötig gefährdet, während das Gewicht sich spätestens kurz nach der Diät wieder auf dem Ausgangspunkt einpendelt. Erfolgreich ist nur, wer seinen Speiseplan langfristig umstellt: Eine Vollwertdiät inklusive reichlich Obst und Gemüse sowie viel Flüssigkeit lässt die Pfunde langfristig schmelzen.

Hier noch ein paar nützliche Tipps, wie Sie Ihre Hungergefühle überlisten und den ersten Heißhunger dämpfen können:

- Buttermilch statt Milch: Buttermilch enthält die gesunden Inhaltsstoffe der Milch, aber nur maximal 1 Prozent Fett. Es kann deshalb sinnvoll sein, besonders während einer Diät, öfter ein Glas Buttermilch statt Milch zwischendurch zu trinken. Mixen Sie sich beispielsweise eine ½ Salatgurke mit 1 Glas Buttermilch: Dieser Drink, der nur etwa 50 Kalorien enthält, stillt den Hunger und entschlackt.

- Faserstoffe machen lange satt: Die in pflanzlicher Nahrung enthaltenen Faserstoffe helfen dabei, schlank zu

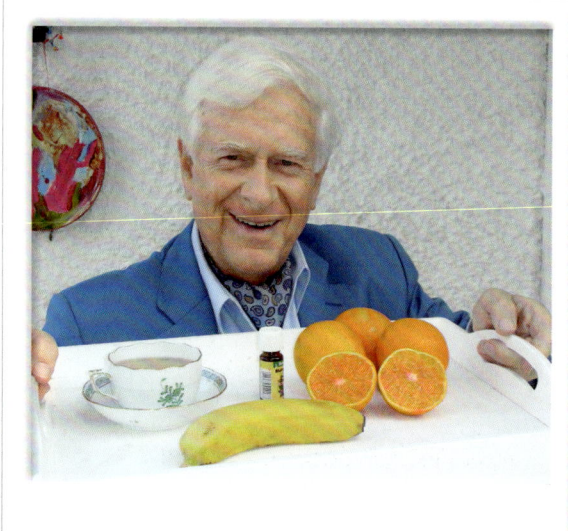

bleiben. Sie quellen im Magen auf und beschleunigen die Verdauung. So kommen Hungergefühle erst gar nicht auf. Schälen Sie zum Beispiel Orangen und Mandarinen nicht mehr akkurat, sondern essen Sie ruhig etwas von der weißen Haut mit. Ebenfalls viele Faserstoffe enthalten Bananen. Sie gelten unter den Obstsorten als Sattmacher Nummer eins, machen dabei aber nicht dick.

- Menthol gegen Heißhunger: Der Heißhunger auf Süßes verdirbt manchem die schönsten Diätpläne. Gehen Sie ins Badezimmer und gurgeln Sie mit einem Glas Wasser, dem Sie ein paar Tropfen Mundwasser mit Menthol beigeben, oder putzen Sie die Zähne mit einer Pfefferminzzahnpasta.

Leiden Sie unter Diätfrust? Haben Sie schon mehrere Diäten hinter sich und denken Sie ständig daran, dass Sie eigentlich abnehmen müssten? Versuchen Sie zunächst, sich selbst nicht mehr so unter Druck zu setzen. Der ständige Gedanke an das verbotene Essen steht Ihren Zielen nur im Weg. Ein erster Schritt kann deshalb sein, sich nicht mehr täglich zu wiegen, sondern höchstens 1-mal in der Woche.

Der ideale Zeitpunkt: Die meisten orientieren sich an vier Abspeckterminen im Jahr: Erstens nach den Weihnachtsfeiertagen zum Jahresbeginn, weil man am Fest zu viel gegessen

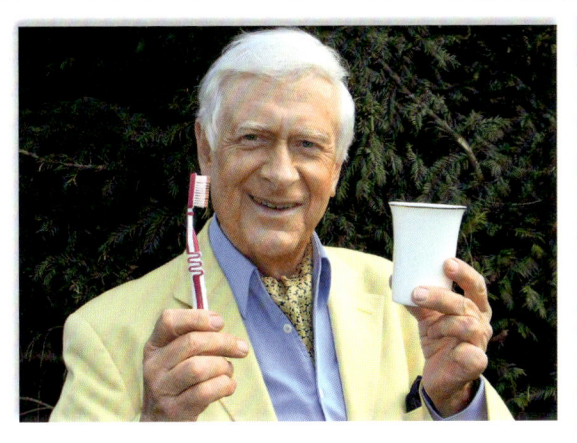

hat. Zweitens wenn der Frühling beginnt. Drittens kurz vor den Sommerferien wegen der Strandfigur. Viertens heißt es nach den Ferien: »Der Urlaubsspeck muss weg!«

Nur wenige, und das sind die besonders Klugen, bemühen sich, im November, zu Beginn der kalten Jahreszeit, Pfunde abzubauen. Der fünfte Abspecktermin ist der wichtigste! Jedes Kilo weniger macht das Immunsystem stärker und schützt vor Erkältungskrankheiten. Wer vor dem Winter abnimmt, hat weit größere Chancen, gesund durch die kalten Monate zu kommen.

Daneben ist der Sommer eine geeignete Jahreszeit für eine Diät. Eine Diät fällt im Sommer leichter, wenn man – mäßig – Sonne tankt. Der Aufenthalt in der Sonne bremst den Appetit.

Achtung – nun folgen noch zwei Warnhinweise: Wer eine strenge Diät durchführt, muss mit Konzentrationsstörungen rechnen, die von der verminderten Kalorienaufnahme herrühren. Also möglichst nicht Auto fahren. Und: Übertriebenes Abspecken kann zu Depressionen, Aggressionen, zu Störungen und Irritationen des Liebeslebens führen. Vorsicht ist auch in der Sauna geboten! Wer abnehmen möchte und gerade eine strenge Diät macht, also viel hungert, der darf auf keinen Fall in die Sauna gehen. Der Flüssigkeitsentzug beim Schwitzen schwächt den Stoffwechsel. Es kann zu Atemnot und schweren Kreislaufstörungen kommen.

Dill
Ein vielseitiges Gewürz

Es geht nichts über aromatisches, frisches, heimisches Dillkraut. Man streut die Dillspitzen auf den Salat, mixt sie in den Quark oder Frischkäse. Man isst Dillkartoffeln und man genießt Dillsoße als Beilage zu Fleisch- oder Fischspeisen.

Wenn man frische Dillspitzen im Kopfsalat oder im Gurkensalat isst, dann schmeckt das nicht nur sehr gut, sondern fördert auch die Verdauung. Das ist auch ein Superservice für Leber und Galle. Die Leber wird bei ihrer Entgiftungsarbeit unterstützt und der Gallenfluss gefördert.

Mit Dill kann man auch Schluckauf bekämpfen. Dazu braut man den Dill zu einem Tee. Stillende Mütter können mit ihm den Milchfluss fördern. Wenn man den Tee mit etwas Honig oder Ahornsirup süßt, fördert er das Einschlafen.

Durchfall

Ein geraffelter Apfel besiegt den Durchfall – Alternativ: Schwarzer Tee mit Zimt

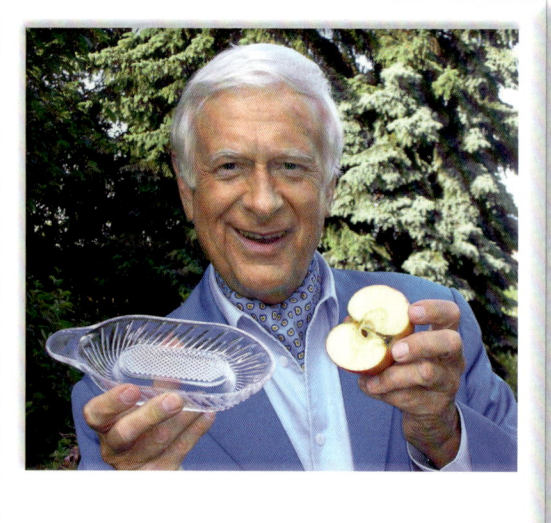

Durchfall auslösen. Dauert so ein »flotter Otto«, wie man im Volksmund oft sagt, länger als 12 Stunden, muss man einen Arzt aufsuchen. Man sollte aber generell nicht zuwarten, sobald diese Verdauungsstörung eingetreten ist, sondern sofort etwas dagegen unternehmen, um Entzündungen und Bakterien im Darm zu bekämpfen.

- Schälen Sie einen sauren Apfel, teilen Sie ihn in 2 Hälften, schneiden Sie das Kerngehäuse heraus und reiben Sie nun die beiden Apfelhälften auf einer Glasreibe. Danach essen Sie den Brei langsam. Der Faserstoff Pektin quillt im Darm auf, bindet Giftstoffe und Bakterien und stoppt so den Durchfall. Vor allem Kinder und ältere Menschen reagieren besonders gut auf dieses alte Hausrezept.

Es ist sehr unangenehm, wenn man urplötzlich an Durchfall leidet. Sehr oft wird er durch fettes Essen bei einer Grillparty ausgelöst oder durch zu viel Obst, vor allem dann, wenn es noch nicht ganz reif war. Mitunter ist der Durchfall aber auch die Folge einer Darmgrippe oder eines Darmkatarrhs. Es muss aber nicht immer eine organische Ursache vorliegen. Auch Ängste und Stress können spontan

- Eine weitere Möglichkeit: Kauen Sie über den Tag verteilt 50 bis 100 Gramm getrocknete Heidelbeeren aus der Apotheke. Der blaue Farbstoff Anthocyan aus den Heidelbeeren wirkt antibakteriell – als eine Art pflanzliches Antibiotikum –, beruhigt die Darmschleimhaut und fördert deren Regeneration.

- Wenn Sie dann noch jeden Tag 3 Tassen ungesüßten Schwarztee trinken, dann können Sie den lästigen Durchfall sicher stoppen. Ist das nach 3 Tagen nicht der Fall, dann müssen Sie unbedingt den Arzt aufsuchen.

Was kaum jemand weiß: Zimt fördert nicht nur die Verdauung, bekämpft Blähungen und Völlegefühl und hat einen positiven Einfluss auf den Blutzucker, Zimt kann auch Durchfall stoppen, ganz besonders erfolgreich in Kombination mit Schwarztee. Eigentlich ganz logisch:

- Die Gerbstoffe im Schwarztee hat man immer schon gegen Durchfall genutzt. Sie beruhigen den Darm und haben eine antibakterielle und leicht schmerzlindernde Wirkung. Allerdings muss der Schwarztee nach dem Aufguss mindestens 5 bis 6 Minuten ziehen, damit möglichst viele Gerbstoffe aus den Teeblättern gelöst werden können.

- Zimt wirkt ebenfalls stark antibakteriell, beruhigend und kann Entzündungen bekämpfen. Genau deshalb ist die Kombination von Zimt und Schwarztee als altes Hausmittel so wirksam.

Und so wird dieser spezielle Anti-Durchfall-Tee zubereitet:

- 1 Teelöffel mit klein gehackter Zimtrinde mit einem ¼ Liter siedenden Wasser übergießen, 10 Minuten ziehen lassen. Durchseihen. Oder Sie übergießen 1 gehäuften Teelöffel klein gehackte Zimtrinde mit einem ¼ Liter kaltem Wasser und lassen das Ganze 10 Minuten kochen. Jetzt kommt die entscheidende Kombination. Mit diesem Zimttee übergießt man nun einen Teelöffel Schwarztee, lässt diesen mindestens 5 bis 6 Minuten zugedeckt ziehen und trinkt diese Zimt-Schwarztee-Mischung lauwarm in kleinen Schlucken. Am besten 3-mal am Tag: morgens, mittags und abends.

Man kann den Zimttee natürlich auch ohne Schwarztee-Aufguss trinken. Auch dieses Hausmittel kann in vielen Fällen helfen.

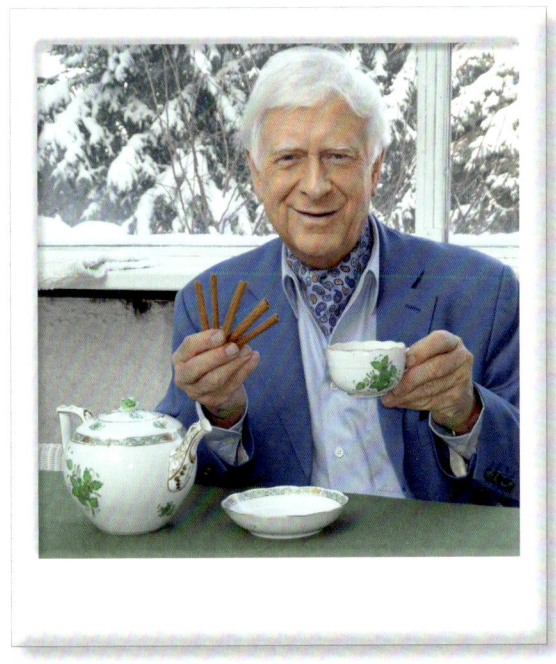

Einschlafprobleme

Fußmassage gegen Einschlafprobleme

Sicher haben Sie das auch schon erlebt: Man kommt nach

einem anstrengenden Tag voll Anspannung und Stress

nach Hause, isst eine Kleinigkeit und fällt dann todmüde

ins Bett. Doch man findet nicht den erholsamen Schlaf, auf

den man sich schon so sehr gefreut hat. Man wälzt sich im

Bett hin und her, hat große Einschlafprobleme und kann

daher über Nacht nicht die notwendige und lebenswichtige

Erholung und Regeneration finden. Die Folge: Man fühlt

sich am nächsten Morgen abgeschlagen und erschöpft.

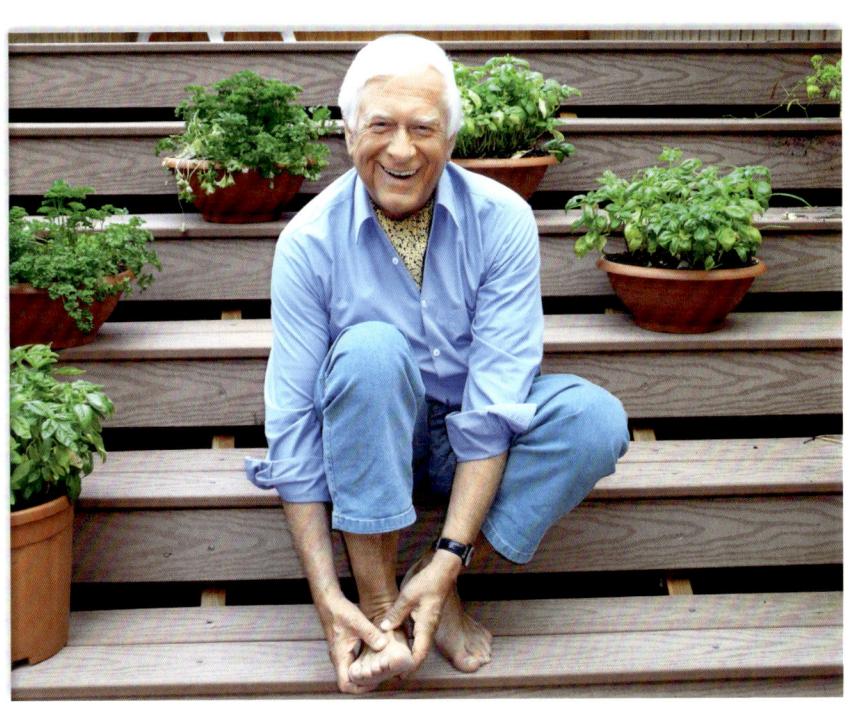

Jeder, der mit diesem Problem konfrontiert wird, versucht natürlich dagegen anzukämpfen. Doch vieles wirkt nicht. Es gibt Einschlafprobleme, die vor allem durch Stress oder Ängste ausgelöst werden, und da wirken weder der klassische Baldriantee noch der beruhigende Melissentee oder der entspannende Lavendelblütentee. Es ist wie verhext.

Für diesen Fall sollten Sie ein Spezialprogramm durchziehen, das fast immer hilft:

- Lüften Sie das Schlafzimmer gut. Achten Sie darauf, dass die Raumluft genügend Feuchtigkeit enthält, nämlich etwa 50 Prozent. Das Schlafzimmer sollte nicht zu warm sein. Die Raumtemperatur sollte sich zwischen 18 und 20 Grad Celsius bewegen.

- Nun aber kommt die wichtigste Aktion, die seltsamerweise fast niemand kennt. In der Traditionellen Chinesischen Medizin gibt es einen speziellen Massage- und Druckpunkt mit dem Namen »Schlaflosigkeit«. Er liegt genau in der Mitte der Ferse des linken und rechten Fußes, und

51

zwar etwa 1 Zentimeter vom hinteren Fersenrand entfernt. Wenn Sie also wieder einmal nicht einschlafen können, dann setzen Sie sich im Bett auf und massieren Sie mit den Fingern der rechten Hand zuerst die linke, dann die rechte Ferse. Massieren Sie mit sanftem Druck immer an der Ferse kreisförmig von innen nach außen. Danach aber bearbeiten Sie zusätzlich die Mitte der Fußsohle.

- Wer schon am Nachmittag oder abends beim Nachhausekommen ahnt, dass er wieder ein Einschlafproblem kriegen wird, der sollte mit der Fersen-Massage schon frühzeitig beginnen. Und vor dem Zubettgehen wäre es gut, noch eine letzte Massage durchzuführen.

- Statt der Fußmassage können Sie auch einfach mal ein heißes Fußbad zubereiten. An der Universitätsklinik in Basel hat man getestet: Mit warmen Füßen schläft man bereits nach 10 Minuten ein, mit kalten erst nach 30 Minuten.

- Sie können es auch mit folgendem Naturrezept versuchen: Lassen Sie jeweils 50 Gramm Hopfenzapfen und Haferkraut, 80 Gramm Gänsefingerkraut und 40 Gramm Silberweidenblätter in der Apotheke mischen. 3 gehäufte Esslöffel davon werden mit einem ½ Liter dunklen Bier aufgekocht. Das Ganze 15 Minuten ziehen lassen und 30 Minuten vor dem Zubettgehen trinken.

- Ein anderes Teerezept ist der Tannennadeltee: Holen Sie sich beim Blumenhändler oder aus dem eigenen Garten 1 Handvoll Tannennadeln. Sie müssen extrem gut gewaschen werden. Dann zerdrücken Sie die Nadeln unter einem Nudelbrett. 1 gehäufter Teelöffel Tannennadeln wird mit 1 Tasse kochendem Wasser übergossen. 1 bis 2 Minuten ziehen lassen, dann durchseihen. Etwa 30 Minuten vor dem Zubettgehen lauwarm – mit etwas Honig gesüßt – trinken. Sie werden viel besser schlafen!

- Es gibt auch ein paar Ernährungstipps, die den Schlaf fördern. Bevor Sie also zu Tabletten greifen, versuchen Sie es doch einmal damit: Essen Sie am Vormittag Müsli aus Vollkornflocken, 2 Kiwis, 1 Orange, mittags einen großen Teller mit grünem Blattgemüse oder Salat. Tischen Sie abends Avocados, Bananen, Birnen, Datteln, Walnüsse, Erbsen, Naturreis, Haferflocken, Champignons, Sellerie, Vollkorn-Teigwaren, Pellkartoffeln und Nüsse auf. Sie tanken damit Vitamin B_6, Vitamin C und Magnesium. Das macht abends schlafbereit.

- Achten Sie vor allem darauf, dass Sie abends nicht zu schwer essen. Eine fette Abendmahlzeit kann zu Ein- und Durchschlafstörungen führen. Trinken Sie keinen Alkohol. Der Alkohol belastet während des Schlafs das Nervensystem und den gesamten Organismus, der mit dem Abbau des

Alkohols beschäftigt ist. Man wacht schneller wieder auf, schläft insgesamt unruhig und die wichtigste Schlafphase, der REM-Schlaf, wird unterdrückt.

- Machen Sie einen Abendspaziergang. Mit so einem kleinen Fußmarsch können Sie besser abschalten und den Stress des Tages hinter sich lassen.

Eisenmangel

Bei Eisenmangel: Spinat, aber nur mit Spiegelei

Eisenmangel zählt weltweit zu den häufigsten Mangelerscheinungen. Zu den Risikogruppen gehören vor allem Frauen. In der Schwangerschaft und in der Zeit des Stillens ist der Eisenbedarf erhöht. Und da der Körper das Spurenelement Eisen nicht selbst herstellen kann, muss es über die Nahrung aufgenommen werden.

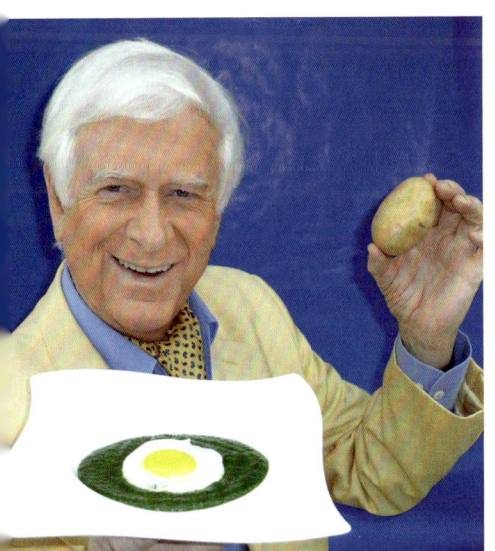

Die besten Quellen für gut verwertbares Eisen sind Fleisch und Fisch. Aus Getreide, Hülsenfrüchten, Obst und Gemüse nimmt der Körper nur wenig Eisen auf, weil es im Darm erst in körpertaugliches Eisen umgewandelt werden muss.

Wenn nun jemand aufgrund von Eisenmangel immer müde ist, wenig Energie hat, über Zungenbrennen, trockene Haut, spröde Haare und Nägel klagt, dann muss er Eisen über die Nahrung tanken. Was aber tut jemand, der nur wenig oder gar kein Fleisch konsumiert? Er muss einen Trick anwenden.

Unsere Großmütter haben für eine gute Eisenzufuhr Spinat serviert. Spinat galt früher als überaus potenter Eisenlieferant. Bis ein aufmerksamer Biochemiker einen jahrzehntelangen Irrtum aufklärte. Er wies nach, dass Spinat nicht die sagenhaften Eisenmengen enthält und liefert. Die falschen Angaben beruhten auf einem Kommafehler, der immer wieder automatisch übernommen wurde.

Daraufhin fiel der Spinat in Ungnade. Das aber ist auch wieder ungerecht.

Denn er enthält sehr wohl Eisen. Damit es wirkungsvoll genutzt werden kann, muss man ihn wie unsere Großmütter servieren. Nämlich mit Spiegelei und Pellkartoffeln.

Und das ist der Clou bei der Sache: Die Kombination Spinat, Spiegelei und Kartoffeln macht es möglich, dass das Eisen aus dem grünen Gemüse durch den tierischen Anteil vom Ei und durch das Vitamin C aus der Pellkartoffel besser und schneller verfügbar wird. Das bedeutet: Mit dem Spiegelei und zwei, drei Kartoffeln holt man die optimale Eisenmenge aus einer Portion Spinat.

Das ist wieder einmal ein Beweis dafür, dass unsere Vorfahren instinktiv gewusst haben, was für den Organismus gesund ist. Sie haben zwar nicht gewusst, warum. Heute aber kann das wissenschaftlich bewiesen werden.

Eiweiß

Chinakohl und Radicchio – wertvolles Eiweiß aus dem Gemüsegarten

Beim Wort »Eiweiß« denken wir in erster Linie an Fleisch und Fisch. Das ist auch richtig. Tierisches Eiweiß ist im Rahmen einer ausgewogenen Ernährung durch nichts zu ersetzen. Aber auch pflanzliches Eiweiß ist wertvoll. Zwei Naturprodukte, die uns dieses Eiweiß in hoher Qualität liefern, sind der hellgrüne Chinakohl und der dunkelrote Radicchio-Salat.

Wir bauen mit Eiweiß unsere Energie auf. Wir machen uns stark gegen Stress. Alle Körperzellen werden mit Eiweiß aufgebaut, geschützt und repariert. Eiweiß hilft mit, dass in unserem Organismus ein Gleichgewicht zwischen Säuren und Basen herrscht. Haut, Haare und Nägel können nur gesund bleiben, wenn wir genügend Eiweiß mit unserer Nahrung aufgenommen haben.

Und was ist so besonders wertvoll am Blatt-Eiweiß aus dem Chinakohl oder aus dem Radicchio? Nun, wenn wir Eiweiß aus Fleisch aufnehmen, gibt es ein Problem: Es ist immer Fett dabei. Das Eiweiß aus dem Chinakohl und aus dem Radicchio ist absolut fettfrei. Und somit ideal für Menschen, die mehr Eiweiß, aber wenig Fett konsumieren sollten. Ganz besonders ideal natürlich auch für alle Vegetarier. Außerdem ist vor allem der Chinakohl besonders leicht verdaulich.

Weitere gesundheitliche Vorteile: Chinakohl enthält sehr viel Vitamin C und schützt vor Erkältungen. Er liefert viel Betacarotin für die Sehkraft und für die Immunkraft. Chinakohl ist reich am Mineralstoff Kalium, wichtig für Muskeln,

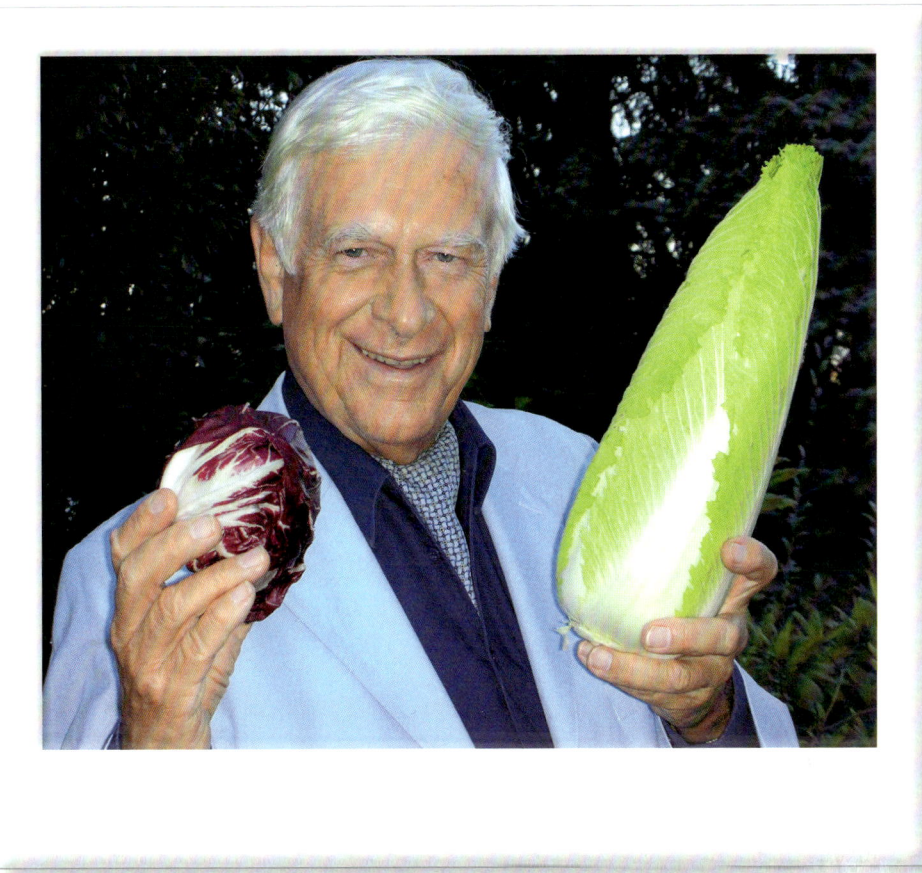

Nerven und Herz, aber auch für eine gute Verdauung. Wer wenig Milch trinkt und wenig Milchprodukte isst, der sollte oft Chinakohl essen, weil er viel Kalzium liefert. Chinakohl versorgt uns auch mit Eisen fürs Blut und für die Vitalität.

Der Radicchio hat seine rote Farbe von den vielen Anthocyan-Schutzstoffen, die unsere Zellen vor Schadstoffen und Giften schützen, die vorzeitiges Altern bremsen. Radicchio liefert aber auch Bitterstoffe für die Leber, Kalium für Herz und Muskeln, Eisen fürs Blut und Vitamin C gegen Erkältungsinfektionen.

Chinakohl und Radicchio genießt man am besten als Salat mit Olivenöl. Beide schmecken köstlich mit Tomaten oder Paprika in kleinen Stücken oder mit Maiskörnern. Wer einen süßen Salat mag, der richtet Chinakohl und Radicchio mit Mandarinenstücken oder Kiwischeiben an.

Entschlacken

Mit Tee und Wasser Giftstoffe ausschwemmen

Aktivieren Sie Ihre Nieren: Trinken Sie 3 Wochen täglich 3 Tassen Löwenzahnwurzeltee. Alternativ eignen sich zu einer Frühjahr-Entschlackungskur auch Brennnesseltee oder Mariendisteltee. Es ist jedoch sinnlos, eine Kräuterteekur länger als 3 Wochen durchzuführen. Danach

gewöhnt sich der Körper daran, und die Wirkung bleibt aus.

Die einfachste Entschlackungs- und Entgiftungskur der Welt stammt von dem deutschen Arzt und Naturheiler Dr. Hahn. Er entdeckte, dass der Reiz von regelmäßig getrunkenem Wasser genügt, den Organis-

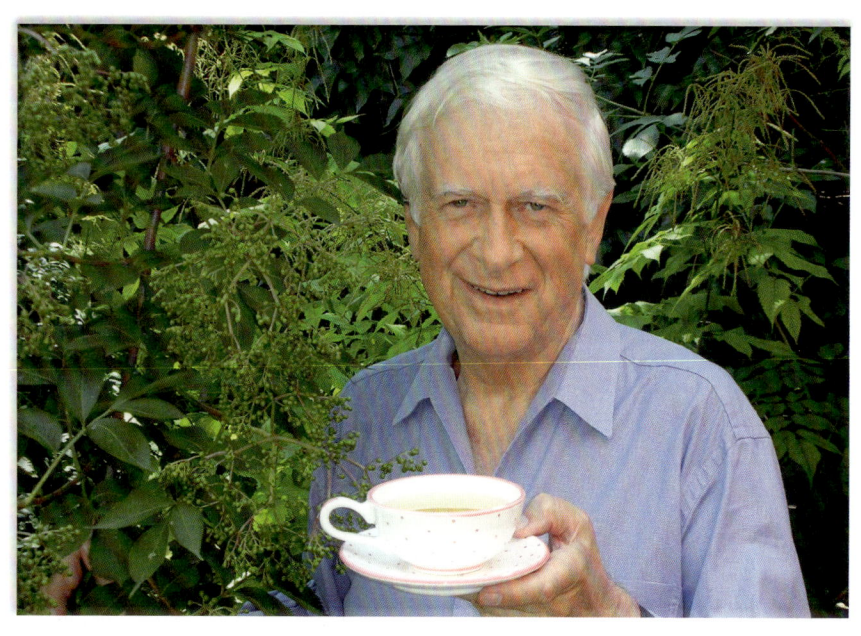

mus von abgelagerten Giften und Schlacken zu befreien. Trinken Sie 2 Wochen lang tagsüber jede Stunde einen ¼ Liter Leitungs- oder mildes Mineralwasser in kleinen, langsamen Schlucken.

Auch Obst hilft beim Entschlacken. Trauben eignen sich ideal dazu. Trauben sind reich an Ballaststoffen, liefern viel Glukose und geben uns daher schnelle Energie. Man kann mit Trauben, zum

Beispiel mit einer Trauben-Wochenendkur, wunderbar entschlacken und abnehmen. Essen Sie jeweils am Samstag und am Sonntag 1 bis 1 ½ Kilo süße, reife Trauben über den Tag verteilt. An jedem Tag zusätzlich 2 bis 3 Liter stilles Mineralwasser trinken. Dazu morgens 1 Tasse Kaffee oder Tee, 1 Scheibe Knäckebrot mit 3 Esslöffeln Quark. Mittags bei großem Hunger zusätzlich 1 gedämpfte Kartoffel.

Erdbeeren

Schmerzmittel aus dem Obstgarten: Erdbeeren

Im Frühsommer – von Mai bis Juli – gibt es sie wieder überall im Supermarkt, auf den Märkten und in den Obstläden: Die roten, vollreifen, saftigen, heimischen Erdbeeren aus heimischem Anbau. Sie schmecken nicht nur gut, sie sind auch kleine Naturarzneien aus dem Obstgarten.

- Erdbeeren liefern reichlich Vitamin C zum Schutz gegen Erkältungen und gegen Stressbelastung, liefern reichlich Folsäure für Herz und Kreislauf und fürs Blut. Erdbeeren enthalten auch Kalium gegen erhöhten Blutdruck.

- Erdbeeren sind reich an sogenannten Anthocyanen. Das sind karotenreiche Bioaktivstoffe, die Jagd auf schädliche Bakterien machen.

- Spezielle Katechine – Gerbstoffe – in der Erdbeere haben eine entzündungshemmende Wirkung, wirken gegen Blähungen und schaffen gefährliche Schwermetalle rasch aus dem Körper.

- Eine Studie in den USA hat ergeben: Die beiden Bioaktivstoffe Kaempferol und Ellagsäure in der Erdbeere senken das Risiko für Darm- und Lungenkrebs.

- Besonders interessant aber ist die Erdbeere als natürliches, schmackhaftes Schmerzmittel. Die reife Frucht ist reich an einer Substanz mit Namen Methylsalicylsäure. Und die ist der Acetylsalicylsäure sehr ähnlich, die wir aus weltweit bekannten Anti-Schmerzmitteln kennen. Ein sensibler Mensch kann daher unter

Umständen mit 15 reifen Erdbeeren plötzliche Kopfschmerzen vertreiben.

- 150 Gramm Erdbeeren enthalten den Tagesbedarf an Vitamin C, jedoch nur 53 Kalorien. Die Erdbeere stellt mit ihren Gerbstoffen, Schleimstoffen, Säuren und ätherischen Ölen ein natürliches Antibiotikum dar, das entzündlichen Prozessen im Organismus entgegenwirkt.

- Das Mangan in der Erdbeere ist zudem wichtig für den Stoffwechsel, die Nerven, das Gehirn. Hinter Müdigkeit steckt zum Beispiel oft ein Manganmangel: Dagegen hilft ein Teller voll mit reifen Erdbeeren.

- Auch kann man mit Erdbeerenessen deutlich die Liebeskraft stärken.

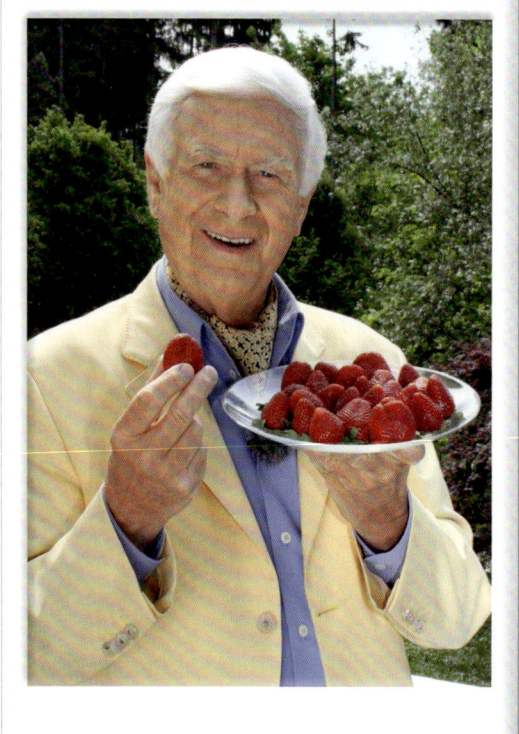

Erde

Trinken Sie Erde, wenn der Magen rebelliert

Kennen Sie das unangenehme Gefühl? Sie haben bei einer Familienfeier oder bei einer Veranstaltung einfach zu viel konsumiert: Fleisch, fette Torten, Alkohol und Kaffee. Daheim angekommen, fühlen Sie sich elend. Der Bauch ist aufgebläht. Ein typischer Bauchhochstand. Der Magen rebelliert. Da ist ein unerträgliches Völlegefühl. Außerdem ist Ihnen zum Erbrechen übel. Mitunter gesellt sich dann ganz schnell ein unerträgliches Sodbrennen dazu. Verzweifelt denken Sie nach, wie Sie diesen Zustand beenden könnten – nach Möglichkeit mit den Kräften der Natur.

Wohl dem, der in seiner Hausapotheke für solche Fälle Heilerde bereithat. Und zwar muss es Heilerde für den inneren Gebrauch sein. Sie ist besonders fein. Es gibt nämlich auch noch eine gröbere Version für äußere Anwendungen. Heilerde kriegen Sie in der Apotheke und im Reformhaus. Sie gießen nun lauwarmes Wasser in ein Glas und rühren einen gehäuften Teelöffel von der Heilerde ein. Fest umrühren. Und dann trinken Sie in einem Schwung diesen »Erd-Cocktail« aus, der zwischen den Zähnen knirscht.

Spätestens nach 10 Minuten fühlen Sie sich wieder wohl. Die Erklärung dafür: Die Erde bildet in Magen und Darm eine riesige Oberfläche, saugt Fette, Gifte und andere belastende Stoffe aus dem Nahrungsbrei auf und transportiert sie ab.

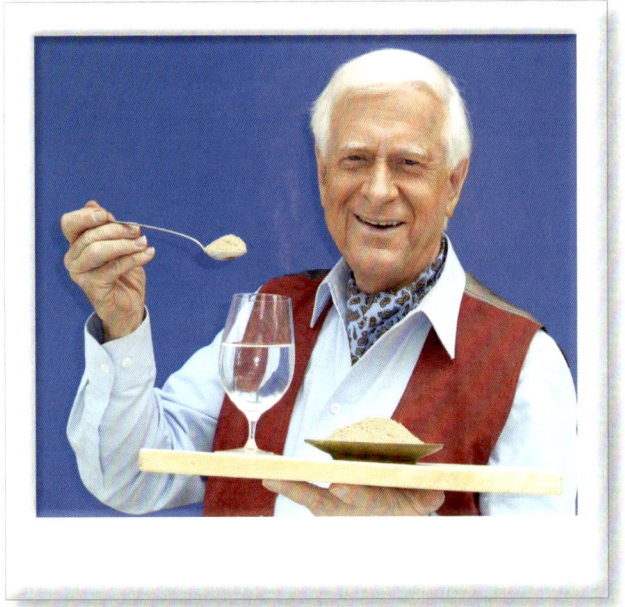

Erkältung

Gurgel-Attacken gegen die Erkältungsgefahr

Im Winter ist das Risiko, sich eine zünftige Erkältung einzufangen, besonders groß. Überall begegnet man niesenden, hustenden und sich schnäuzenden Leuten. Doch man kann sich mit ganz einfachen Maßnahmen wirkungsvoll dagegen schützen. Die Weltgesundheitsorganisation hat nachgewiesen: Die meisten Viren und Bakterien, die eine Erkältung auslösen, gelangen über den Mund in den Körper: wenn man mit jemandem spricht, wenn man angehustet oder angeniest wird. Oder wenn einem jemand die Hand reicht, die er beim Niesen oder Husten gerade erst mit Millionen Krankheitserregern übersät hat. So sollten Sie in diesen Tagen handeln:

- Waschen Sie öfter mal die Hände. Wenn Sie warmes Wasser und Seife verwenden, können Sie viele Viren und Bakterien wegwaschen.

- Sobald Sie nach Hause gekommen sind, senken Sie mit »Gurgel-Attacken« das Risiko für eine Erkältung. Geben Sie in ein Glas lauwarmes Wasser

15 Tropfen Propolis-Tinktur aus dem Bienenstock oder 7 Tropfen australisches Teebaumöl und gurgeln Sie kräftig. Sie können dazu auch puren Aloevera-Saft aus dem Blattgel der Pflanze nehmen. Propolis, Teebaumöl und Aloe vera wirken antiviral und antibakteriell.

- Achten Sie in beheizten Räumen auf eine ausreichende Luftfeuchtigkeit: Trockene Schleimhäute in Mund und Nase werden schnell zu Tummelplätzen von Krankheitserregern.

- Und hier noch ein einfaches Teerezept: Übergießen Sie 2 Teelöffel Lindenblüten mit einem ½ Liter kochenden Wasser, lassen Sie den Tee 10 Minuten ziehen und seihen Sie ihn dann durch. Rühren Sie 2 Esslöffel Honig und 2 Teelöffel Melissengeist ein. Trinken Sie ihn schluckweise und gehen Sie anschließend ins Bett. Packen Sie sich warm ein und schwitzen Sie ordentlich!

Heilmittel gegen allgemeine Erkältungsbeschwerden

Wenn es Sie dann so richtig erwischt hat, bringt manche Erkältung neben dem leidigen Schnupfen – siehe unter diesem Stichwort – auch manchmal weitere Beschwerden mit sich, gegen die aber auch jeweils ein Kraut gewachsen ist. Die folgenden Rezepte haben

sich unter der Generation unserer Großmütter jedenfalls bestens bewährt!

- Kartoffelauflage gegen Erkältungs-Kopfschmerzen: Garen Sie 500 Gramm Pellkartoffeln und zerdrücken Sie die heißen Kartoffeln, ohne sie zu schälen. Wickeln Sie den Brei dann in ein Leinentuch. Ein solches Kartoffeltuch legen Sie 3- bis 4-mal am Tag auf die Stirn.

- Lavendelöl gegen Atemwegsentzündungen: Geben Sie 10 Tropfen Lavendelöl in einen Topf mit heißem Wasser und atmen Sie 10 Minuten lang die aufsteigenden Dämpfe ein.

- Melissengeist gegen Erkältungen: ¼ Liter warme Milch mit 2 Esslöffeln Honig und 2 Teelöffeln Melissengeist (alkoholhaltig!) mischen – ein Rezept der legendären Klosterfrau Maria Clementine Martin, Naturheilerin aus Köln.

- Ölmischung gegen Trigeminus-Schmerz: 2 Tropfen Nelkenöl, 1 Tropfen Basilikumöl, 1 Tropfen Eukalyptusöl und 5 Tropfen kalt gepresstes Olivenöl verrühren. Mit dieser Mischung reiben Sie mehrmals am Tag die schmerzenden Stellen ein.

- Ölzieh-Kur zur Virenabwehr: 1 Esslöffel Sonnenblumenöl 15 Minuten im Mund behalten und zwischen den Zähnen hin und her ziehen, dann ausspucken. Das Öl sollte beim Ausspucken weiß sein. Ist es gelb, war die Prozedur zu

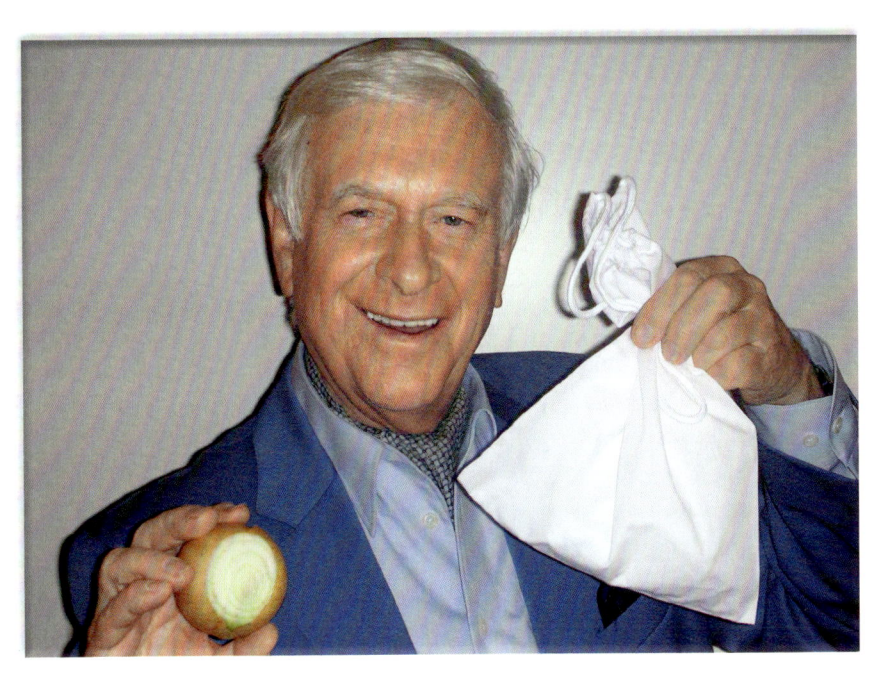

kurz. Nach dem Ausspucken die Mundhöhle mit Wasser ausspülen, Zähne mit der Zahnbürste, aber ohne Zahnpasta putzen. Dann ist die Mundhöhle wieder frei von Krankheitserregern.

- Zwiebelsäckchen gegen Erkältung bei Kindern: Schneiden Sie 1 Zwiebel in Scheiben und erhitzen Sie diese in kochendem Wasser. Wickeln Sie die warmen Zwiebelstücke in 2 Stofftücher ein, befestigen Sie das Säckchen mit Mullbinden an den Füßen des Kindes und ziehen Sie Wollsocken darüber. Die ätherischen Öle werden von der Haut an den Füßen rasch aufgenommen.

- Öle für alle Fälle: Johanniskrautöl – auch Johannisöl genannt – wirkt gegen Rheuma-Beschwerden, Venenentzündungen und Wechseljahrbeschwerden. Eukalyptusöl massiert man gegen Durchblutungsstörungen ein – einem jähen Kältegefühl am Anfang der Massage folgt ein herrlich warm durchflutendes Gefühl. Kamillenöl hält die Haut geschmeidig und fördert den Hautstoffwechsel, und Minzöl belebt und erwärmt die Haut. Ringelblumenöl bekämpft Hautunreinheiten und erfrischt. Oliven-, Sesam-, Erdnuss- und Mandelöle, die im Handel angeboten werden, sind zum Teil auch mit Kräuterextrakten versehen. Sie haben in erster Linie die Aufgabe, die Durchblutung des Körpers und den Stoffwechsel nach der Wasserbehandlung zu fördern. Bei einer Massage trägt man das Öl unmittelbar nach dem Bad oder der Dusche auf, wenn der Körper noch stark erwärmt ist und die Poren der Haut weit geöffnet und empfänglich sind. Man kann aber die Ölmassage auch ausführen, wenn man nach der Ruhepause bettwarm aufsteht. Tauchen Sie drei Finger in das Gefäß mit dem Heilbadeöl, tragen Sie das Öl auf den betreffenden Körperteil auf. Beginnen Sie nun, mit der ganzen Handfläche im Kreis zu reiben, bis die Haut alles aufgesaugt hat. Wenden Sie aber nicht zu viel Kraft an, sonst werden feinste Blutgefäße gesprengt.

Erschöpfung I

Banane mit Olivenöl hilft bei Erschöpfung

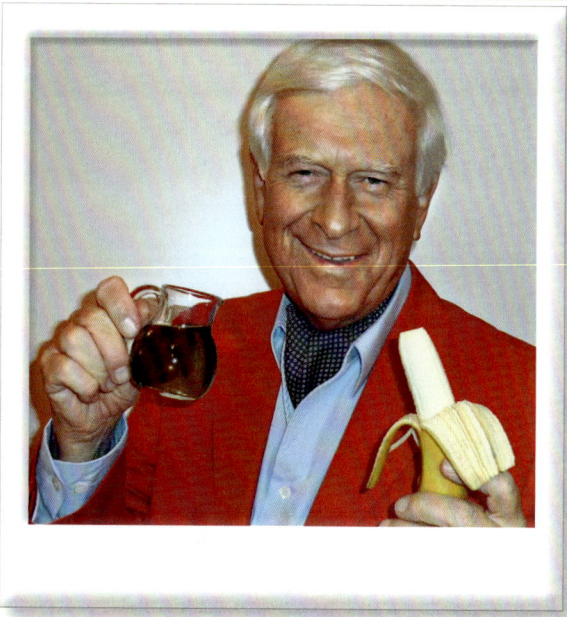

Es gibt im Leben immer wieder Situationen, in denen man erschöpft ist. Schuld daran können übertriebener Sport, viel körperliche Arbeit, Stress, eine zu geringe Flüssigkeitszufuhr, mangelnder Schlaf oder das Wetter sein. Der gesamte Energiehaushalt ist gestört. Man fühlt sich entsprechend schlecht und schwach. Und man möchte natürlich rasch wieder zu Kräften kommen. Da gibt es sehr sinnvolle und vor allem schnell wirkende Hausmittel. Je früher man sie anwendet, desto schneller kommt man wieder zu Kräften. Eine verblüffende Wirkung zeigt ein Rezept aus Südamerika:

- Schälen Sie 1 reife, goldgelbe Banane und zerdrücken Sie das Fruchtfleisch mit einer Gabel in einer Schale oder auf einem Suppenteller. Dann gießen Sie 1 Teelöffel kalt gepresstes Olivenöl darüber und rühren das Öl in den Bananenbrei. Die Bananen-Olivenöl-Mixtur muss nun 30 Minuten bei Zimmertemperatur stehen. In der schönen Jahreszeit sollte man das Ganze sogar in die Sonne stellen. Dann isst man den Olivenöl-Bananen-Brei langsam mit einem Löffel.

- Mitunter kann man die Erschöpfung aber auch ganz schnell in den Griff kriegen, wenn man einfach 1 Glas kaltes Wasser in kleinen Schlucken trinkt.

- Noch wirksamer bei den meisten Menschen ist ein altes Ayurveda-Rezept aus Indien: Erhitzen Sie einen ¼ Liter Wasser, gießen Sie es in einen Becher und trinken es in ganz kleinen Schlucken, so warm Sie es vertragen.

- Als Erste Hilfe bei Erschöpfung kann man Pfefferminzöl einsetzen. Man gibt 2 bis 3 Tropfen von dem Öl aus der Apotheke auf ein Taschentuch, hält es an die Nase und atmet tief ein.

- Eine ideale Mahlzeit, die bei Erschöpfung rasch neue Kraft gibt, ist die Haferflockensuppe. Hafer liefert beachtliche Energie. Aber auch Dinkelgriesbrei verhilft zu neuer Vitalität.

- Da bei Erschöpfung häufig im Organismus das Energie-Vitamin B_{12} fehlt, greifen Sie zu einem Naturprodukt, das

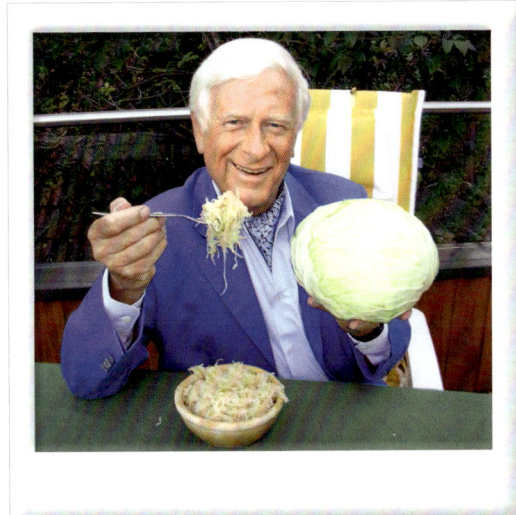

reichlich davon enthält. Und das ist rohes Sauerkraut. Nehmen Sie eine Gabel voll in den Mund und kauen Sie es gut.

- 7 plus 7 plus 7: Wenn Sie sich kraftlos fühlen, dann knabbern Sie zwischendurch 7 Mandeln, 7 Datteln und 7 Rosinen. Auch ein kleines Stück Schokolade – am besten Bitterschokolade, weil sie den größten Kakaoanteil hat – kann im Kampf gegen plötzlich auftretende Erschöpfung gute Dienste leisten.

- Zimtöl belebt! Jeder hat das schon einmal erlebt: Man arbeitet den ganzen Tag fleißig und irgendwann ist der Augenblick gekommen, da man einen Schwächeanfall erleidet. Mischen Sie 2 Tropfen Zimtöl mit 1 Esslöffel Honig und lassen Sie dieses Elixier langsam auf der Zunge zergehen.

Erschöpfung II

Erschöpft und kraftlos:
Da helfen Datteln und Rosinen

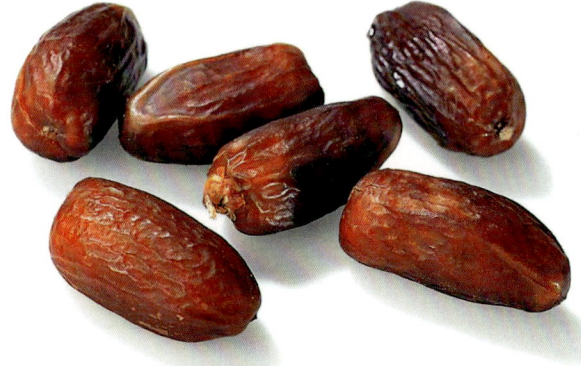

Kohlenhydraten gibt enorme Kräfte. Darum sind Datteln die Hauptnahrung für Beduinen, wenn sie lange Strecken durch die Wüste meistern müssen.

- Kauen Sie einfach 5 bis 6 Rosinen möglichst lange. Sie nehmen dann über die Mundschleimhäute die konzentrierten Vitalstoffe der Trauben auf.

- Schnelle Hilfe bei körperlicher Schwäche liefert auch 1 Teelöffel Wiesenblütenhonig. Sie müssen den Honig langsam im Mund zergehen lassen. Pflanzliche Hormonstoffe, B-Vitamine und Magnesium helfen einem geschwächten Menschen schnell wieder auf die Beine.

Jeder von uns hat das schon erlebt: Nach einem grippalen Infekt, nach einem anstrengenden Tag im Beruf oder in der Familie, nach zu viel Freizeitsport, aber auch nach einem Streit oder großen Enttäuschungen ist man erschöpft und kraftlos. Da gibt es einfache Rezepte, mit denen Sie schnell wieder zu Kräften kommen.

- Kauen Sie langsam und intensiv 3 Datteln. Der hohe Gehalt an Zucker und

- Lassen Sie über Nacht 3 Esslöffel Haferflocken in 5 Esslöffel Wasser quellen, rühren Sie am nächsten Morgen Joghurt und Honig dazu.

- Verrühren Sie 2 Teelöffel geriebene Walnüsse mit 2 Teelöffeln Honig und 1 Teelöffel Sauerrahm.

Achtung: Für Diabetiker sind diese Rezepte nicht geeignet.

Falten I

Anti-Falten-Kur mit Oregano und Efeu

Die Erfahrung zeigt: Ab 30 zeigen sich im

Gesicht vieler Frauen die ersten Falten. Die

Frage ist: Kann man diesen Prozess tatsäch-

lich bremsen? Kann man die Faltentiefe

reduzieren? Kann man das Hautgewebe

elastisch erhalten und damit den kleinen

Falten und Fältchen den Kampf ansagen?

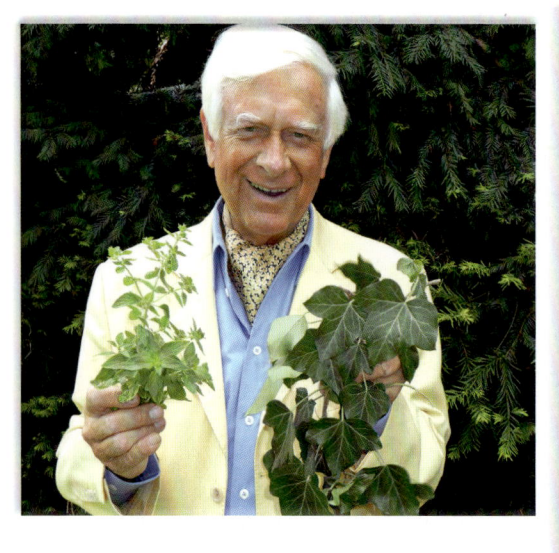

¼ Liter kochenden Wasser – am besten in einer Kräutertee-Tasse mit Einsatz – übergossen und muss nun zugedeckt 10 Minuten ziehen. Danach durchseihen. Ganz wenig Honig einrühren. Nun taucht man in den lauwarmen Tee einen Wattebausch und wäscht damit das Gesicht. Das ist im Kampf gegen Falten der erste Schritt.

- Jetzt greift man zum Efeuöl und massiert es mit bloßen Fingern sanft in die Gesichtshaut ein. Das Efeuöl muss man selbst zubereiten. Sammeln Sie an einem regenfreien, trockenen Tag 1 Handvoll Efeublätter. Füllen Sie diese in eine Flasche oder ein Glas. Wichtig ist, dass man das Gefäß verschließen kann. Dann gießen Sie über die Blätter 150 Milliliter kalt gepresstes natives Olivenöl. Die Blätter sollen mit dem Öl bedeckt sein. Nun wird das Gefäß verschlossen und muss einige Tage stehen. Dann erhitzt man das Öl mit den Efeublättern im Wasserbad, lässt es danach etwa 15 Minuten köcheln, stellt es an einen dunklen, ruhigen Ort und lässt es dort langsam abkühlen. Danach stellt man das Gefäß am besten ans Fenster an einen sonnigen, warmen Platz und schüttelt das Ganze jeden Tag 2-mal. So lässt man das Gefäß 3 Tage stehen. Danach lässt man das Öl durch Kaffeefilter-Papier durchfließen und gießt es in eine dunkle Flasche. Das Efeuöl ist fertig. Einreibungen mit Efeuöl schützen übrigens auch vor Cellulite an den Oberschenkeln.

In der Naturmedizin – vor allem in der Pflanzenheilkunde – gibt es praktische Beweise, dass das in vielen Fällen funktioniert. Besonders bewährt haben sich da zwei Heilpflanzen: das Küchengewürz Oregano und Efeu, die Arzneipflanze des Jahres 2010.

Die Anti-Falten-Kur mit diesen beiden Heilkräutern wird mehrere Wochen lang durchgeführt. Und zwar immer abends vor dem Zubettgehen.

- Als Erstes bereitet man mit getrockneten Efeublättern (aus der Apotheke oder aus dem eigenen Garten) einen Tee zu: 1 gehäufter Teelöffel zerriebener Efeublätter wird mit einem

Falten II

Mit Zitrone, Gurke und Möhre gegen Falten im Gesicht

Im Laufe der Jahre verliert die Gesichtshaut des Menschen Feuchtigkeit. Es kommt zu einer verstärkten Faltenbildung, und bei bereits vorhandenen Falten ist die Tiefe der Furchen merkbar und messbar. Falten haben keine krankhafte Ursache. Sie sind die natürliche Folge der nachlassenden Elastizität der Haut. Der Prozess beginnt ab dem 30. Lebensjahr: Das Bindegewebe in der Haut gibt nach, die Talgproduktion wird gebremst. Die ersten Fältchen prägen sich ein.

Es gibt Feinde, welche die Faltenbildung fördern, die Haut früher altern lassen: Dazu gehören Rauchen und zu lange und intensive Sonnenbestrahlung. Es gibt aber auch Helfer aus der Natur, die den Feuchtigkeitshaushalt der Haut unterstützen und damit die Elastizität der Gesichtshaut verbessern und erhalten. Dazu gehört das Vitamin A mit dem Provitamin Betacarotin. Beide können Hautzellen erneuern. Das Vitamin C ist für das Jungbleiben der Haut so wichtig, weil es entscheidend an der Produktion von Collagen beteiligt ist. Und das Collagen ist für die Elastizität der Haut zuständig. Wichtig fürs Jung-und Gesundbleiben des Teints ist auch das Spurenelement Zink.

Wenn man nun weiß, dass diese Vitalstoffe die Entstehung von Falten bremsen, dann macht es Sinn, diese Stoffe der Haut zuzuführen. Dafür gibt es eine spezielle Gemüse-Lotion, die man selbst zubereiten muss:

- Verrühren Sie in einem Glasgefäß 80 Milliliter Zitronensaft, 30 Milliliter Möhrensaft und 30 Milliliter Gurkensaft, am besten alles frisch gepresst. Nehmen Sie davon 1 Esslöffel voll ein. Las-

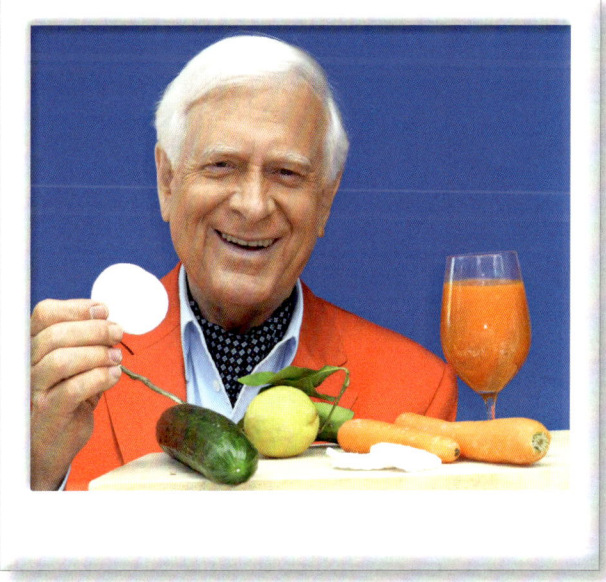

sen Sie diesen Schluck länger im Mund, damit die Mundschleimhäute schon einen Teil der Vitalstoffe aufnehmen. In den Rest tauchen tauchen Sie Watte-Pads und tragen die Lotion auf die Haut auf. Machen Sie das als Kur 3 Wochen lang täglich morgens und abends.

- Sie können die Wirkung optimieren, wenn Sie in dieser Zeit 1-mal die Woche ein natürliches Gesichtspeeling durch-führen: Verrühren Sie 1 Teelöffel Puder-zucker mit 1 Esslöffel kalt gepresstem Olivenöl und massieren Sie damit sanft das Gesicht. Danach gründlich abspülen.

Fieber

Wenn das Fieber zu hoch wird, helfen Essig-Socken

Es passiert oft in der kalten Jahres-zeit – speziell im Advent kurz vor dem Fest: Man trifft in den gut besuchten Einkaufszentren, aber auch auf dem Weih-nachtsmarkt mit vielen Menschen zusam-men, steckt sich an und bekommt einen grippalen Infekt oder eine andere schwere Erkältung. Zuerst spürt man eisige Kälte im Rücken. Kopf und Glieder schmerzen. Dann plötzlich aber steigt die Körpertem-peratur. Man hat Fieber und muss sich ins Bett zurückziehen.

Das ist nicht schlimm. Im Gegenteil: Fieber bei einer Erkältungsinfektion ist eine logische Folge einer gut funktionie-renden Körperabwehr. Durch die stark erhöhte Körpertemperatur werden Viren und Bakterien abgetötet. Man sollte daher das Fieber nicht von vornherein gleich drosseln, weil man sonst den Verlauf der Erkrankung hinauszögert.

Allerdings – und das trifft besonders auf Kinder und ältere Menschen zu – darf das Fieber auch nicht zu hoch steigen, weil sonst Herz und Kreislauf gefährdet sind. Wenn dieser Fall eintritt, gibt es ein hervor-ragendes Hausmittel ohne Nebenwirkun-gen: Das sind die leider fast in Vergessen-heit geratenen Essig-Socken. Sie sind opti-male Helfer, wenn das Fieber auf 39 oder 40 Grad Celsius ansteigt. Und so werden sie angelegt: Gießen Sie in eine Schüssel einen ½ Liter kaltes oder warmes Wasser, je nachdem, ob der Patient glüht oder trotz Fieber friert. Geben Sie 5 Esslöffel Apfelessig dazu. Gut verrühren. Dann tauchen Sie ein Paar Baumwoll- oder Schafwollsocken ein, wringen sie aus und ziehen diese dem Patienten über die Füße. Darüber sollte ein Paar trockene Socken gestreift werden. Man kann auch je ein trockenes Frottee-Handtuch um die Füße wickeln.

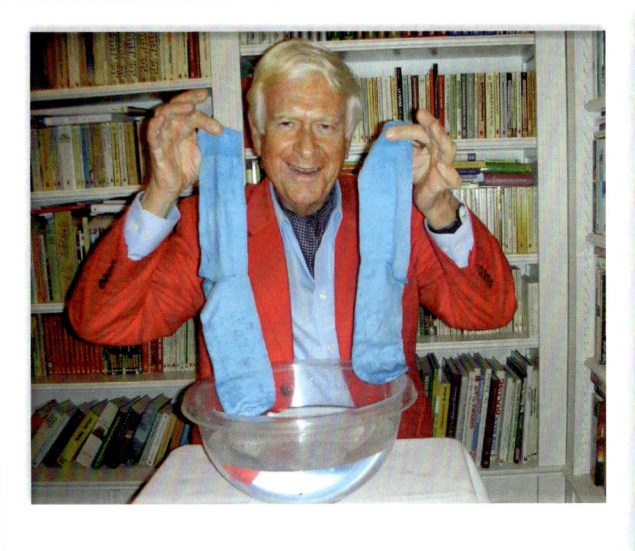

Meist wirken Essig-Socken bereits nach 10 Minuten. Sie sind dann trocken, haben damit meistens ihre Aufgabe erledigt. Oder aber man muss sie neuerlich ins Essigwasser tauchen, auswringen und anziehen. Sie werden staunen, wie unkompliziert Sie damit zu hohes Fieber in den Griff kriegen.

Fingerspiele
Flinke Finger sind wichtig fürs Fit- und Jungbleiben

Wer darauf achtet, dass er flinke und gelenkige Finger behält, hat große Chancen, bis ins hohe Alter fit und vital zu bleiben, vielleicht sogar sein Leben zu verlängern. Das hat eine jüngste Studie der Berkeley-Universität in Kalifornien, USA, ergeben. Ein Beweis: Pianisten und viele Handwerker werden sehr alt. Wir sollten sie uns daher zum Vorbild nehmen und alle täglich unsere Finger trainieren.

- Schütteln Sie so oft wie möglich im Stehen die Finger beider Hände aus.

Greifen Sie mehrmals am Tag nach einem Tennisball und kneten Sie ihn zuerst mit den Fingern der rechten, dann mit den Fingern der linken Hand.

- Ein ideales Fingertraining haben Sie, wenn Sie ein Instrument spielen: Klavier, Akkordeon, Blockflöte …

- Aber auch mit Nähen, Stricken, Sticken, ja sogar mit Kartoffelschälen und Gemüseputzen kann man die Finger fit halten.

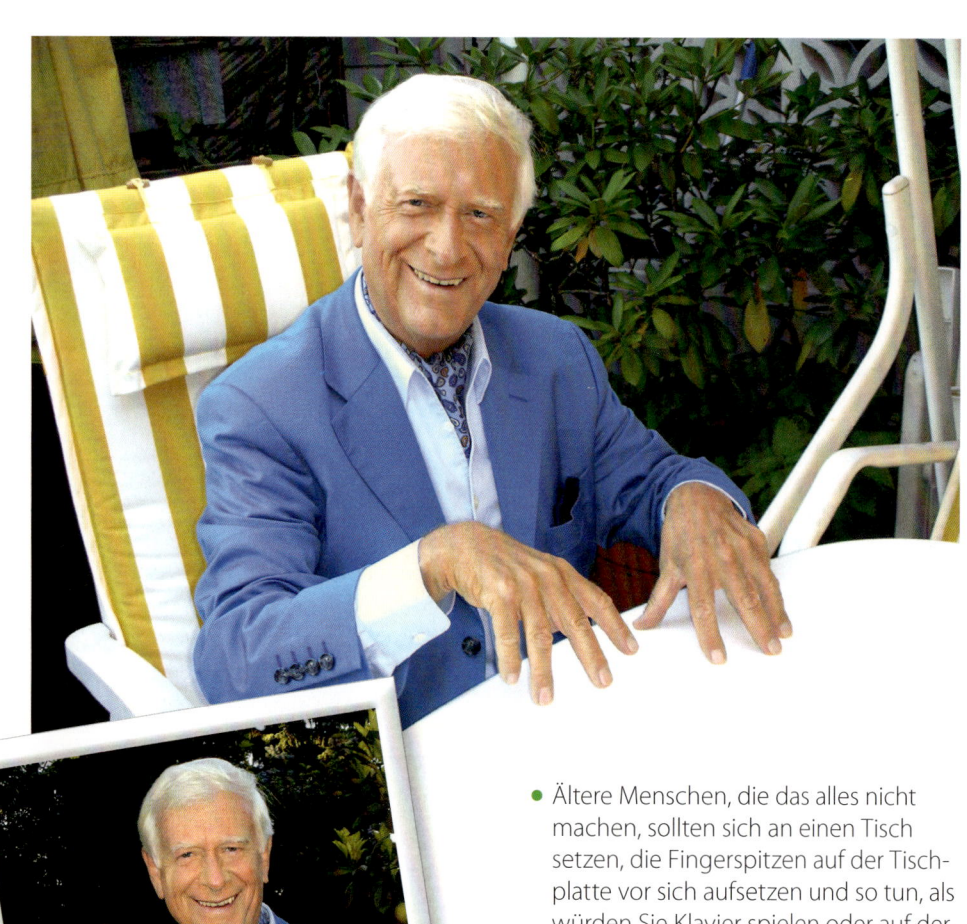

- Ältere Menschen, die das alles nicht machen, sollten sich an einen Tisch setzen, die Fingerspitzen auf der Tischplatte vor sich aufsetzen und so tun, als würden Sie Klavier spielen oder auf der Tastatur eines Computers schreiben.

- Legen Sie des Öfteren die Fingerkuppen beider Hände aneinander und drücken Sie sie durch. Zählen Sie dabei bis 20. Dann lockern Sie die Finger wieder.

- Massieren Sie mit den Fingern der linken Hand die Finger der rechten Hand und umgekehrt. Am besten mit etwas Sesamöl.

Finger, schmerzende

Ein heißes Sandbad lindert
Schmerzen in den Fingern

Viele Frauen über 40 kennen das: Von einem Tag zum anderen treten speziell im Frühjahr heftige Schmerzen in den Fingergelenken auf. Meist sind zuerst die Daumengelenke betroffen. Und da wieder vor allem das Daumensattel-Gelenk, das in der Tiefe des Handballens liegt. Über diesem Gelenk kann man sehr oft eine Vorwölbung ertasten.

Es ist wichtig, dass man die Schmerzen so rasch wie möglich vom Arzt abklären lässt. Wenn eine eindeutige Diagnose für Fingergelenks-Rheuma oder Fingergelenks-Arthrose vorliegt, kann man sich oft mit einem einfachen Naturrezept Erleichterung verschaffen. Gönnen Sie Ihren Fingern ein sehr warmes Sandbad, das Sie zu Hause ohne viel Aufwand durchführen können.

Besorgen Sie sich in der nächsten Tierhandlung Vogelsand oder Aquariumsand, der ganz fein sein muss. Breiten Sie den Sand vorerst auf einem Backblech aus, trocknen Sie ihn bei 175 Grad Celsius und füllen ihn dann in eine große Schüssel oder Pfanne aus hitzefestem Material. Von nun an erwärmen Sie den Sand in dem feuerfesten Gefäß im Backofen jeden Tag 30 Minuten bei 30 bis 50 Grad Celsius, nehmen die Schüssel heraus und tauchen die Hände oder im Speziellen die Finger ein. Sie sollten die Finger dabei bewegen. Lassen Sie sie 5 bis 10 Minuten im Sand.

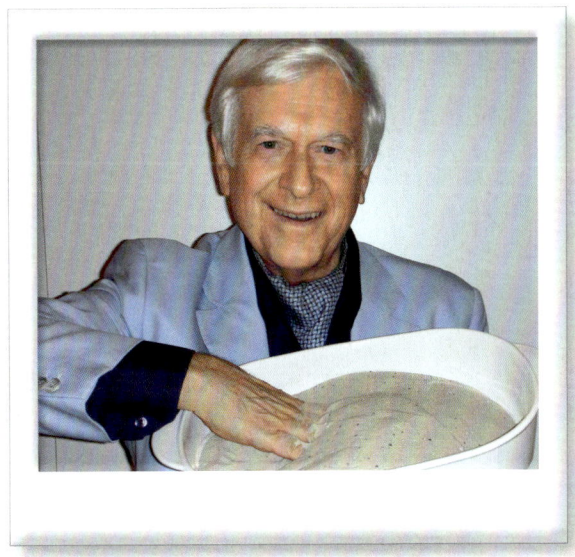

71

Fußschmerzen

Golfball und Nudelholz:
Rollen Sie Ihre Fußschmerzen weg

Unsere Füße sind sehr geduldig. Sie leisten Enormes. Doch sie reagieren sehr empfindlich auf zu enge, unbequeme Schuhe, auf zu langes Stehen und Gehen. Die Folge: Wir kriegen Schmerzen in den Füßen, vor allem an den Fußsohlen und an den Knöcheln. Es ist nicht sehr sinnvoll, Schmerztabletten zu schlucken oder geduldig zu leiden. Gegen Fußschmerzen gibt es so einfache und doch äußerst wirksame Hausmittel.

Rollen Sie mit einer speziellen, ungewöhnlichen Fußsohlen-Massage den Schmerz einfach weg. Sie brauchen dazu nichts anderes als einen Golfball und ein Nudelholz. Setzen Sie sich bequem hin, ziehen Sie Strümpfe und Schuhe aus. Jetzt heben Sie zuerst das rechte Bein, nehmen ein Nudelholz mit beiden Händen und rollen es an der Fußsohle hin und her. Danach kommt der linke Fuß dran. Danach legen Sie das Nudelholz vor sich auf den Boden, stellen beide Füße drauf und rollen das Nudelholz hin und her. Nach dieser Übung, die etwa 3 bis 5 Minuten dauern sollte, legen Sie einen Golfball vor sich auf den

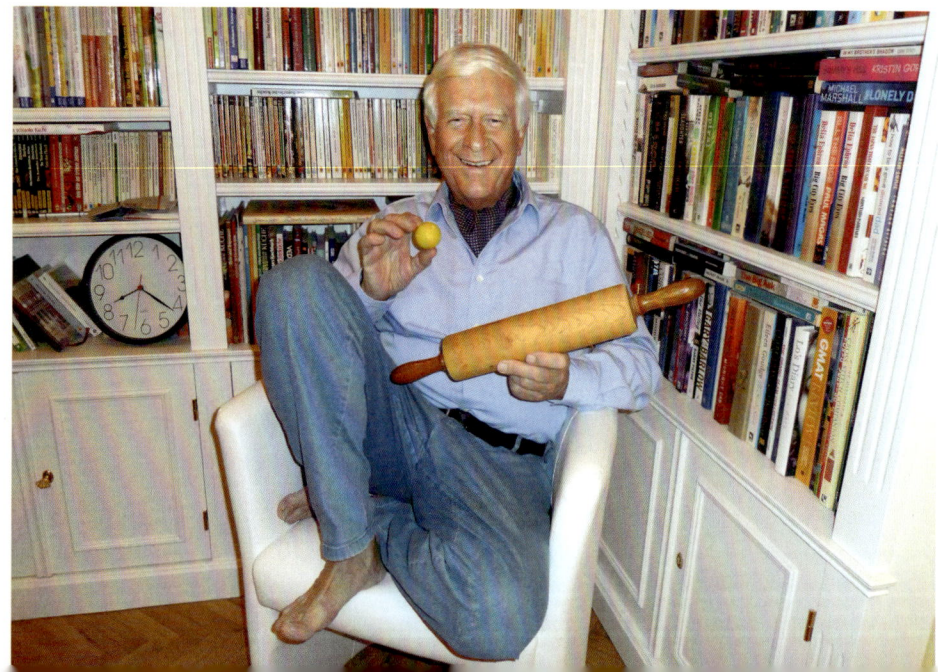

Boden. Versuchen Sie ihn mit den Zehen des rechten Fußes zu greifen und schieben ihn auf diese Weise zum linken Fuß, dessen Zehen den Ball übernehmen und ihn dann wieder zurückrollen. Zum Abschluss stellen Sie zuerst den rechten Fuß einfach auf den Golfball drauf und rollen ihn hin und her. Danach machen Sie diese Übung mit dem linken Fuß. Nach dieser »sportlichen« Betätigung werden sich Ihre müden, schmerzenden Füße wie neugeboren fühlen.

Wenn Sie keine Zeit für diese Übungen haben, dann massieren Sie einfach die Fußsohlen mit beiden Händen und ziehen nach und nach kräftig an jeder Zehe. Auch das wird Ihnen guttun.

Eine uralte Methode, um Schmerzen, Verspannungen und Krämpfe in den Füßen zu lösen, ist die Kieselstein-Massage. Man füllt Kieselsteine in eine Fußwanne, stellt beide Füße auf die Steine und versucht, die Zehen darin zu bewegen.

Wenn der Schmerz an den Fußsohlen mit einem brennenden Gefühl verbunden ist, dann helfen nach wie vor die gute, alte Hirschtalgsalbe oder Vaseline.

Fußschweiß

Tomatensaft – wirksame Waffe gegen Fußschweiß

Zugegeben: Schwitzen ist gesund. Doch übermäßiges Schwitzen wird zur Qual. Besonders verbreitet und gefürchtet ist das Tabuthema Fußschweiß. Im Volksmund spricht man auch von Käsefüßen. Der schwitzende Fuß schafft oft viel Verdruss. Es sind schon Ehen daran gescheitert. Man kann die Veranlagung für die Hyperaktivität der Schweißdrüsen nicht loswerden. Doch man kann mit einfachen Rezepten und intensiver Körperpflege das Problem in den Griff bekommen:

- Die Füße müssen täglich gewaschen oder geduscht werden, damit die geruchsauslösenden Bakterien bekämpft werden.

- Laufen Sie oft barfuß. Dabei werden die Fußsohlen massiert und die Schweißdrüsen in ihrer Arbeit gebremst.

- Wechseln Sie täglich mehrmals die Schuhe, die Strümpfe und auch etwaige orthopädische Einlagen. Nur so kann alles trocknen und ausdünsten. Die Strümpfe dürfen nur aus Naturfasern sein, meiden Sie Kunstfasern.

Im Mittelpunkt der Hausmittel und Naturmedizin gegen Fußschweiß stehen spezielle Fußbäder:

- Sehr beliebt ist ein Salbei-Fußbad. Dafür werden 2 Handvoll getrocknete

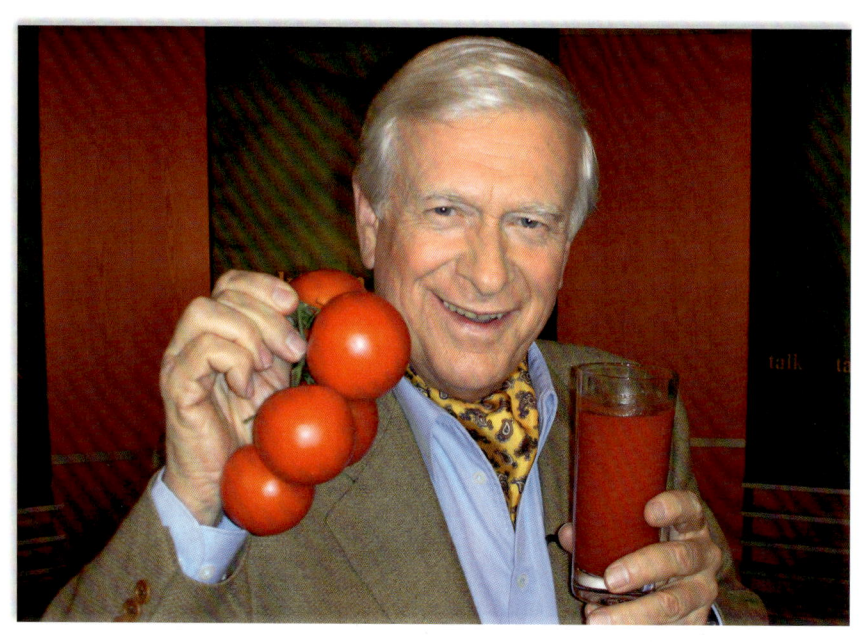

Salbeiblätter mit 1 Liter kochendem Wasser übergossen. Sie sollten das Ganze dann 15 Minuten zugedeckt ziehen lassen. Dann gießen Sie in einem Eimer 3 Liter kühles Wasser dazu und baden Ihre Füße 20 Minuten lang darin. Wichtig: Trocknen Sie Ihre Füße danach gut ab.

- Wer es eilig hat, der sollte einfach in 3 Liter lauwarmes Wasser einen ¼ Liter biologischen Aloe-vera-Saft (Reformhaus) gießen und darin die Füße 10 Minuten lang baden. Auch dieses Rezept hat sich bestens bewährt.

- Nahezu unbekannt in vielen Familien ist ein altes Bauernrezept gegen Fußschweiß, das sich auch heute noch immer wieder bewährt: Gießen Sie einen ½ Liter Tomatensaft in einen Eimer mit 3 Liter lauwarmem Wasser. Gut verrühren. Darin sollten die schweißgeplagten Füße 15 Minuten verbleiben. Dann abduschen und abtrocknen. Das Geheimnis dieses Rezeptes: Der rote Farbstoff Lycopin, ein überaus potenter Bioaktivstoff, der in der vollreifen Tomate gebildet wird, bremst in Zusammenarbeit mit Gerbstoffen die überaus eifrigen Schweißdrüsen in den Füßen.

Gelenkschmerzen

Moor und Wärme tun unseren Gelenken gut

Reiben Sie schmerzende Gelenke mit Franz-

branntwein, Tigerbalsam oder Propolis-Salbe

ein. Damit wird die Durchblutung gefördert,

die Selbstheilung angeregt und der Schmerz

gelindert. Sinnvoll ist

auch das Auflegen

von zerdrückten hei-

ßen Pellkartoffeln,

die besonders lange

die Wärme halten.

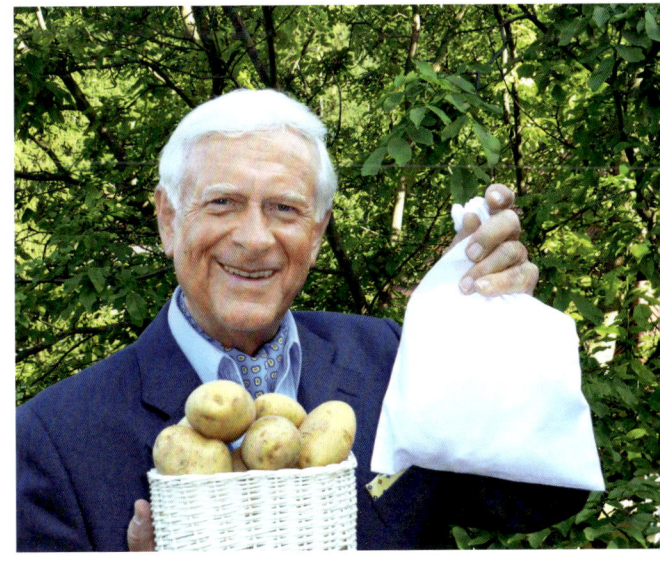

Häufig leiden junge wie auch ältere Menschen unter rheumatischen Gelenkschmerzen an den Händen oder einzelnen Fingergelenken. Vor allem bei Berufsgruppen, die viel im Freien arbeiten müssen, treten diese Beschwerden oft auf. Die Naturmedizin kennt ein einfaches, wirkungsvolles Rezept, um solche Gelenkschmerzen zu lindern:

- Verrühren Sie 3 Tropfen Zimtöl mit 1 Esslöffel Olivenöl und reiben Sie damit abends die schmerzenden Stellen ein.

Dazu nehmen Sie 2-mal am Tag 1 Esslöffel Honig mit 3 Tropfen Zimtöl ein.

Gelenkbeschwerden nach dem ersten Sport im Freien lindert man mit Moorbädern. Alternativ zum Bad können auch gezielt Wickel angewendet werden. Sowohl Moorbad als auch Moorwickel bringen pflanzliche Hormonstoffe, Schwefel und Huminsäure an die Gelenke, wirken antibakteriell, vermindern einen Abbau der Gelenkknorpel und verstärken die Durchblutung.

Gesichtshaut

Obst, Gemüse, Öle & Co.
für eine strahlende Gesichtshaut

Wer mit seinem Teint unzufrieden ist, mit teuren Spezialprodukten gegen Pickel und Akne ankämpft oder unter unreiner, trockener oder gereizter Gesichtshaut leidet, sollte, statt in Drogerie und Apotheke teure Spezialprodukte zu kaufen, einfach mal die Küche inspizieren und es einmal mit ganz einfachen und natürlichen Produkten probieren. Die folgenden Rezepte bieten für (fast) jedes Problem eine gesunde Lösung:

- Avocado gegen strapazierte Gesichtshaut: Das Fruchtfleisch einer Avocado zusammen mit 1 Teelöffel Sonnenblu-

menöl und 1 Teelöffel Joghurt pürieren, auftragen. 15 Minuten einwirken lassen, mit lauwarmem Wasser abwaschen.

- Bananen für einen schönen Teint: Pürieren Sie 1 zerdrückte Banane mit 1 Esslöffel Quark und 1 Teelöffel Jojobaöl. Tragen Sie den Brei als Maske auf, lassen Sie ihn 20 Minuten einwirken.

- Erdbeeren gegen eine rote Nase: Zerdrücken Sie ein paar frische Erdbeeren oder aufgetaute Tiefkühlfrüchte und legen Sie den Brei auf die Nase. 1 Stunde einwirken lassen.

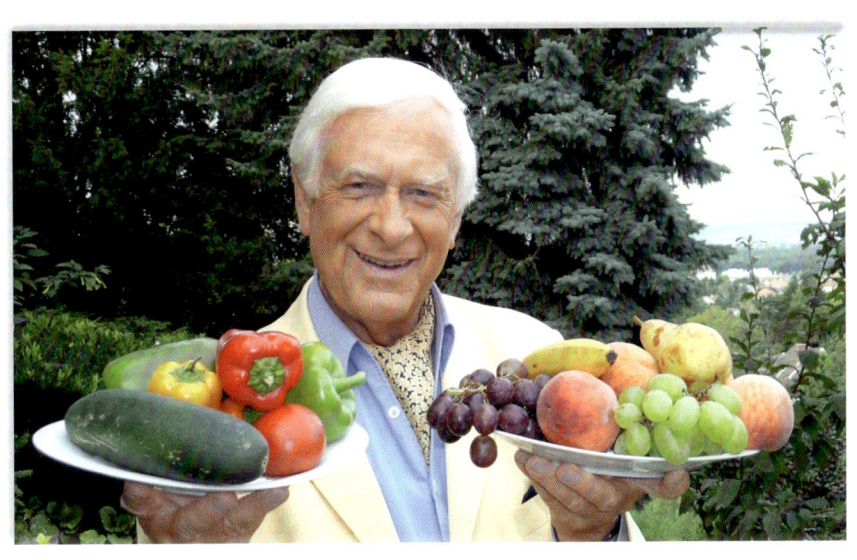

- Gurken gegen trockene Haut: Kaufen Sie eine überreife Gurke, die schon etwas gelb wird. Fein raffeln und durchkneten. Mit dieser Masse das ganze Gesicht einreiben und den Gurkenbrei 20 Minuten einwirken lassen. Danach nur abtrocknen, nicht abwaschen.

- Gurkenwasser gegen Damenbart: Lästige Haare im Gesicht werden ganz hell und nicht so sichtbar, wenn Sie die Haut regelmäßig mit frischem Gurkenwasser oder frisch gepresstem Apfelsaft oder mit Zitronensaft einreiben.

- Hamamelis-Creme gegen unreine Haut: 5 Gramm weißes Wachs werden über einem heißen Wasserbad geschmolzen. Dann kommt 1 gehäufter Teelöffel Lanolin dazu. Gut umrühren. 40 Gramm Traubenkernöl hinzufügen und alles auf 60 Grad Celsius erwärmen. Gesondert 40 Gramm Hamameliswasser ebenfalls auf 60 Grad Celsius erwärmen. Die Traubenkernölmasse von der Kochstelle nehmen und das Hamameliswasser mit dem Mixstab einrühren. Danach 2 Tropfen Pfefferminzöl einrühren, bis die Creme kalt ist. In ein Cremetöpfchen abfüllen.

- Meerrettich-Milch gegen unreine Haut: Kochen Sie 100 Gramm Meerrettich mit einem ½ Liter Milch auf. Anschließend

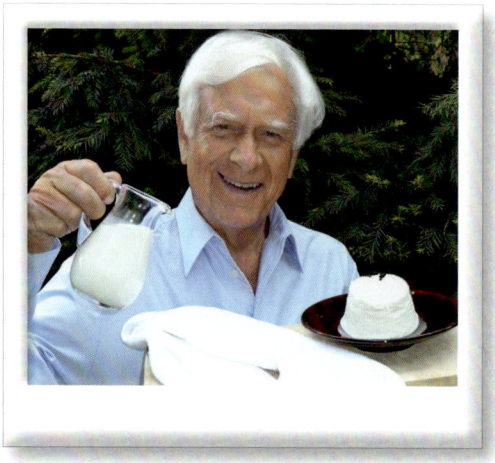

durchseihen und abkühlen lassen. Dann die Milch in die Haut einreiben.

- Hautschutz an Regentagen: Mischen Sie 6 Teelöffel Mandelöl, 2 Teelöffel Weizenkeimöl, 1 Teelöffel Kamillenöl, 3 Tropfen Sandelholzöl, 2 Tropfen Rosmarinöl und 2 Tropfen Anisöl. Massieren Sie die Mischung 30 Minuten, bevor Sie aus der Wohnung gehen, in die Haut.

- Heilerde gegen Pickel: Geben Sie nach Bedarf das trockene Heilerdepulver in eine Schüssel und gießen Sie Wasser dazu. Rühren Sie einen Brei an. Diesen Brei tragen Sie nun bei Pickeln und Akne direkt auf die Gesichtshaut auf und lassen ihn 20 Minuten einwirken. Dann mit warmem Wasser abspülen.

- Lavendelöl gegen Pickel: Tränken Sie mehrmals am Tag ein Wattestäbchen mit Lavendelöl und be-

tupfen Sie damit die betroffenen Hautstellen. Das wirkt desinfizierend und leitet die Heilung ein.

- Milch für weiche Haut: Reiben Sie Ihre Haut mit Buttermilch ein oder vermischen Sie etwas Molke mit Quark zu einem Brei. Tragen Sie diesen auf die Gesichtshaut auf. Nach 20 Minuten mit lauwarmem Wasser abspülen.

- Möhren und Sahne gegen Akne: Reiben Sie 1 Möhre und rühren Sie etwas saure Sahne dazu. Damit die Aknehaut einreiben. 2 Stunden einwirken lassen.

- Molke für geschmeidige Gesichtshaut: Vermischen Sie etwas Molke mit Quark zu einem Brei. Tragen Sie die Masse auf die Gesichtshaut auf und lassen Sie sie 20 Minuten einwirken. Dann mit lauwarmem Wasser abwaschen.

- Ringelblumensalbe gegen gereizte Haut: Im Wasserbad 60 Gramm Bienenwachs, 90 Gramm Schweineschmalz und etwas Ringelblumenöl schmelzen. 1 gehäufte Handvoll Ringelblumenblüten zugeben, alles aufkochen und durchseihen. 90 Milliliter Mandelöl zugießen und rühren, bis die Mischung abgekühlt ist. In verschließbaren Gläsern kühl und dunkel lagern.

- Weizenkeimöl gegen Hautjucken: Massieren Sie die Haut mit Weizenkeimöl (Reformhaus) ein. Und trinken Sie täglich unterstützend einen ¼ Liter Milch.

Granatapfel

Der Granatapfel hält die Prostata gesund

Fast das ganze Jahr gibt es in den Supermärkten, in den Obst- und Gemüseläden frische Granatäpfel mit ihrem süß-säuerlichen Geschmack zu kaufen: dunkelrote exotische Früchte, die aus den USA, aus Indien, dem Iran und aus Afrika kommen. Sie wachsen auf Bäumen, die bis zu 8 Meter hoch werden. Die Granatäpfel haben eine lederartige, 5 Millimeter dicke Haut. Sie schützt die Frucht so gut, dass sie viele Wochen lang hält und dabei keine Wirkstoffe verliert. Im Inneren befinden sich in zahllosen Kammern viele rote Samenkörner mit einer saftigen, sehr gut schmeckenden Hülle. Sie sind das einzig Genießbare der Frucht.

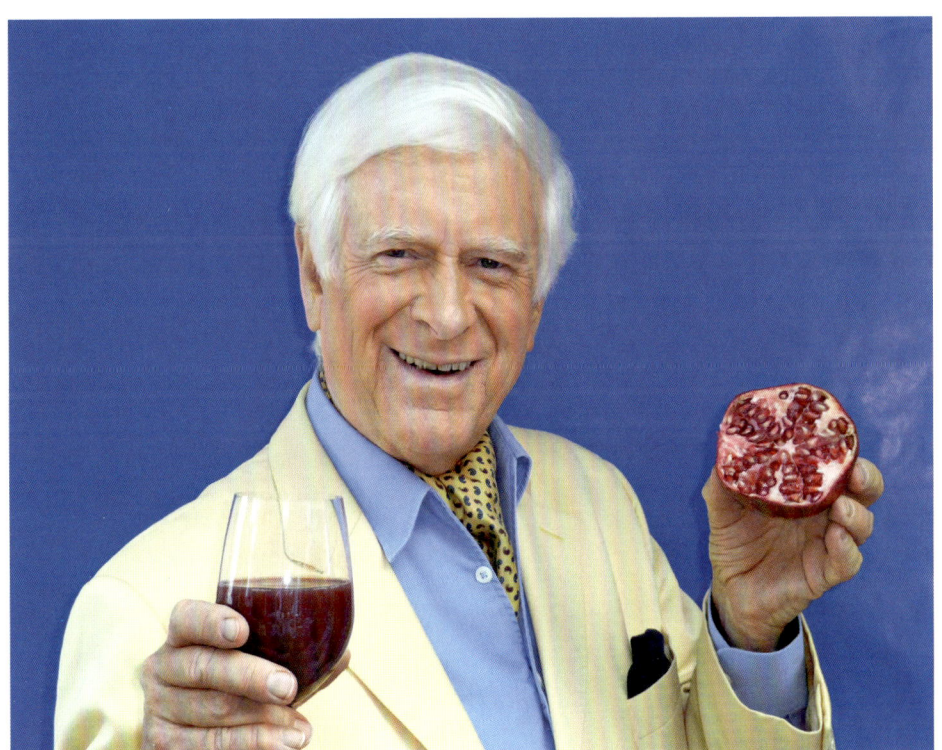

Der Granatapfel galt schon in der Antike als eine Naturarznei. Heute weiß man, welche Kraft in der Frucht steckt. Es sind neben Vitamin C, Vitamin B$_5$ und Kalium vor allem pflanzliche Hormone. Bisher dachte man, dass der Granatapfel einzig und allein wertvoll für die Frau ist. Sehr oft empfehlen daher Gynäkologen ihren Patientinnen in den Wechseljahren mit leichteren Beschwerden, jeden Tag über einen längeren Zeitraum 2 bis 3 Granatäpfel zu essen. In vielen Fällen können so die Wechseljahrprobleme mit Naturkraft ohne Nebenwirkungen deutlich gemindert werden.

Auch jungen Frauen und Mädchen mit Hormonproblemen kann der Granatapfel helfen. Wer regelmäßig Granatäpfel isst, bekommt auch schöne Haut, feste Haare und Nägel. Seelische Verstimmungen können zusätzlich weggezaubert werden.

Nun aber hat eine amerikanische Studie nachgewiesen: Granatäpfel sind genauso wichtig für die Gesundheit des Mannes. Die Früchte können mit ihren pflanzlichen Hormonstoffen das Risiko für eine Prostatavergrößerung – ja sogar für Prostatakrebs – senken. Der Saft des Granatapfels hat nämlich einen überaus positiven Einfluss auf den medizinischen PSA-Wert des Mannes. Dazu aber muss der Mann über viele Monate jeden Tag 3 Granatäpfel essen oder – was einfacher ist – einen ⅛ Liter Bio-Granatapfelsaft (Reformhaus) trinken – langsam und in kleinen Schlucken.

In den USA konnte im Rahmen einer Studie bei Männern, die bereits mit Prostataproblemen in Behandlung waren, der PSA-Wert deutlich gesenkt werden. *Das zeigt: Auch Männer sollten regelmäßig die natürliche Kraft des Granatapfels nutzen.*

Haare

Ein Glas Bier auf den Kopf stärkt die Haare

Wenn die Haare am Kopf dünn und schütter

werden, wenn sie spröd sind und müde wir-

ken, dann ist das ein Alarmzeichen, dass die

Haarwurzeln Hilfe brauchen. Zuerst sollte man

natürlich abklären, ob dahinter eine genetische

oder hormonelle Ursache steckt. In vielen Fäl-

len aber ist es bloß notwendig, dem Haar neue

Kraft zu geben. Dafür gibt es ein altes, sehr

bewährtes Hausmittel: Bier. In diesem Fall wird

es nicht getrunken, sondern ins Haar gegossen.

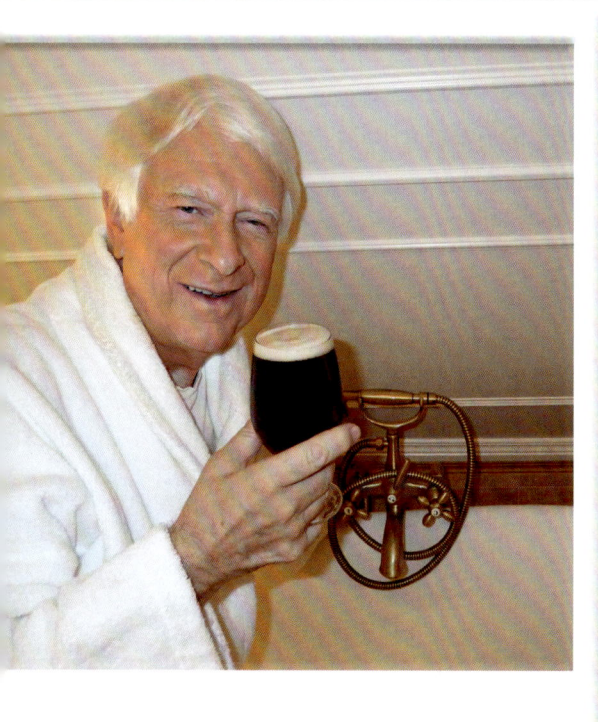

- Nach dem Waschen spülen Sie Ihr Haar gründlich mit lauwarmem Wasser. Es dürfen keine Shampoo-Reste mehr an den Haaren vorhanden sein.

- Nun gießen Sie 100 Milliliter Bier in ein Glas, gießen es tropfenweise ins Haar und massieren es auf diese Weise nach und nach in die Kopfhaut ein.

- Das Bier muss nun 15 Minuten auf Haare und Kopfhaut einwirken.

- Danach spülen Sie die Haare wieder mit warmem Wasser gründlich aus.

- Nun kommt der zweite Gang des kuriosen Rezepts: Sie gießen noch einmal 100 Milliliter Bier ins Glas und massieren es in die Kopfhaut und in die Haare.

- Jetzt kämmen Sie die Haare einige Minuten gut durch und lassen das Bier auf dem Kopf trocknen. Die Mineralstoffe, Spurenelemente und Bioaktivstoffe im Bier ziehen ins Haar und in die Kopfhaut ein. Keine Sorge: Es gibt keinen unangenehmen Biergeruch. Es ist wichtig, dass das Bier auf diese Weise lange auf die Haarwurzeln einwirken kann.

Übrigens: Zwischendurch macht es Sinn, im Laufe der Woche die Kopfhaut und die Haare mit ein paar Tropfen Rosmarin- oder australischem Teebaumöl einzureiben. Auch diese Maßnahme sorgt für die Anregung der Haarwurzeln.

Und so wird die Bier-Kur zum Stärken der Haare und für einen besseren Haarwuchs durchgeführt:

- Waschen Sie sich die Haare. Das Wasser soll angenehm warm, aber nicht zu heiß sein. Verwenden Sie ein mildes Shampoo auf Kräuterbasis. Verwenden Sie aber auch da nur wenig Shampoo: für kurzes Haar die Größenmenge einer Haselnuss, für langes Haar die Größenmenge einer Walnuss.

Haarausfall

Schuppen oder sprödes Haar? Kein Problem!

Gegen Haarausfall kann ich Ihnen gleich mehrere Rezepte ans Herz legen, die unsere Großmütter noch kannten und mit Erfolg anwendeten:

- *Reiben Sie die Kopfhaut regelmäßig mit Brennnesseltee ein.*

- *Verrühren Sie 1 Eigelb mit 5 Esslöffeln Olivenöl und 10 Esslöffeln Rum (40 %). Reiben Sie die Kopfhaut abends damit ein. Erst am nächsten Morgen abwaschen.*

- *1 Eigelb mit 5 Esslöffeln Olivenöl und 10 Esslöffeln Rum (40 %) verquirlen. Reiben Sie abends die Kopfhaut damit ein. Erst am nächsten Morgen auswaschen.*

- *Schneiden Sie 1 große, rohe Zwiebel in dünne Scheiben. Legen Sie diese ins Haar, binden Sie ein Leinentuch darüber. Diese Packung lassen Sie 1-mal die Woche über Nacht einwirken. Das regt das Wachstum der Haare an.*

Sie möchten Ihren Haaren etwas Gutes tun? Dann eignet sich das folgende Rezept wunderbar als Kur:

- *Mischen Sie 1 Teelöffel Honig, 2 Eigelbe, 1 Eiweiß, ein paar Tropfen Olivenöl und den Saft 1 Zitrone. Massieren Sie diese Mischung ins Haar und lassen Sie sie 5 Minuten einwirken. Lauwarm ausspülen.*

Mit ein paar Tricks bekommen Sie auch Schuppen und sprödes Haar in den Griff:

- *Cognac gegen sprödes Haar: Mixen Sie 1 Eigelb mit 1 großen Glas Cognac, reiben Sie damit die Haare ein. 20 Minuten einwirken lassen. Mit lauwarmem Wasser, vermischt mit dem Saft 1 Zitrone, spülen.*

- *Klettenwurzelöl gegen Schuppen: Verrühren Sie 25 Gramm Klettenwurzelöl mit 1 Eigelb und 1 Teelöffel Zitronensaft. Massieren Sie die Mischung in die Kopfhaut ein. Über Nacht einwirken lassen, mit lauwarmem Wasser auswaschen.*

Hals

Mit Ingwer und Kartoffelsaft gegen den Kloß im Hals

Und das kann man konkret gegen den Kloß im Hals tun:

- *Bauen Sie so rasch wie möglich den vorhandenen Stress ab. Trinken Sie 1 Tasse Melissentee, bei Ängsten ist 1 Tasse Lavendelblütentee besser.*

- *Liegt das Zentrum für den Kloß im Hals in der Speiseröhre, genau dort, wo sich der Eingang zum Magen befindet, dann sollten Sie keinen Alkohol konsumieren und nichts Fettes essen. Trinken Sie in kleinen Schlucken 1 Schnapsgläschen milchsauer vergorenen Kartoffelsaft (Reformhaus).*

- *Nutzen Sie die Kraft der Ingwerwurzel. Nehmen Sie 1 Messerspitze Ingwerpulver (Apotheke) ein. Sie können das Pulver auch in etwas Suppe einrühren oder auf ein Salatblatt streuen. Die Wirkstoffe des Ingwers wirken krampflösend.*

Viele kennen das: Man hat eine Diskussion mit einem unliebsamen Zeitgenossen. Oder man muss sich über eine bestimmte Situation ärgern, steht unter Stress. Und plötzlich ist er da: der beklemmende Kloß im Hals, der einem die Sprache raubt. Dahinter kann auch eine Abnutzungserscheinung an der Halswirbelsäule stecken. Liegt aber keine organische Ursache vor, lässt sich der Kloß leicht erklären: Wenn sich durch Stress der Muskel im unteren Teil des Rachens zusammenzieht, sendet er zum Gehirn ein Signal aus, so als ob sich im Hals ein Fremdkörper befinden würde. Das stimmt aber nicht. Man nennt das in der Medizin das Globussyndrom.

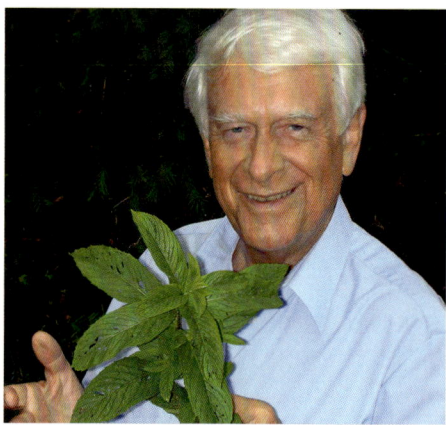

Halsschmerzen

Mit Salzwasser und Propolis

Halsschmerzen weggurgeln

Das erste typische Anzeichen für einen Erkältungsinfekt sind bei den meisten von uns Halsschmerzen: ein scharfes, leichtes Brennen in den Rachenschleimhäuten, der Rachen ist knallrot. Sowohl das Schlucken als auch das Sprechen wird zur Qual. Wenn man in dieser Situation nicht sofort hellhörig wird und etwas dagegen unternimmt, kann daraus binnen kürzester Zeit eine mehr oder minder schwere Erkältung oder ein grippaler Infekt werden. Daher sollte man bei den ersten Anzeichen für eine derartige Veränderung im Rachen etwas dagegen tun. Da muss man nicht gleich mit schweren Geschützen auffahren. Da gibt es wirksame, einfache Hausmittel:

- Eine der erfolgreichsten Maßnahmen gegen Halsschmerzen ist das Gurgeln mit Salzwasser. Erstaunlich schnell kann man damit die Schmerzen loswerden. Das Salz wirkt auf sanfte Weise antiseptisch, bekämpft an der Oberfläche der Schleimhäute Krankheitserreger. Außerdem zieht es Wasser aus den geschwollenen Schleimhäuten im Rachen. Sie gießen in ein Trinkglas einen ¼ Liter warmes Wasser – es sollte so warm sein, dass es sich angenehm anfühlt – und rühren 1 gehäuften Teelöffel Küchensalz, am besten Meersalz, ein. Achten Sie darauf, dass das Salz im Wasser vollkommen aufgelöst ist. Erst dann sollten Sie mit dieser Sole-Lösung intensiv und bis weit nach hinten in den Rachen gurgeln, sodass die gesamte Fläche der Schleimhäute mit dem Salzwasser in Kontakt kommt.

- Wer mehr Zeit hat, sollte beim ersten Mal gleich 1 ganzen Teelöffel voll Salz in einem Bierkrug mit Wasser auflösen und 5 Minuten lang gurgeln. Sie werden nach kürzester Zeit spüren, wie die Schmerzen in den Rachenschleim häuten nachlassen. Sie sollten mindestens 3-mal am Tag mit so einem Glas Salzwasser gurgeln.

- Wer das Gurgeln mit der Salzlösung nicht mag, der kann mit Honig gegen die Halsschmerzen vorgehen. Man rührt den Saft einer ½ Zitrone in ein Glas warmes Wasser und gibt 2 Teelöffel Wiesenblütenhonig oder Waldhonig dazu. Gut verrühren und damit gurgeln.

- Wer keinen Honig hat oder keinen Zucker essen darf, lässt ihn einfach weg: Verrühren Sie in einem Glas mit warmem Wasser einen ½ Teelöffel frisch gepressten Zitronensaft und gurgeln Sie damit.

- Eine schnelle Hilfe bringt auch das Gurgeln mit lauwarmem Salbeitee. Geben Sie 1 gehäuften Esslöffel

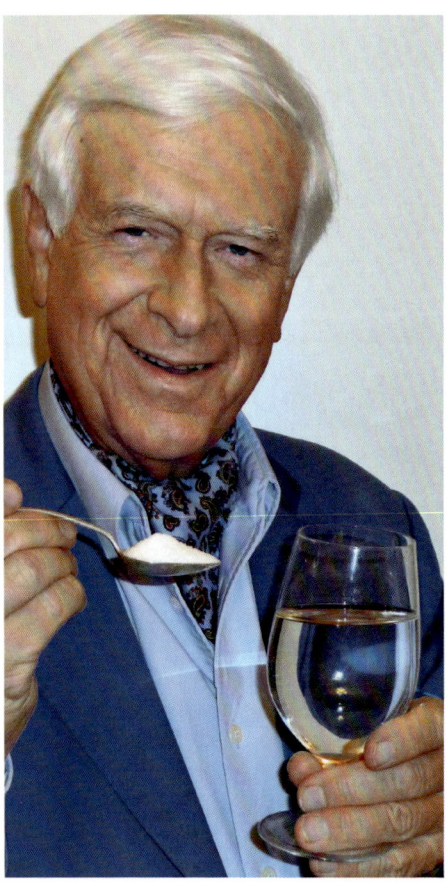

getrocknete Salbeiblätter in einen ½ Liter kaltes Wasser, bringen Sie das Ganze zum Kochen, lassen Sie es dann 3 Minuten kochen. Durchseihen.

- Sehr beliebt und effektiv ist auch ein Glas warmes Wasser mit 15 Tropfen Propolis-Tinktur aus dem Bienenstock (Apotheke, Imkerei, Reformhaus, Drogerie). Die milchige Flüssigkeit ist aus mehreren Gründen so wertvoll: Sie lindert nicht bloß die Schmerzen im Hals, sondern kann auch Viren und Bakterien bekämpfen.

- Diesen Effekt erzielen Sie auch, wenn Sie bei aufkommenden Halsschmerzen unverzüglich mit einem ⅛ Liter purem Aloe-vera-Saft aus der Aloe vera barbadensis gurgeln. Auch der Aloe-vera-Saft bekämpft wirksam Viren und Bakterien.

Das Rezept mit dem Salzwasser sollten Sie auch anwenden, wenn Sie nachts mit Halsschmerzen erwachen. Sofort gurgeln und wieder hinlegen. In vielen Fällen sind die Schmerzen bereits dann weg, wenn Sie morgens aufstehen.

Wichtig ist, dass man parallel dazu für eine ausreichende Luftfeuchtigkeit im Wohn- und Schlafraum sorgt. Das ist wichtig, damit die Schleimhäute feucht bleiben und sich auf diese Weise besser gegen Viren und Bakterien wehren können. Das heißt: Feuchte Tücher aufhängen, Schalen mit Wasser auf den Heizkörpern platzieren oder ein Luftbefeuchtungsgerät anschaffen.

Halsschmerzen im Frühling

Halsschmerzen im Frühling:
Meerrettich und Apfel helfen

Sobald die Temperaturen in dieser Jahreszeit steigen, schlafen viele von uns gern bei offenem Fenster. Das ist gut für die Atemwege, wenn man nicht gerade an einer verkehrsreichen Straße wohnt. Doch speziell in diesen Wochen kann es nachts noch ganz schön kalt werden. Und wenn man das Schlafzimmerfenster geöffnet hat oder gekippt hält und wenn man dann vielleicht noch mit offenem Mund schläft oder gar schnarcht, dann kann es sehr leicht passieren, dass man am nächsten Morgen mit Halsschmerzen aufwacht. Das ist unangenehm und kann zu einer massiven Erkältung führen. So ein entzündeter Hals ist auch überaus schmerzhaft. Doch da gibt es ein einfaches, sehr bewährtes Hausmittel aus der Zeit unserer Großmütter.

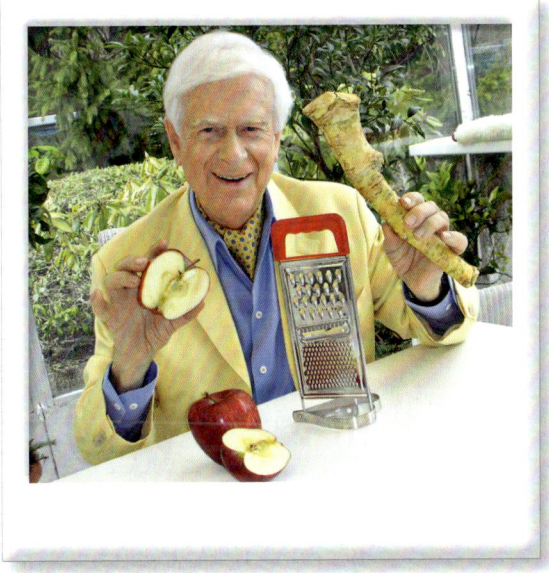

Man benötigt dazu 1 Meerrettichwurzel und 1 bis 2 Äpfel. Die Meerrettichwurzel wird gewaschen, geschält und auf einer Reibe geraffelt. Danach wird 1 großer Apfel geschält und ebenfalls gerieben. Dann werden die Meerrettichmasse und der Apfelbrei gut durchgemischt und in ein verschließbares Kunststoff- oder Glasgefäß gegeben. Nun lässt man jede Stunde 1 Teelöffel von dieser Mischung langsam im Mund zergehen.

Die heilende und regenerierende Wirkung auf die Rachenschleimhäute ergibt sich aus dem Zusammenspiel vom Meerrettich mit dem Apfel. In der Meerrettichwurzel befindet sich als Hauptwirkstoff in hoher Konzentration das Glykosid Sinigrin. Durch spezielle Enzyme werden daraus in der Wurzel starke, scharfe Senföle produziert. Wenn man den Meerrettich raffelt, werden diese Öle frei und greifen Krankheitserreger an. Der Bioaktivstoff Quercetin im Apfel bekämpft Viren und hemmt Entzündungen. Der Faserstoff Pektin bindet Giftstoffe.

Die Meerrettich-Apfel-Mischung kann man auch an dem Arbeitsplatz mitnehmen

Wer Meerrettich nicht mag, der kann auf ein anderes Hausmittel zurückgreifen: Geben Sie mehrmals am Tag 1 Tropfen Pfefferminzöl auf den Handrücken, lecken Sie das ätherische Öl mit der Zunge auf und lassen Sie es dann im Mund und Rachen wirken. Das Menthol aus der Pfefferminze wirkt schmerzlindernd, kühlt und bekämpft Krankheitserreger.

Harnwegs- infektionen

Joghurt und Käse schützen vor Harnwegsinfektionen

In der kalten Jahreszeit ist die Blase mitsamt den Harnwegen besonders infektgefährdet. Besonders betroffen sind Frauen und Mädchen. Der Wiener Wissenschaftler und Frauenarzt Prof. Dr. Dr. Johannes Huber hat auch herausgefunden, warum das so ist. Wenn draußen die Temperaturen sinken, dann sinkt auch der Östrogen-Hormonspiegel. Und da die Östrogene unter anderem für die Immunkraft der Blase und der Harnwege zuständig sind, ist die Blase weniger geschützt. Kolibakterien können dann ungehindert in die Blase eindringen, sich in den Schleimhäuten festsetzen und Entzündungen auslösen.

Es ist somit sehr wichtig, dass man die Blase vor einer Entzündung schützt und stärkt. Dazu haben finnische Wissenschaftler interessante Beobachtungen gemacht:

Bei Frauen, die in den kalten Monaten im Laufe einer Woche mindestens den Inhalt von 3 Bechern Naturjoghurt und 3 Portionen Käse zu je 100 Gramm konsumieren, ist die Wahrscheinlichkeit einer Harnwegsinfektion um bis zu 80 Prozent geringer als bei Frauen und Mädchen, die diese Milchprodukte weniger als 1-mal die Woche genießen.

Die Forscher erklären auch, warum das so ist: Wer regelmäßig – am besten täglich – 1 Becher Naturjoghurt mit aktiven Milchsäurebakterien auslöffelt, der stärkt damit das Immunsystem. Die positiven Bakterien im Joghurt fördern die Produktion von körpereigenem Gamma-Interferon. Und das wieder aktiviert die natürlichen Abwehrmechanismen. Das Gamma-Interferon ist ein Protein, welches das Immunsystem im Kampf gegen eine Reihe von Krankheitserregern unterstützt.

Wichtig für die Schutzaktion der Blase und der Harnwege ist, dass man im Supermarkt zu einem Naturjoghurt greift, der sogenannte lebende Bakterienkulturen enthält. Eine häufig eingesetzte wertvolle Kultur ist zum Beispiel das Lactobacillus acidophilus. Ebenso wichtig ist, dass man so einen Joghurt so frisch wie möglich und unbedingt vor dem Ablaufdatum verzehrt.

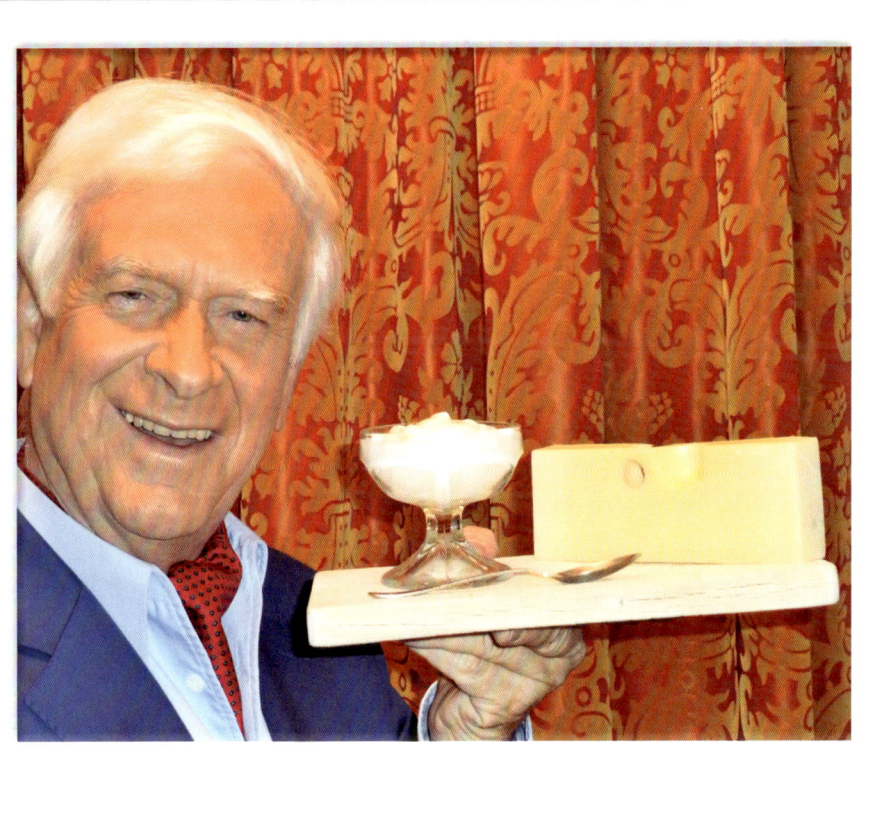

Hämorriden

Mit Haselnussblättern gegen Hämorriden

Wer zu viel sitzt, zu wenig zu Fuß unterwegs ist, sich ungesund ernährt, unter Verstopfung leidet und schwache Venen hat, der hat ein hohes Risiko, Hämorriden-Beschwerden zu kriegen. Diese Krampfadern am und im Po sind lästig, höchst unangenehm und schmerzhaft. Jeder Dritte in Deutschland ist davon betroffen und hat nur einen Wunsch: Er möchte dieses peinliche Leiden, über das keiner reden möchte, schnell wieder loswerden.

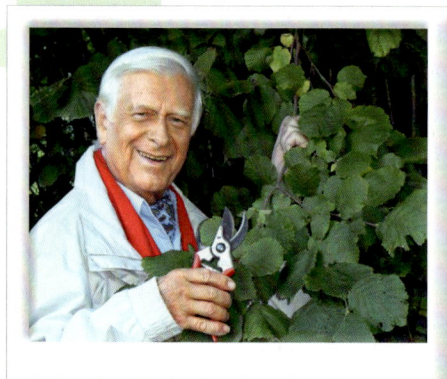

Bei der Bekämpfung von Hämorriden spielen Naturrezepte eine bedeutende Rolle:

- *Die beiden Sportarten Schwimmen und Radfahren sind empfehlenswerte Maßnahmen.*

- *Bei der Ernährung haben ballaststoffreiche Vollkornprodukte, viel Obst und Gemüse Vorrang.*

- *Im ländlichen Raum kennt man als Hausmittel täglich einen ¼ Liter Apfelmost oder naturtrüben Apfelsaft.*

- *Ärzte verordnen oft Zäpfchen und Salben aus dem Blatt des Hamamelis-Baumes.*

- *Wenig bekannt ist eine Salbe, die man selbst herstellen muss. Man verrührt zu gleichen Teilen Honig und Ringelblumensalbe und trägt diese Mischung jeden Abend auf.*

- *Sehr bewährt haben sich regelmäßige Sitzbäder. Allgemein bekannt: mit Eichenrindentee oder Zinnkrauttee.*

Hände

Puderzucker und Mandelöl machen raue Hände glatt

Das haben Sie sicher selbst schon erlebt: Man muss in der Wohnung, im Garten, auf dem Balkon, aber auch im beruflichen Bereich immer wieder Arbeiten verrichten, bei denen die Hände mit Erde, Wasser, aber auch mit Chemikalien in Kontakt kommen. Das bleibt nicht ohne Folgen. Die Haut der Hände wird dann rau und fühlt sich wie ein Raffeleisen an.

Wer seine Hände derart strapaziert hat, der möchte natürlich wissen, was er tun kann, damit die Haut wieder geschmeidig, zart und glatt wird. Kein Problem. Da gibt es ein uraltes, bewährtes Hausmittel, das eine verblüffende Wirkung hat.

● Verrühren Sie in einer kleinen Glasschale 2 Esslöffel Puderzucker mit etwas Mandelöl aus der Apotheke. Die Mischung sollte nicht zu flüssig sein, sondern eine etwas festere Konsistenz aufweisen.

● Sie nehmen dann immer wieder eine kleine Portion von diesem Brei aus Mandelöl und Puderzucker zwischen die Finger und massieren die Mischung intensiv in die Haut der Hände ein.

● Konzentrieren Sie sich dabei bitte auf alle rauen Stellen. Sie sollten keine übersehen.

Wenn Sie diese ungewöhnliche Massage konsequent durchführen, werden Sie mit Staunen feststellen, dass sich die Haut der Hände bereits nach wenigen Minuten zart, glatt und geschmeidig anfühlt. Die rauen Stellen sind wie weggezaubert.

Da die Natur fast immer mehrere Möglichkeiten anbietet, gibt es gegen die rauen Hände noch ein zweites Rezept:

● Erwärmen Sie 3 Esslöffel kalt gepresstes, hochwertiges Olivenöl in einer kleinen Schale im Wasserbad. Das Öl darf nicht zu warm werden.

● Tauchen Sie nun die Finger in das Öl und massieren Sie es gründlich in die Haut der Hände ein. Sie sollten sich dafür 3 bis 5 Minuten Zeit nehmen.

● Wiederholen Sie die Massage mehrmals am Tag. Besonders wichtig aber ist, dass Sie das Olivenöl über Nacht auf die Haut der Hände einwirken lassen. Damit die Bettwäsche nicht fettig wird, sollten Sie leichte Baumwollhandschuhe überziehen. Die mehrfach ungesättigten Fettsäuren im Olivenöl regenerieren die raue, rissige Haut binnen weniger Tage.

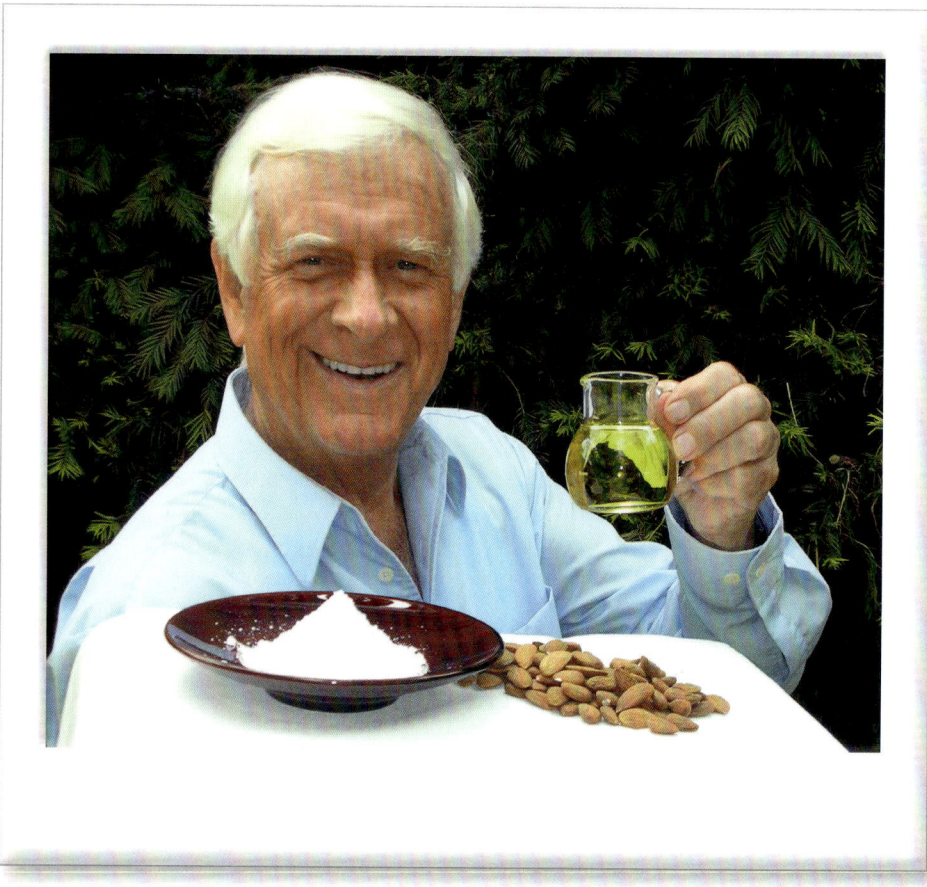

Wenn es schnell gehen muss, können Sie es auch hiermit probieren:

- Gießen Sie 1 Liter leicht angewärmte Molke ins Waschbecken und baden Sie darin die Hände etwa 5 Minuten lang.

Im Winter hilft auch folgendes Rezept, wenn sich die Haut an den Händen regelrecht schuppt:

- Kälte macht die Hände oft trocken und schuppig. Da hilft ein altes Hausmittel aus Großmutters Zeiten: Raffeln Sie 7 Möhren ganz fein, verrühren Sie sie mit etwas Olivenöl zu einem Brei und legen Sie diesen auf die Hände auf. 10 Minuten lang einwirken lassen. Dann abwaschen.

Gerötete, geschwollene und kalte Hände

Gerade Frauen leiden oft unter kalten Händen. Im Winter verstärkt sich das Problem oft noch, da kann es sogar zu regelrechten Frostbeulen kommen. Doch auch hier hat die Natur ein paar Mittelchen bereit, die helfen können. Genauso können Sie auch gut etwas gegen gerötete und geschwollene Hände tun. Nehmen Sie sich einfach ein klein wenig Zeit für sich.

- Wechselbad gegen eiskalte Hände: Bereiten Sie zwei Schüsseln vor. In die eine gießen Sie sehr warmes, in die andere kaltes Wasser. Nun legen Sie die Hände 5 Minuten lang in das warme Wasser, danach 30 bis 40 Sekunden in das kalte Wasser. Gut abtrocknen. Verrühren Sie in einer Schale 3 Tropfen Rosmarinöl mit 1 Teelöffel Arnikaöl und massieren Sie damit die Hände ein. Lassen Sie die Mischung über Nacht wirken.

- An sehr kalten Wintertagen kann man sich Frostbeulen an den Händen einhandeln. Bereiten Sie einen Tee aus Kalmuswurzeln oder aus Eichenrinde (Apotheke) und legen Sie die Hände 15 Minuten lang in dieses lauwarme – nicht zu heiße – Bad. Nun die Hände 30 Sekunden lang in kaltes Wasser tauchen, gut abtrocknen. Danach mit Propolis-Salbe aus dem Bienenstock (Apotheke) einreiben.

- Wenn Sie unter stark geröteten Händen leiden, dann bereiten Sie Eichenrindentee und legen die Hände 15 Minuten in die lauwarme Flüssigkeit. Dann abtrocknen, ganz dick Kampfersalbe (Apotheke) auftragen und über Nacht einwirken lassen.

- Wenn Ihre Hände rot sind und schmerzen, hilft Tonerde. Besorgen Sie sich Tonerde (Apotheke), vermischen Sie diese mit Ihrer Handcreme zu einem Brei und reiben Sie damit die Hände ein. 4 Minuten einwirken lassen, dann mit Kamillentee abwaschen.

- Eine kleine Massage tut geschwollenen Händen gut: Verrühren Sie abends 5 Tropfen Zitronenöl in einem ¼ Liter kalter Milch, tauchen Sie ein Tuch ein, wringen Sie es aus und schlagen Sie 10 Minuten lang die Hände darin ein. Massieren Sie die Hände dann immer wieder sanft von den Fingerspitzen bis zum Arm.

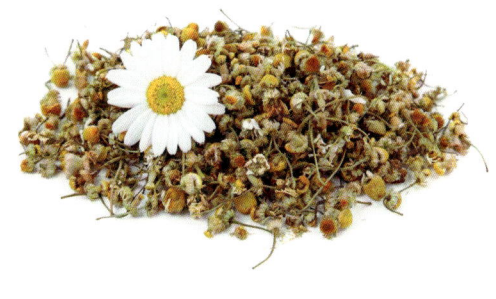

Haut, Altern der

Mit Papaya und Buttermilch
bleibt die Haut lange jung

Die Haut – unser größtes Organ – muss das ganze Jahr über Tag für Tag viele Strapazen durchstehen. Kein Wunder, wenn man an ihr das Älterwerden unseres Organismus deutlich beobachten kann. Es macht daher ab einem gewissen Alter sehr viel Sinn, wenn man natürliche Rezepte anwendet, um die Haut möglichst lange jung zu erhalten und sie vor den typischen Anzeichen des Alterns zu schützen.

- Wir sollten in unseren täglichen Speiseplan Naturprodukte einbauen, die uns reichlich mit Vitamin C versorgen. Vitamin C schützt uns nämlich nicht nur vor Erkältungen und macht uns nicht nur stressfest. Das Collagen in der Haut, das für deren Elastizität und Spannkraft zuständig ist, kann nur mithilfe von Vitamin C gebildet werden.

- Ein deutliches Zeichen des Alterns der Haut sind dunkle Pigmentflecken, die im Volksmund vielfach auch als »Altersflecken« bezeichnet werden, die aber oft schon um die 40 auftreten. Dagegen gibt es eine Frucht, die besonders reich an speziellen Bioaktivstoffen – den sogenannten Karo-

tinoiden – ist: die reife Papaya. Eine Superwaffe gegen dunkle Flecken auf der Haut. Man sollte mehrmals am Tag die betroffenen Stellen mit einem Stück vom Papaya-Fruchtfleisch einreiben und sollte den Saft der Papaya mehrere Stunden einwirken lassen.

- Die Flecken auf der Haut werden auch heller, wenn man 2-mal täglich über einen längeren Zeitraum frisch gepressten Zitronensaft auf die betroffenen Stellen träufelt und sanft einmassiert.

- Man kann die Pigmentflecken aber auch mit Buttermilch aufhellen. Man muss etwas zimmerwarme Buttermilch 2- bis 3-mal am Tag in die Haut einreiben.

- Ein weiteres Naturrezept gegen Altersflecken auf der Haut: Verrühren Sie in einer kleinen Schale 1 Teelöffel Zitronensaft und 1 Teelöffel Naturjoghurt. Streichen Sie den Brei jeden Tag auf die dunklen Hautstellen und lassen Sie die Mixtur 40 Minuten einwirken. Danach mit lauwarmem Kamillentee abwaschen.

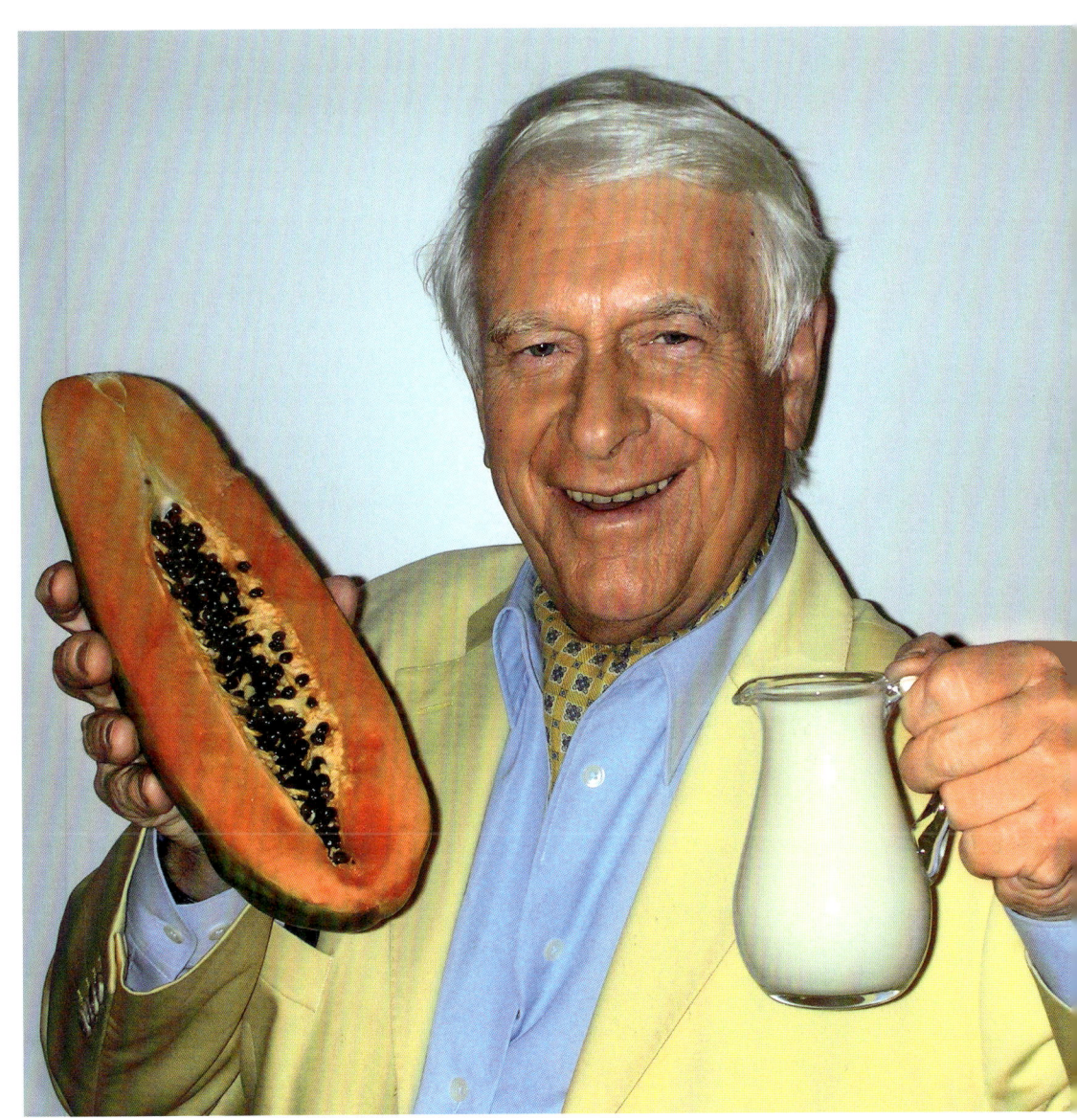

Haut, raue

Rubbeln Sie mit Ananas Ihre raue Haut zart und glatt

Im Winter ist unsere Haut permanent großen Belastungen ausgesetzt. Draußen sind es die eisige Kälte, der scharfe Wind und jedes Schneetreiben. Drinnen in beheizten Räumen, in denen wir uns aufhalten, ist es die trockene Luft, die der Haut wertvolle Feuchtigkeit entzieht.

All diese Bedingungen lassen die Haut frühzeitig altern. Und wenn man dann außerdem noch im Freien in der Kälte arbeiten muss, dann wird die Haut rau und unansehnlich.

An bestimmten Stellen passiert das besonders häufig, und zwar vor allem an

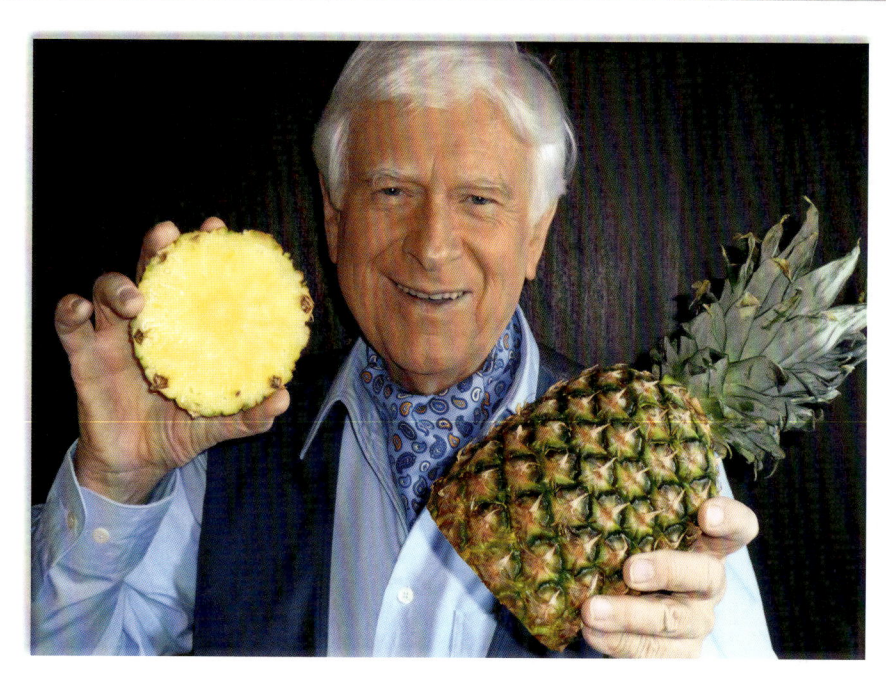

jenen Stellen, die bei der Körperpflege recht oft stiefmütterlich vernachlässigt werden. Dazu gehören die Ellenbogen, die Knie, die Fersen sowie die Schultern. Diese Körperstellen hätten es verdient, dass wir uns im Winter besonders aufmerksam um sie kümmern.

Die beste Lösung lautet: Mit einem biologischen, sanften Peeling kann man die abgestorbenen Hautpartien abbauen und der Haut wieder ein zartes, glattes Aussehen verleihen.

Man braucht dazu keine teuren Kosmetikpräparate. Gegen das Problem der rauen, rissigen Haut genügt eine beliebte, bekannte und schmackhafte exotische Frucht. Es ist die reife, saftige Ananas.

Am besten eignet sich die sogenannte »Flug-Ananas« im Lebensmittelhandel. Sie kommt per Flugzeug und muss daher nicht unreif geerntet werden. Sie ist naturreif und daher auch besonders saftig und reich an Vitalstoffen. Genießen Sie die Frucht am besten als Dessert, lassen Sie aber ein kleines Stück zurück und ziehen Sie sich damit ins Bad zurück. Unter laufendem, warmem Wasser reiben Sie mit dem Fruchtfleisch die rauen Stellen der Haut ein. Sie werden staunen, wie schnell sich ein Erfolg einstellt.

Sie dürfen das Ananasstück am ganzen Körper einsetzen, nur nicht im Gesichts-, vor allem nicht im Augenbereich. Der Saft ist süß, aber scharf. Das Glätten der rauen Haut ist auf das Enzym Bromelain in der Ananas zurückzuführen, das auch für den Abbau von Fettpolstern bekannt ist.

Nach dem Einsatz der Ananas sollten Sie die abgetrockneten, glatten Hautstellen großzügig mit einer Fettcreme verwöhnen.

Heidelbeeren

Mit Heidelbeeren kann man die Netzhaut der Augen stärken

Heidelbeeren, vielen auch unter dem Namen Blaubeeren bekannt, schmecken köstlich, sind aber auch wertvoll für die Gesundheit. Die Hauptwirkstoffe in der Heidelbeere sind die Anthocyane. Sie bilden den blauen Farbstoff in den köstlichen Früchten. Und dieser Farbstoff stärkt die Sehkraft, im Speziellen die Netzhaut.

Dazu gibt es Studien der deutschen Luftwaffe in Fürstenfeldbruck. Das Ergebnis: Wer regelmäßig Heidelbeeren isst, der kann damit erfolgreich gegen die Nachtblindheit ankämpfen, wird als Autofahrer nachts nicht so sehr von Scheinwerfern entgegenkommender Autos geblendet und hat eine gesündere Netzhaut. Daher

können Heidelbeeren und Heidelbeer-
präparate beim Diabetiker ein Brüchig-
werden der Netzhaut verhindern.

Entdeckt hat man die Heilkraft der Heidelbeeren durch einen puren Zufall. Britische Luftwaffenpiloten wurden im Zweiten
Weltkrieg längere Zeit mit Heidelbeerkon-
fitüre versorgt. Das Ergebnis: Sie berich-
teten, dass sie plötzlich viel besser sehen
konnten. Studien nach dem Krieg haben
die Wirkung des blauen Farbstoffes in den
Heidelbeeren bestätigt. Das gilt nicht nur
für frische wilde Heidelbeeren, sondern
auch für Heidelbeer-Muttersaft (Reformhaus) ohne Zucker- und ohne Wasserzu-
satz. Wer zum Beispiel zu lange am Computer gearbeitet oder zu viel ferngeschaut
hat, sollte ein Glas Heidelbeersaft trinken.

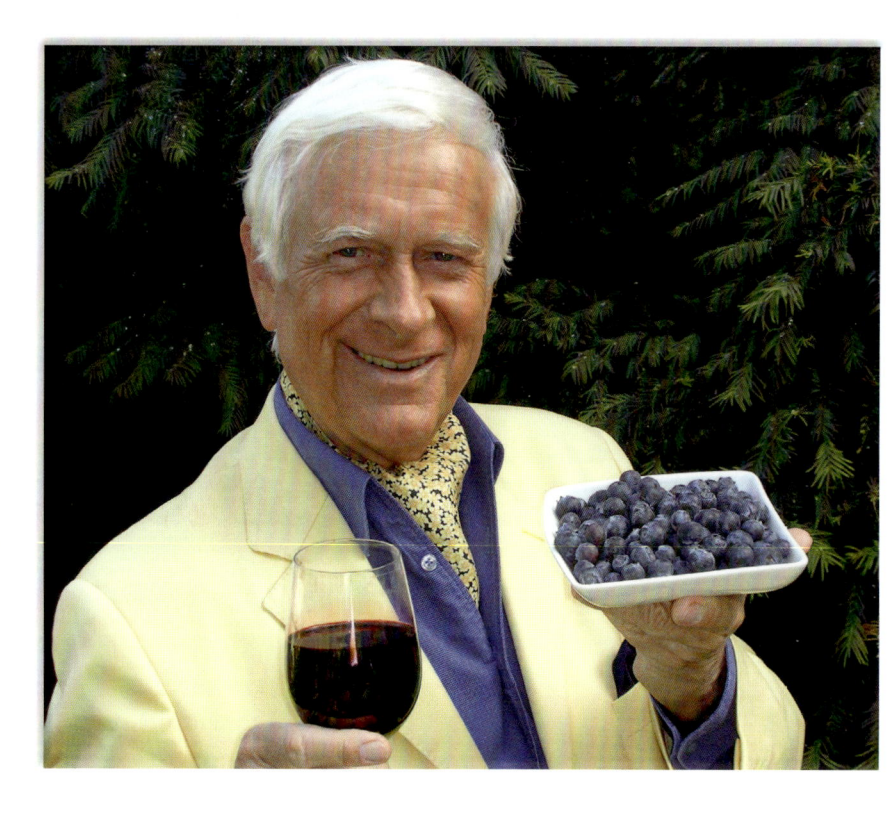

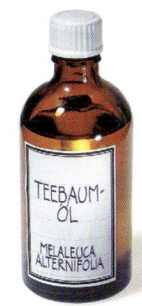

Heiserkeit

Schweigen ist Gold! Oder doch lieber Tabletten und Kräuterbonbon?

Auch Halstabletten können bei Rachenentzündungen viel bewirken. Insbesondere Halstabletten, die antiseptische Substanzen, Menthol und Anisöl enthalten, lindern die Symptome und verkürzen die Beschwerdedauer. Ansonsten gilt die Devise: Mund halten und schweigen!

Absolutes Schweigen für zwei Tage ist tatsächlich eine sinnvolle, wenn auch schwer durchzuhaltende Therapie. Die meisten Menschen flüstern, um ihre Stimme bei Heiserkeit zu schonen. Man sollte jedoch wissen, dass Flüstern die Stimmbänder noch mehr belastet.

Folgende Hausmittel bleiben Ihnen aber auch noch zur Therapie:

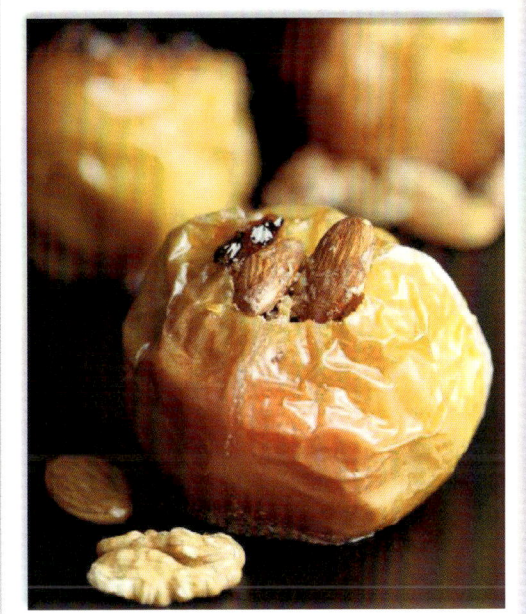

- Ein raues Gefühl im Hals kann man oft mit einem Kräuterbonbon besiegen. Der Hauptgrund: Durch das Lutschen wird die Speichelproduktion angeregt.

- Wenn aus dem rauen Gefühl Heiserkeit wird: Tränken Sie ein Taschentuch mit Olivenöl und binden Sie es über Nacht an den Kehlkopf.

- Gurgeln Sie bei Heiserkeit mit einem ¼ Liter lauwarmen Wasser und 10 Tropfen Teebaumöl.

- Der Genuss von genau 3 Bratäpfeln ist ebenfalls ein wirkungsvolles Hausmittel gegen Heiserkeit.

Herz und Kreislauf

Der Kraft-Cocktail für Herz und Kreislauf

W enn uns das Wetter mit extremen Temperaturschwankungen Stress macht, sollten wir Herz und Kreislauf unterstützen. Das kann man auf der einen Seite mit moderaten Freizeitsportarten wie Wandern, Nordic Walking, Radfahren, Power Walking und Gymnastik. Auf der anderen Seite sollte man die Kraft von Bioaktivstoffen aus der Nahrung nutzen.

Es gibt einen Cocktail, der Herz und Kreislauf stärkt und der mithilft, dass man länger fit und vital bleibt. Man sollte diesen Cocktail mehrmals im Jahr jeweils 3 Wochen jeden Morgen zum Frühstück trinken.

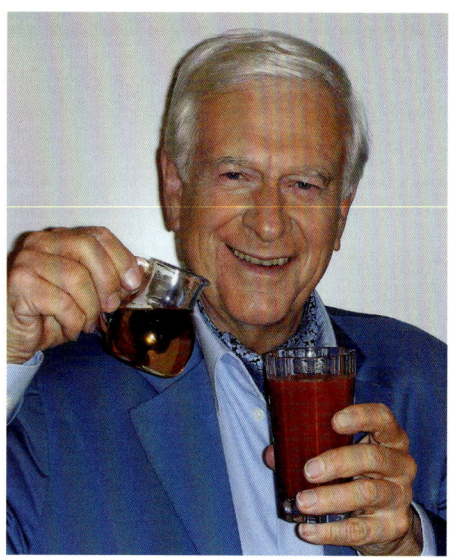

Hier das Rezept:

- *Würzen Sie einen ¼ Liter Tomatensaft mit etwas Meersalz und weißem Pfeffer. Rühren Sie 2 Esslöffel Leinöl ein und geben Sie 1 Schuss Limetten- oder Zitronensaft dazu. Der Cocktail soll zimmerwarm sein und sollte langsam in kleinen Schlucken getrunken werden.*

- *Der rote Farbstoff aus dem Tomatensaft, der Bioaktivstoff Lycopin, hat eine herz- und kreislaufstärkende Wirkung, schützt jede einzelne Zelle unseres Körpers vor frühzeitiger Alterung. Das Leinöl liefert Omega-3-Fettsäuren für einen gesunden Blutdruck und gesunde Cholesterinwerte. Und das Vitamin C aus der Limette oder Zitrone macht stressfest und verbessert den Geschmack des Leinöls.*

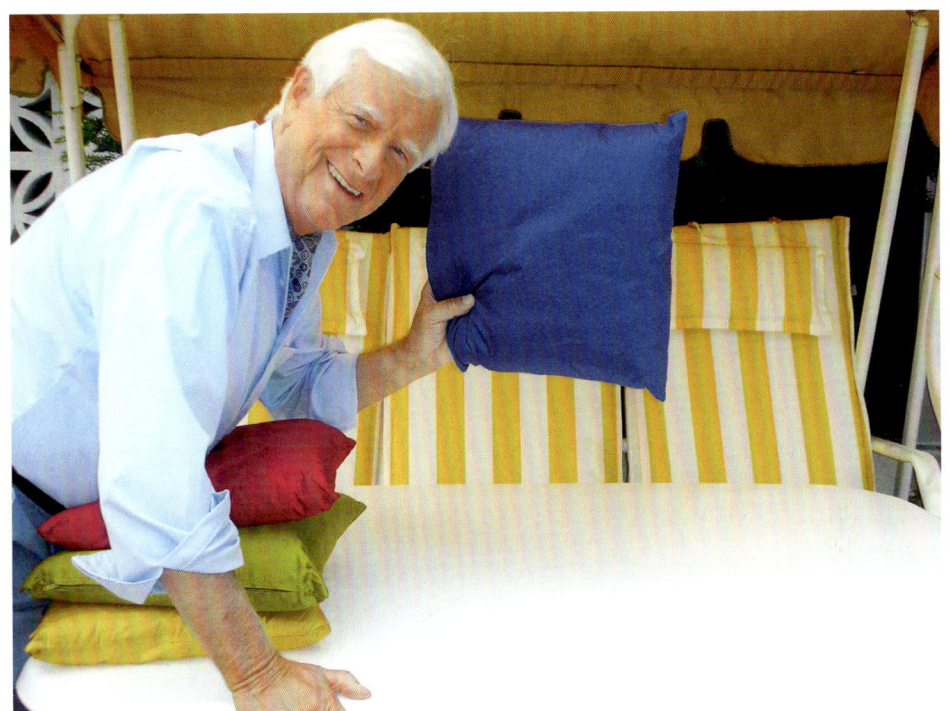

Hexenschuss

Heißer Kartoffelsack und Kissen-Gymnastik helfen gegen Hexenschuss

Man holt etwas aus dem Regal eines Schranks, greift in den Kofferraum des Autos. Man führt ein unangenehmes Telefonat und nimmt dabei im Sitzen eine schiefe Haltung ein. Und plötzlich ist da der unerträgliche, stechende Schmerz im Lendenwirbelbereich: der Hexenschuss. Mit einem Schlag sind alle Bewegungen des Körpers eingeschränkt. Der Betroffene nimmt die typische vornübergebeugte Schonhaltung ein. Eine falsche Bewegung

also, aber auch unerwarteter Ärger kann einen Hexenschuss verursachen. Man kann nicht mehr gerade stehen, hat Probleme beim Gehen, Sitzen und Liegen. Man hat Schmerzen. Sogar Husten und Lachen können zur Qual werden. Hexenschuss ist wie ein Stich, der plötzlich in der Mitte des Rückens auftritt, ins Kreuz schießt und vorwiegend die Lendenwirbelsäule blockiert. Hexenschuss lässt sich mit einfachen Sofortmaßnahmen gut bekämpfen.

- Behandeln Sie den Hexenschuss gezielt mit Wärme. Es gibt zweifellos viele Wärmequellen, angefangen von der mit heißem Wasser gefüllten Gummi-Wärmflasche bis zur Infrarotkabine. Aber wenn man den Hexenschuss schnell und erfolgreich ausschalten will, dann muss die Wärme intensiv, sanft und gleichbleibend lange anhalten. Und genau diese Voraussetzungen erfüllt ein uraltes Hausmittel: nämlich der sehr heiße Kartoffelsack.

- Und so wird die einfache Therapie durchgeführt: Kochen Sie 2 Kilo Kartoffeln mit Schale. Sobald sie weich sind, zerdrücken Sie sie – am besten mit einer Gabel – zu einem Brei. Füllen Sie den heißen Brei in einen Leinensack oder in einen kleinen Kopfkissenbezug. Und nun legen Sie sich mit dem Rücken genau auf den heißen Sack und schlagen darüber eine Wolldecke. Bleiben Sie liegen. Sie werden bald spüren, wie die Verkrampfungen und

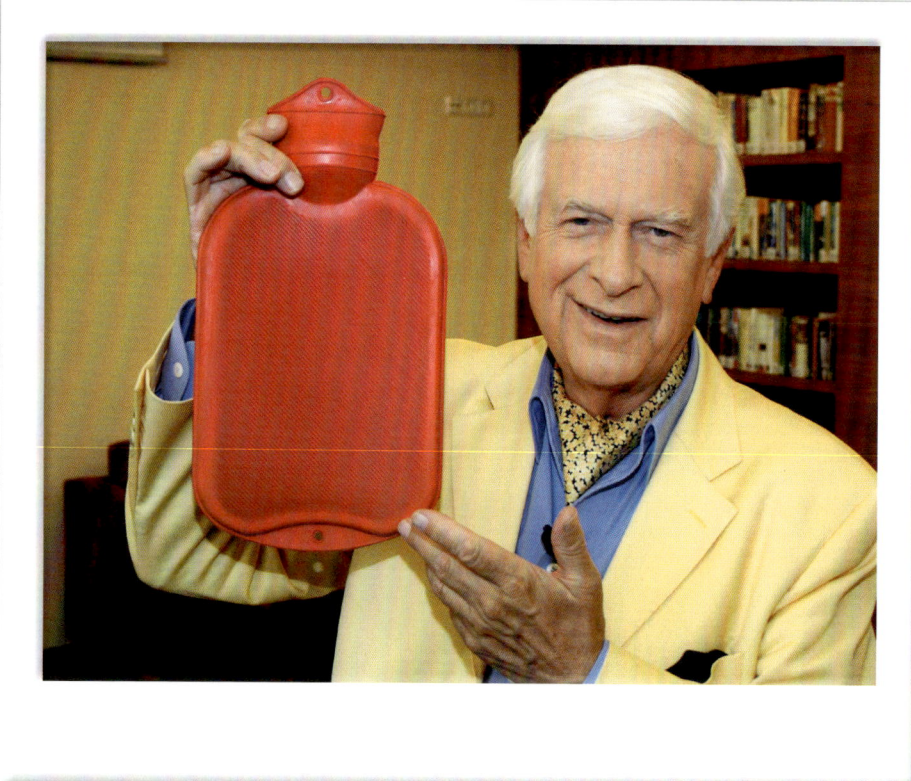

damit auch die Schmerzen wegge-
hen. Wichtig ist, dass der Kartoffelsack
erst wieder vom Rücken wegge-
nommen werden darf, wenn er kalt
ist und seine Aufgabe erfüllt hat.

- Wie gesagt können Sie es auch mit
  einer Wärmflasche probieren: Legen Sie
  sich einfach eine mit warmem Wasser
  gefüllte Gummi-Wärmflasche ins Kreuz.
  Es können auch sehr warme Tücher sein.

- Oder Sie gehen mechanisch an die
  Sache heran: Stellen Sie sich so nahe
  wie möglich an eine Tischkante. Legen
  Sie sich mit dem Bauch nach unten
  auf die Tischplatte und schieben Sie
  nun vorsichtig nach und nach ein
  Kissen nach dem anderen unter den
  Bauch, bis das Gesäß zum höchsten
  Punkt des Körpers wird. Bleiben Sie
  in dieser Stellung 30 bis 40 Minuten
  liegen. Dabei können sich Muskeln und
  Bandscheiben völlig entspannen.

- Legen Sie sich in Rückenlage auf den
  Fußboden, ziehen Sie einen Stuhl
  heran und lagern Sie die Unterschenkel
  auf die Sitzfläche des Stuhls, sodass
  sie zu den Oberschenkeln einen
  rechten Winkel bilden. Bleiben Sie in
  dieser Stellung 30 Minuten liegen.

- Sehr wirksam: Massieren Sie im
  Sitzen einige Minuten lang mit
  dem Daumen der rechten Hand
  die inneren Kanten der Fußsohlen,
  vor allem im Bereich der Fersen.

- Die durch den Hexenschuss steinhart
  gewordene Muskulatur im unteren
  Rückenbereich muss gelockert werden: Massieren Sie Ihre Lendenwirbelsäule mit einer Naturborstenbürste.

- Wenn der Hexenschuss nicht binnen
  2 Tagen besiegt ist, muss unbedingt
  der Arzt zurate gezogen werden.

Hexenschuss, vorbeugen und verhindern

Grundsätzlich gilt:

Vorbeugend sollten alle, die zu Hexenschuss neigen, täglich eine gezielte
Wirbelsäulengymnastik machen, damit
die Rückenmuskulatur gestärkt wird.
Die Ursachen für den Hexenschuss
können vielfältig sein. Sie sind aber
immer auf eine Schädigung der Wirbelsäule oder ihrer Bänder zurückzuführen.
Die häufigste Ursache sind blockierte
Wirbelgelenke. Daher ist die erste
wichtigste Maßnahme im Kampf gegen
den Hexenschuss beim ersten unangenehmen Ziehen in der unteren Wirbelsäule: Locker hinstellen, den Kopf
geradeaus richten, beide Gesäßbacken
anspannen, dann wieder loslassen,
anspannen, loslassen. 40- bis 50-mal.
Seien Sie dabei nicht zaghaft. Spannen
Sie Ihre Gesäßmuskulatur kräftig an. Nur
dann führt die Erste-Hilfe-Übung zum
Ziel und Sie können den Hexenschuss
verhindern.

Hitze

Coole Tricks für heiße Tage

Mehrere extrem heiße Tage hintereinander sind für Körper und Geist eine große Belastung. Doch es gibt eine Reihe von einfachen Tricks, mit denen man die Hitze besser ertragen, vielleicht sogar richtig genießen kann.

- Wenn die Temperaturen ins Unerträgliche steigen, sollten Sie jede Stunde 30 bis 60 Sekunden lang kaltes Wasser aus der Leitung über den Puls beider Hände laufen lassen. Das bringt rasche Erfrischung und macht wieder fit.

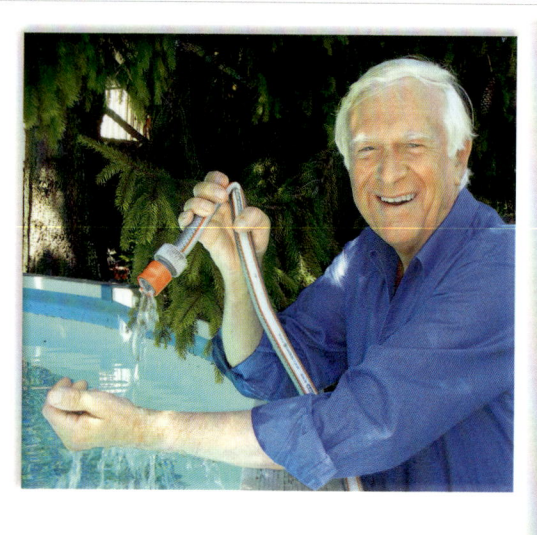

- Wenn der Kreislauf durch die Hitze strapaziert wird, sollte man sich Zeit für ein Unterarmbad nehmen. Dazu lesen Sie den Abschnitt unter dem Stichwort »Kreislauf« nach.

- Keine eiskalte Dusche. Sie ist in den ersten Minuten angenehm. Danach kommt es jedoch zu einem Schweißausbruch. Duschen Sie lieber lauwarm.

- Essen Sie an heißen Sommertagen wenig und nur Leichtes: nicht zu fett, nicht zu süß. Am besten eignen sich knackige Blattsalate, Gurken und Melonen. Genießen Sie abwechselnd Wassermelonen, Honigmelonen, Zucker- oder Netzmelonen. Sie versorgen den Körper mit vielen Vitalstoffen und reichlich Flüssigkeit.

- Löschen Sie Ihren Durst am besten mit Wasser, aber nicht eiskalt direkt aus dem Kühlschrank und nicht mit vielen Eiswürfeln. Im ersten Augenblick ergibt das ein angenehmes Gefühl. Minuten später kommt es jedoch zu einem Schweißausbruch und Sie verlieren die Menge an Flüssigkeit, die Sie soeben getrunken haben. Die besten Durstlöscher sind lauwarme ungesüßte Kräutertees.

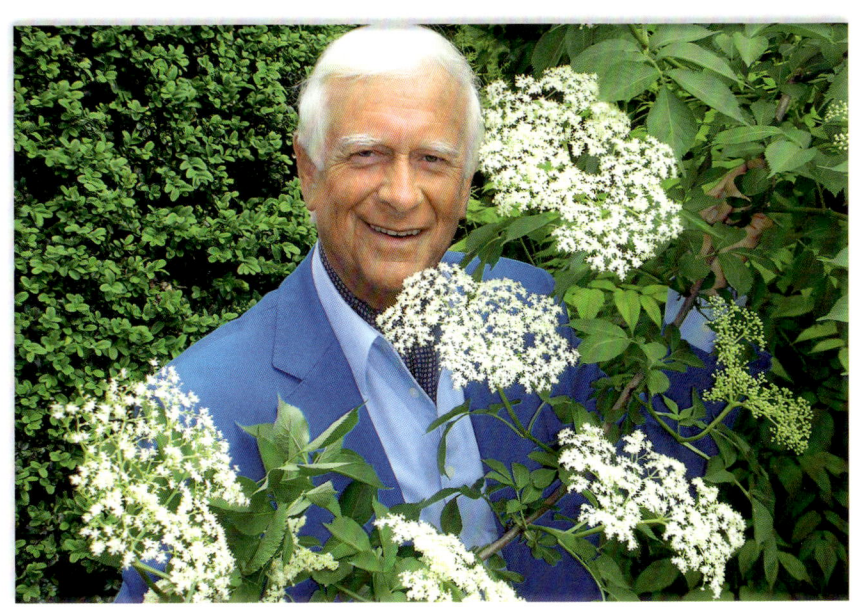

Holunderblüten

Holunderblüten, die weiße
Immun-Arznei vom Baum

Die weißen Blütenstände auf den Holunderbäumen und -sträuchern, die man bis Ende Juni in vielen Teilen Deutschlands bewundern kann, sind nicht nur ein herrlicher Anblick. Sie sind auch eine wertvolle Naturarznei. Allerdings nur dann, wenn die Blüten vollständig geöffnet sind, wenn sie stark riechen. Man muss sie an trockenen Tagen ernten, am besten am späten Vormittag, sobald der Morgentau verdampft ist. Man schneidet einen ganzen Blütenstand ab und trocknet ihn an einem luftigen Ort auf Papier. Die getrockneten Blüten müssen lichtgeschützt in einem Glasgefäß aufbewahrt werden. Man kann getrocknete Holunderblüten auch in der Apotheke und im Reformhaus kaufen.

Daraus können Sie einen Tee zubereiten. Er stärkt die körpereigenen Abwehrkräfte. So wird er zubereitet: 2 gehäufte Teelöffel getrocknete Holunderblüten werden mit einem ¼ Liter kochenden Wasser übergossen. 15 Minuten zugedeckt ziehen lassen. Durchseihen. Mit wenig Akazienblütenhonig lauwarm langsam in kleinen Schlucken trinken.

Doch der Holunderblütentee kann noch mehr als die Immunkraft stärken und vor Erkältungen schützen:

- Er schleust Harnsäure aus dem Körper, kann daher bei Rheuma und Gicht Schmerzlinderung bringen.

- Man kann mit dem Tee an heißen Sommertagen den Kreislauf stärken.

- Holunderblütentee regt auch die Arbeit der Nieren an.

- Wenn man bei der Teezubereitung 4 gehäufte Esslöffel mit 1 Liter kochendem Wasser überbrüht und 15 Minuten ziehen lässt, kann man gegen Husten

und verschleimte Atemwege vorgehen: Man inhaliert 2-mal am Tag 10 Minuten lang die aufsteigenden Dämpfe. Das hilft auch gegen unreine Haut.

- Man kann Holunderblüten ebenso als natürliche Einschlafhilfe einsetzen. Brausen Sie 4 frisch geerntete Holunderblütendolden vorsichtig mit Wasser ab. Dann befreien Sie sie von den Stilen und lassen sie abtropfen. Jetzt legen Sie die Blütendolden in einen ½ Liter erhitzte Milch und lassen sie 30 Minuten ziehen. Mit ganz wenig Honig süßen, 1 Stunde stehen lassen. Trinken Sie die Holunderblüten-Milch langsam in kleinen Schlucken 30 Minuten vor dem Zubettgehen.

Hopfenblüten

Mit der Kraft der Hopfenblüten gegen Stress-Kopfschmerzen

Es gibt zahlreiche Kopfschmerzformen. Sehr verbreitet ist der Stress-Kopfschmerz, weil viele Menschen durch Termine und Verpflichtungen überfordert sind. Das führt zu Verspannungen. Und die beeinflussen über das vegetative Nervensystem die Blutgefäße. Sie krampfen sich zusammen. Dadurch entsteht der Schmerz, der meist verbunden ist mit Nervosität oder Ängsten. Greifen Sie in so einer Situa-

tion nicht gleich zu starken Medikamenten, denn speziell gegen Stress-Kopfschmerzen kann man anstelle von Tabletten erfolgreich natürliche Hausmittel einsetzen. Hopfenblüten haben sich dabei ganz besonders bewährt.

Es gibt mehrere Möglichkeiten, wie man die Kraft des Hopfens gegen Kopfschmerzen einsetzen kann:

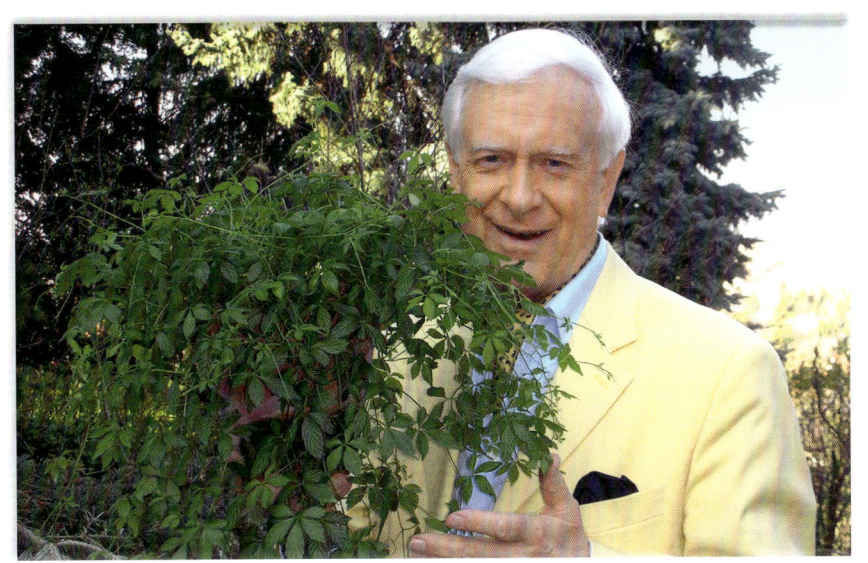

- Sehr effektiv mit schneller Wirkung ist das Hopfen-Bad. Nehmen Sie am Ende eines stressreichen, anstrengenden Tages ein besonderes Wannenbad. Es wirkt beruhigend und entspannend auf Geist und Seele und lindert oder vertreibt Schmerzen. Geben Sie 2 Handvoll Hopfenblüten – auch Hopfenzapfen genannt – in 3 Liter kaltes Wasser und bringen Sie das Ganze zum Sieden. Danach lassen Sie es 20 Minuten zugedeckt ziehen und gießen den Sud dann ins angenehm warme Badewasser. Die Dauer des Bades sollte etwa 10 bis 15 Minuten betragen.

- Wenn die Kopfschmerzen, die durch Stressbelastung entstanden sind, abends das Einschlafen erschweren, dann macht es Sinn, 1 Tasse Hopfentee zu trinken. 1 Esslöffel Hopfenblüten werden mit einem ¼ Liter sprudelnden Wasser übergossen. 10 Minu-

ten zugedeckt ziehen lassen. Dann durchseihen. Der Tee muss 30 Minuten vor dem Zubettgehen lauwarm in kleinen Schlucken getrunken werden.

- Werden die Stress-Kopfschmerzen von depressiven Stimmungen begleitet, zum Beispiel nach einem Tag, an dem Ihnen etwas nicht gelungen ist, dann hilft der Hopfen-Johanniskraut-Tee. Mischen Sie 1 Teelöffel Johanniskrautblüten mit 1 Teelöffel Hopfenblüten und überbrühen Sie die Kräuter mit 1 Tasse kochendem Wasser. 10 Minuten ziehen lassen, dann durchseihen. Diesen Tee sollten Sie tagsüber, abends und am nächsten Morgen trinken.

Hopfenblüten gibt es in der Apotheke, in der Drogerie und im Reformhaus. Es sind die gleichen Zapfen, die an hohen Hopfenstangen auch für die Bierherstellung geerntet werden.

Hühneraugen

Essig und Weißbrot lassen Hühneraugen verschwinden

Wer zu enge oder zu spitze Schuhe trägt, der riskiert, dass die Zehenballen am Leder reiben und dass sich im Laufe der Zeit Schwielen bilden. Und wenn sich die Hornhaut an gewissen Stellen verdickt und darin ein harter Kern entsteht, dann hat man ein sogenanntes Hühnerauge. Das ist sehr schmerzhaft und muss so bald wie möglich entfernt werden. Man sollte aber zuerst immer versuchen, natürliche Rezepte einzusetzen.

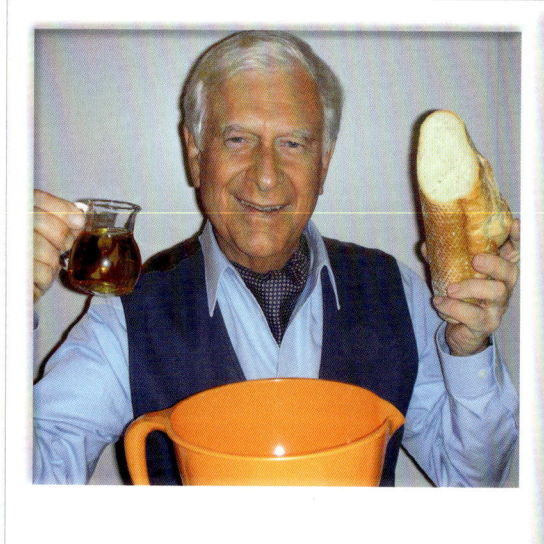

Besonders bewährt hat sich ein altes Hausmittel aus dem ländlichen Raum: das Essig-Brot. Das wird aber nicht gegessen, sondern immer wieder auf das Hühnerauge aufgelegt, damit dieses mit der Zeit aufgeweicht wird und sich der harte Kern von selbst löst. Und so wird das Rezept angewendet:

- Stellen Sie eine Schüssel bereit und legen Sie 2 bis 3 Scheiben Weißbrot hinein.

- Dann gießen Sie ein Kännchen mit Apfelessig oder Weinessig darüber. Lassen Sie das Ganze mehrere Stunden stehen, bis das Brot aufgeweicht und ein Weißbrot-Essig-Brei entstanden ist.

- Diesen Brei nehmen Sie Esslöffel für Esslöffel aus der Schüssel und legen ihn auf das schmerzende Hühnerauge, sodass es komplett »eingepackt« ist. Geben Sie ein Leinentuch darüber und fixieren Sie es mit einem Mullverband.

- Der Weißbrot-Essig-Brei muss eine ganze Nacht lang einwirken und wird erst am nächsten Morgen mit Wasser abgewaschen.

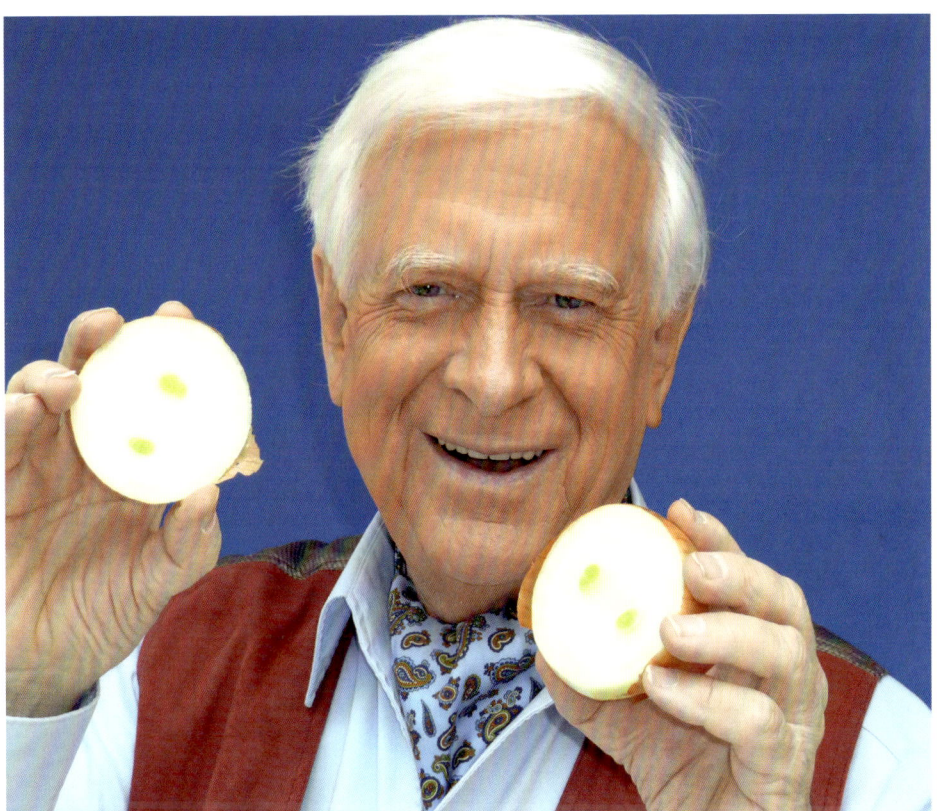

- Das Hühnerauge ist natürlich nicht gleich bei einer Anwendung aufgeweicht. Man muss den Weißbrot-Essig-Brei mehrere Tage bis Wochen auftragen. Wie bei vielen Rezepten in der Naturmedizin braucht man auch da Geduld.

- Ein anderes Bauernrezept wird mit einer rohen Zwiebel durchgeführt: Man legt jeden Abend vor dem Zubettgehen eine Zwiebelscheibe auf das Hühnerauge und fixiert es mit einem Mullverband, so lange, bis sich der Kern des Hühnerauges gelöst hat.

- Auch tägliche Einreibungen mit Rizinusöl aus der Apotheke bringen Erfolg. Regelmäßig über einen längeren Zeitraum angewendet, lässt sich die Hornhaut damit gut aufweichen.

- Wer australisches Teebaumöl in der Hausapotheke hat, kann auch damit gegen ein Hühnerauge vorgehen. Man stellt einige Abende lang vor dem Zubettgehen den Fuß mit dem Hühnerauge in ein sehr warmes Fußbad, das aus 4 Liter Wasser und 20 Tropfen Teebaumöl besteht.

Immunsystem

Stärken Sie Ihr Immunsystem –
die besten Tipps hier auf einen Blick

Haben Sie gewusst, dass Sie auch mit Bewegung Ihr

Immunsystem enorm stärken können? Wenn Sie drau-

ßen im Freien wandern, laufen oder seilhüpfen, kann

Ihr Organismus verstärkt Abwehrzellen produzieren,

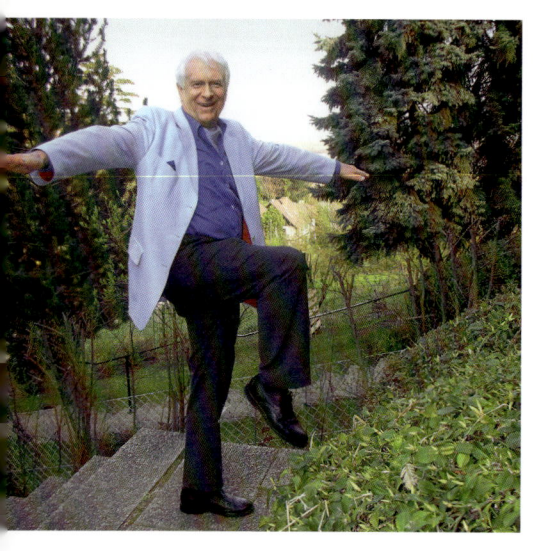

weil die Sauerstoffzufuhr erhöht

ist und weil Ihr Wohlbefinden

gesteigert wird. Überanstrengen

dürfen Sie sich beim Sport aller-

dings nicht. Damit schwächen Sie

nämlich Ihr Immunsystem wieder.

Achten Sie darauf, dass Sie jeden zweiten Tag ein freudiges Erlebnis haben: Treffen Sie sich mit jemandem, den Sie sehr mögen. Kaufen Sie sich etwas, was Sie sich schon lange wünschen. Eine Studie an der New Yorker State University hat ergeben: Man stärkt auf diese Weise jedes Mal für 48 Stunden das Immunsystem.

Und nun ein Blick auf die Ernährung: Die Orange ist die beliebteste Zitrusfrucht, reich an Vitamin C, das vor Erkältungen und vor Stress schützt. Im Fruchtfleisch und in der schwammigen Schicht zwischen Frucht und Schale sind viele Bioflavonoide. Sie stärken unsere Immunkraft gegen Umweltschadstoffe, Gifte und frühzeitiges Altern. Grundsätzlich ist es sinnvoll, im Winter täglich 2 Orangen zu essen.

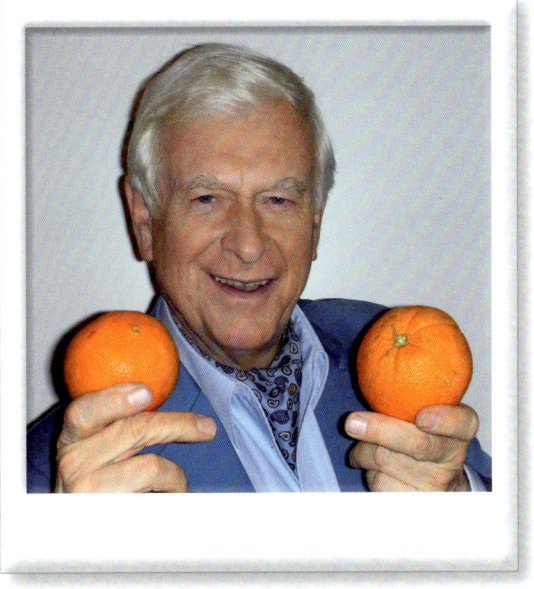

> ### Dazu ein Rezept für einen Orangen-Vital-Cocktail für 2 Personen:
>
> *2 Orangen schälen, in Stücke schneiden, Kerne herauslösen. Mit 1 Esslöffel Orangenmarmelade, 1 Esslöffel Sanddornsaft und einen ½ Liter Buttermilch in den Mixer geben. Am besten morgens trinken.*

Ein guter Schutz vor Erkältungen bietet Sauerkraut: Kauen Sie jeden Tag 3 Gabeln voll intensiv. Ähnlich wie Naturjoghurt hat Sauerkraut eine interessante Wirkung: Es fördert die Bildung von Darmbakterien und stärkt damit die Immunkraft. Es hat auch einen hohen Anteil an Vitamin C und macht uns daher, speziell im Winter, wenn es noch viel zu wenig Freilandgemüse gibt, stark gegen Erkältungen und Stress. Am gesündesten ist Sauerkraut, wenn man es roh isst. Wer es lieber gekocht mag: Es sollte nie länger als 25 Minuten köcheln.

Ärzte an der Uni Erlangen haben herausgefunden: Wer regelmäßig Äpfel und Möhren isst, baut Abwehrstoffe auf. Zuckerstoffe aus Äpfeln und Möhren bekämpfen Giftstoffe und schädliche Keime.

Wenn Sie gerne Tee trinken und damit gleichzeitig Ihr Immunsystem stärken wollen, sollten Sie grünen Tee trinken. Die Polyphenole der Teeblätter bauen einen natürlichen Schutz gegen Erkältungsviren auf. Fragen Sie im Fachhandel nach schadstoffkontrolliertem grünen Tee.

Auch Zink und Selen unterstützen das Immunsystem. Mit einer köstlichen Scholle

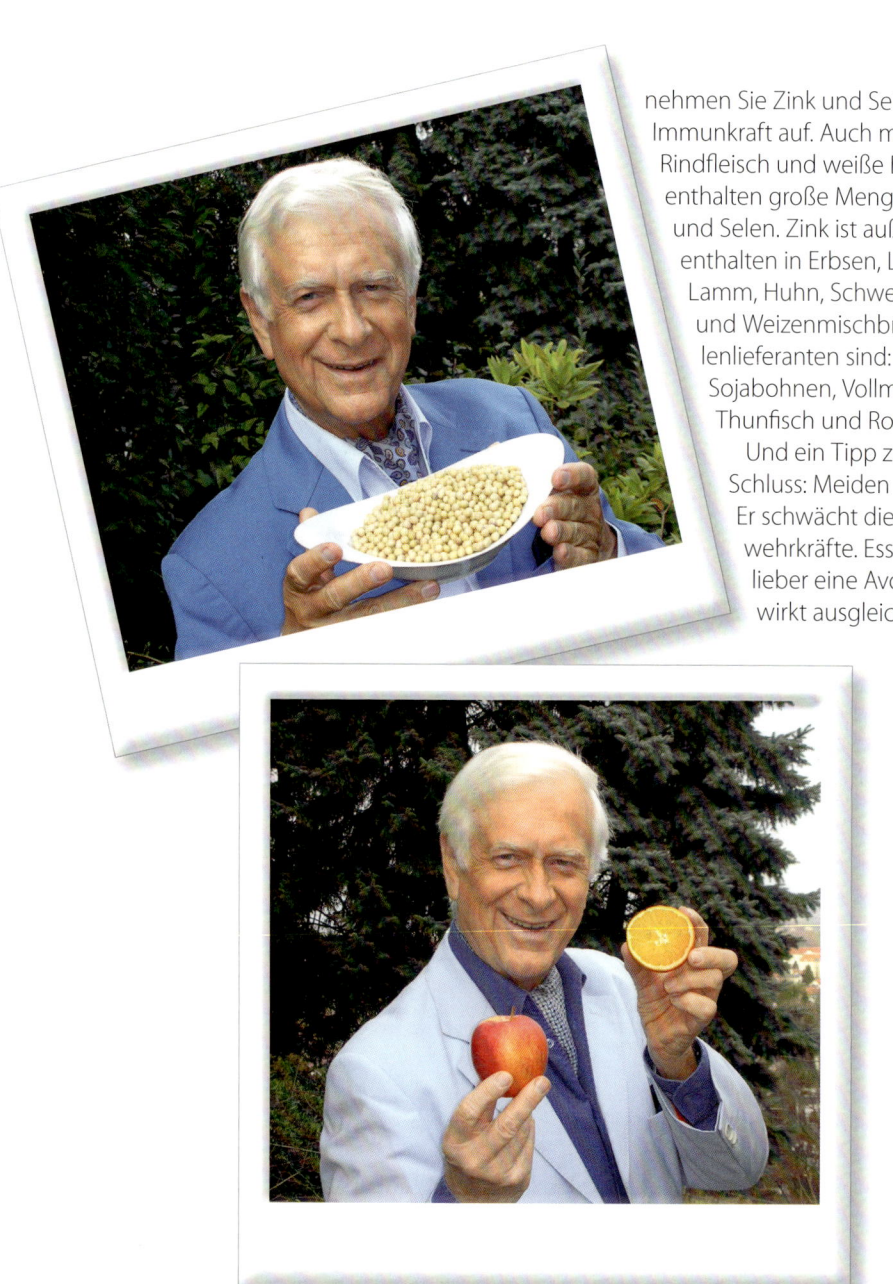

nehmen Sie Zink und Selen für Ihre Immunkraft auf. Auch mageres Rindfleisch und weiße Bohnen enthalten große Mengen an Zink und Selen. Zink ist außerdem enthalten in Erbsen, Linsen, Ente, Lamm, Huhn, Schweinekotelett und Weizenmischbrot. Gute Selenlieferanten sind: Apfelsinen, Sojabohnen, Vollmilch, Forelle, Thunfisch und Rotbarsch. Und ein Tipp zum Schluss: Meiden Sie Streit. Er schwächt die Abwehrkräfte. Essen Sie lieber eine Avocado, sie wirkt ausgleichend.

Insektenstiche

Mit Zitrone, Salz und Speichel gegen lästige Insektenstiche

Kaum steigen die Temperaturen, tauchen schon die ersten Insekten auf und fallen über uns her, wenn wir draußen im Garten, auf dem Balkon oder auf der Terrasse sitzen. In erster Linie sind es die Mücken, von denen es rund 130 Arten gibt, die gern stechen und als »Blutsauger« unterwegs sind. So ein Stich kann sehr schmerzhaft sein, zumindest kommt es sehr rasch zu einem Anschwellen und Jucken der Stichstelle. Damit das nicht passiert, sollte man Erste-Hilfe-Maßnahmen ergreifen. Hier gibt es gleich mehrere Möglichkeiten, mit einfachen Naturrezepten und Hausmitteln vorzubeugen.

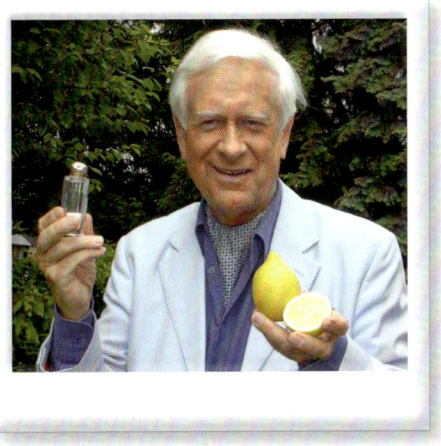

- Schneiden Sie 1 Zitrone in 2 Hälften und reiben Sie die Stichstelle und die Haut unmittelbar darum mit den Schnittflächen ein.

- Sie können das auch mit einer Zwiebel machen, allerdings nur dann, wenn Sie keine Zwiebelallergie haben.

- Geben Sie etwas Salz auf die Stichstelle und vermischen Sie es mit Ihrem Speichel. Diesen Brei massieren Sie leicht ein.

- Sie können das Kochsalz auch auf einen nassen Frottee-Waschlappen geben, den Sie dann einfach auflegen.

- Oder reiben Sie die Stichstelle mit einem Eiswürfel ein.

- Zerreiben Sie ein gewaschenes Salbeiblatt, betupfen Sie mit dem Saft des Blattes die betreffende Hautstelle.

- Es funktioniert auch mit ein paar Tropfen australischem Teebaumöl.

- Sehr sinnvoll ist es auch, ein Stück von einer Papaya aufzulegen.

Jung bleiben

Naturtrüber Apfelsaft und Bananen als Jungbrunnen

Jeder von uns möchte so lange wie möglich gesund, fit und vital bleiben, möchte jugendliche Energie bewahren. Das darf man allerdings nicht dem Zufall überlassen. Mit der richtigen Ernährung können Sie aber einiges dafür tun. Eine ganze Reihe von Naturprodukten lassen sich regelrecht als Jungbrunnen einsetzen.

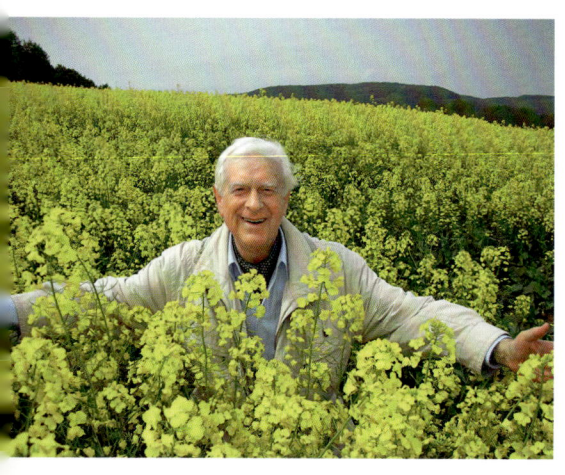

114

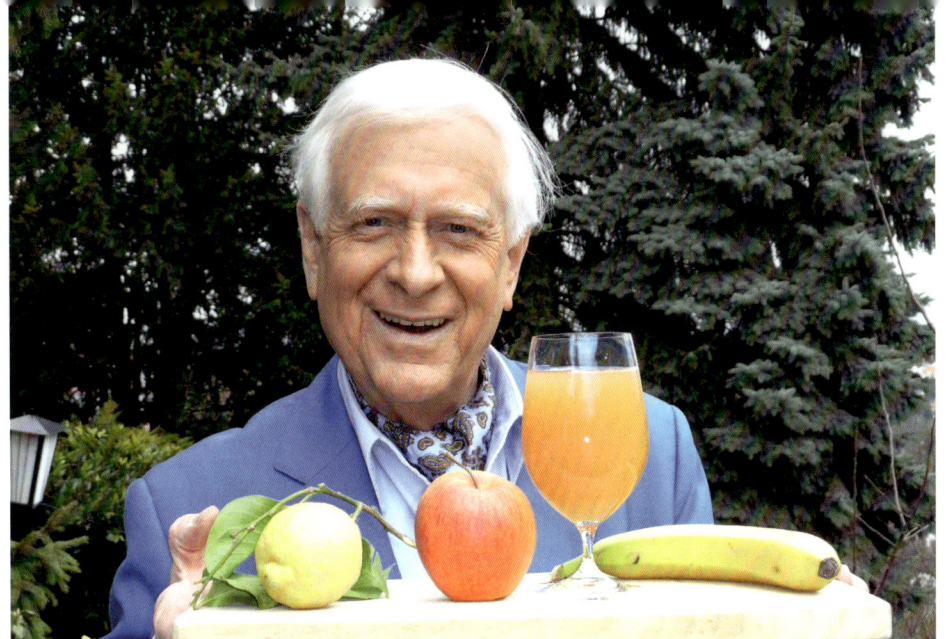

Wer kennt nicht den englischen Spruch: »Ein Apfel am Tag hält den Arzt fern!« So kann man dieses Wort nicht im Raum stehen lassen. Ein Apfel wäre zu wenig. Allerdings haben amerikanische Wissenschaftler nachgewiesen: 3 mittelgroße Äpfel am Tag bremsen ganz massiv das Altern, weil sie genau die Menge antioxidative Flavonoide und Phenole enthalten, die in unserem Körper aggressive Umweltschadstoffe nahezu komplett ausschalten können. Das sind Stoffe, die uns alt und krank machen. Außerdem enthalten Äpfel reichlich vom Faserstoff Pektin. Und von dem weiß man, dass er zu hohe Cholesterinwerte verhindern kann.

Interessant dabei ist, was die Wissenschaftler weiter beobachtet haben: Es müssen nicht 3 Äpfel sein. Genau dieselbe Wirkung bringt der naturtrübe, naturreine Apfelsaft. Man sollte davon jeden Tag 350 Milliliter trinken. Langsam in kleinen Schlucken, damit ein Teil der Wirkstoffe bereits von den Mundschleimhäuten aufgenommen werden kann.

Der Effekt, den der Genuss von Äpfeln oder Apfelsaft bringt: Die Fettablagerung in den Blutgefäßen wird verhindert. Und damit sinkt das Risiko für eine Verstopfung der Gefäße, also für eine frühzeitige Arteriosklerose.

Ebenso wichtig als Jungbrunnen wie die 3 Äpfel ist täglich 1 Banane, die Sie ebenfalls langsam verzehren und gut kauen sollten. Die Banane versorgt uns mit dem wertvollen Mineralstoff Kalium, der einer Verkrampfung von verengten Gefäßen vorbeugt, wodurch das Risiko für Schlaganfall und Herzinfarkt gesenkt wird. Außerdem ist Kalium auch ein Herzschutz.

Wer Äpfel, Apfelsaft und Bananen für gesunde Blutgefäße und zur Vorbeugung gegen Arteriosklerose einsetzen möchte, muss wissen: Das sind keine Zaubermittel. Bis sich diese Ernährungstricks auf die Blutwerte auswirken, dauert es mindestens 3 bis 5 Monate.

Unterstützung als Jungbrunnen-Nahrung bringen Knoblauch, Vollkorn, Artischocken und Gemüse der Saison.

Kamille

Mit der Kamillen-Rollkur gegen Magenschleimhautentzündung

Getrocknete Kamillenblüten sollte man im-

mer in der Hausapotheke vorrätig haben.

Man bereitet daraus Tee zu. Und den kann

man vielfach in der

Naturmedizin als

Hausmittel und Na-

turarznei einsetzen:

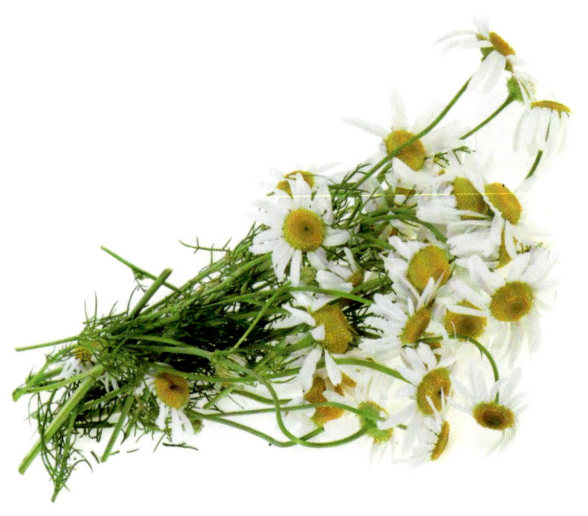

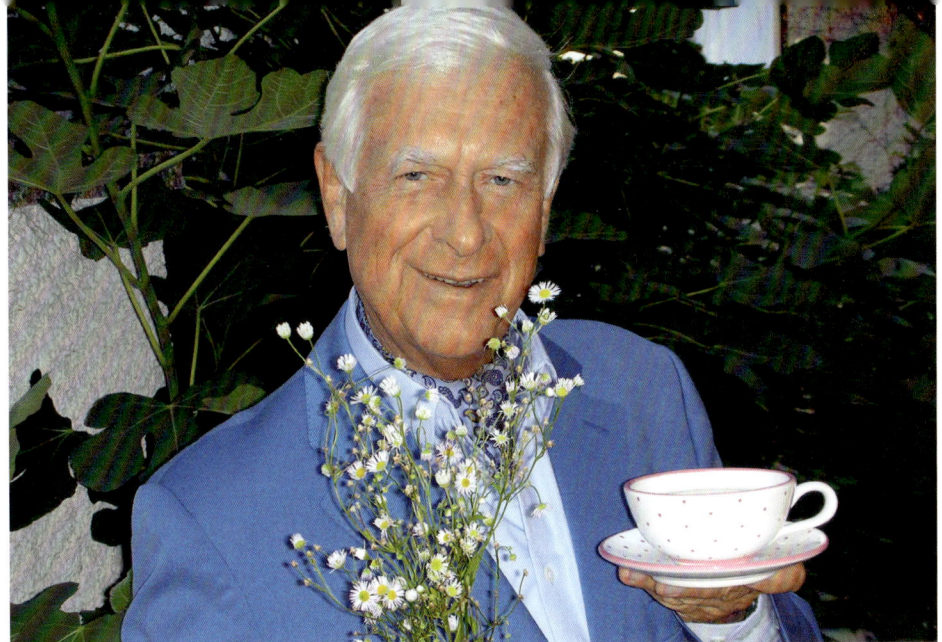

- Bei Akne und anderen Hautunreinheiten wäscht man damit regelmäßig das Gesicht.

- Bei einer Blasenentzündung helfen Sitzbäder mit 2 Liter Kamillentee im Badewasser der Wanne.

- Bei Halsschmerzen und Zahnfleischbluten sollte man damit gurgeln.

- Außerdem ist Kamillentee ein Geheimrezept gegen Mundgeruch.

Eine besonders interessante Anwendung der Kamille ist eine Teekur bei Magenschleimhautentzündung, auch Gastritis genannt. Viele Ärzte, die mit Naturheilmitteln arbeiten, wenden bei dieser lästigen und schmerzhaften Erkrankung sehr oft zuerst anstelle von chemischen Medikamenten vorzugsweise die natürlichen Kräfte der Kamille an. Und zwar im Rahmen einer ganz einfachen Kamillen-Rollkur. Und die wird folgendermaßen durchgeführt:

- Man bereitet 1 Tasse besonders starken Kamillentee zu: 2 bis 3 Teelöffel getrocknete Kamillenblüten werden mit einem ¼ Liter kochenden Wasser überbrüht. Danach 10 Minuten zugedeckt ziehen lassen. Sobald der Tee lauwarm ist, trinkt man ihn zügig und legt sich dann jeweils 5 Minuten lang auf den Rücken, danach auf die rechte Seite, auf den Bauch und schließlich auf die linke Seite. Das muss aber ganz ruhig und stressfrei, darf auf keinen Fall hektisch und eilig geschehen. Auf diese Weise können die entzündungshemmenden ätherischen Öle der Kamille nach und nach die gesamte Magenschleimhaut benetzen und beruhigen. Und das Positive dabei: Die Anwendung hat keine unerwünschten Nebenwirkungen.

Der Einfluss der Kamille auf den Magen macht aber auch klar, dass man Kamillentee nicht als Genusstee regelmäßig trinken sollte. Wir sollten uns immer vor Augen halten: Der Tee ist eine Naturarznei.

Kartoffel

Eine tolle Knolle

Mehr als nur eine Beilage – die schmackhafte, preiswerte und kalorienarme Knolle ist nicht nur das ganze Jahr über verfügbar, sie lässt sich auch sehr vielseitig verwenden: für deftige und edle Eintöpfe, als Hauptzutat für sättigende Salate und als Basis für köstliche Aufläufe. Wer es einfacher mag, kombiniert Pellkartoffeln mit frischen, zart angedünsteten Tomaten.

Kartoffeln sind nährstoffreich und enthalten hochwertiges pflanzliches Eiweiß, das sich ideal mit Käse, Quark und Eiern kombinieren lässt. Ihr beachtlicher Anteil an Vitamin C geht auch beim Kochen nicht verloren. Daher kann der häufige Verzehr von Kartoffeln Infektionen vorbeugen und stark gegen Stress machen.

In der Kartoffel sind neben dem erwähnten Vitamin C noch viele andere Vitalstoffe enthalten: Kalium für die Nerven, Muskeln und für die Verdauung, Magnesium fürs Herz und Kalzium für die Knochen. Menschen, die regelmäßig Kartoffeln essen, leiden selten unter Müdigkeit und Konzentrationsmangel.

Die Kartoffel ist auch ein klassischer Lieferant für basische Substanzen und daher eine gute und ausgleichende Beilage zum Fleisch, das unserem Organismus reichlich Säuren zuführt. Besonders Frühkartoffeln überzeugen außerdem durch ihren frischen Geschmack.

Hier ein kalorienarmes Abendessen für 1 Person:

250 Gramm Kartoffeln mit Schale waschen, halbieren. Mit der Schnittfläche nach oben auf ein Backblech legen, mit Olivenöl bestreichen, mit Kümmel bestreuen und goldbraun backen. Jede Kartoffelhälfte mit 1 Esslöffel Kräuterquark genießen.

Und noch ein Hinweis: Wenn Sie im Restaurant eine Beilage aussuchen und die Auswahl zwischen Pellkartoffeln und Kartoffelpüree haben, dann sollten Sie wissen: 100 Gramm Pellkartoffeln haben bloß 80 Kalorien, 100 Gramm Kartoffelpüree hingegen 360 Kalorien. Das ist ein stattlicher Unterschied, vor allem, wenn man schlank werden oder bleiben will.

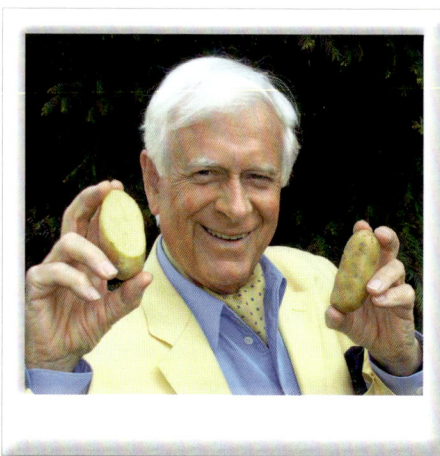

Kater

Silvester- oder Karnevalskater – die wirksamsten Hausrezepte gegen die bösen Folgen des ausgelassenen Feierns

Egal, ob man in der Silvesternacht ausgeht oder zu Hause bleibt, ob man den Abschied vom alten Jahr bei einer großen Veranstaltung oder im kleinen Kreis feiert: Man will sich mit Wein, Sekt oder Champagner zuprosten. Auch wenn man sonst übers Jahr kaum Alkohol trinkt. Das heißt: Genau der, der sonst keinen oder kaum Alkohol trinkt, verträgt nicht viel. Darum gibt es nach der Silvesternacht viele, die an einem zünftigen Alkohol-Kater leiden. Das bedeutet am nächsten Morgen Kopfschmerzen, Schwindelanfälle, Übelkeit und schlechte Laune. Die Frage, die jeder am 1. Januar beantwortet haben möchte, lautet: Wie kriege ich den Silvester-Kater möglichst schnell wieder in den Griff?

Diese Frage stellen sich auch viele Jahr für Jahr in den »närrischen Tagen«. Sie werden das selbst in Ihrem unmittelbaren Umfeld erleben: Jeder hat Freunde, Bekannte oder Verwandte, die alle Jahre wieder die tollen Tage – ob man sie nun Karneval oder Fasching nennt – so richtig feiern wollen. Dazu gehört ein Umzug mit kostümierten Menschen durch die Stadt oder durchs Dorf. Dazu gehören Musik, Tanz und vielfach auch Alkohol. Und auch

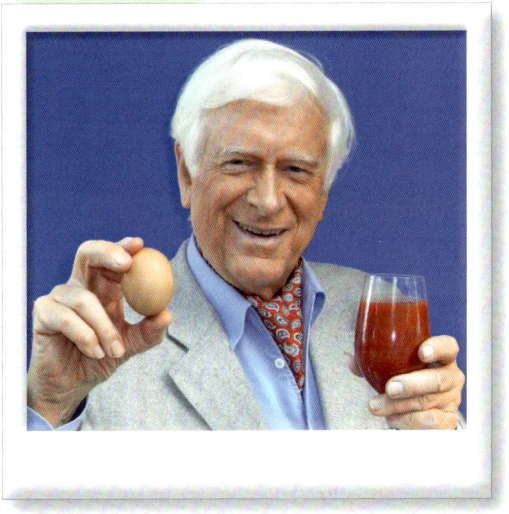

hier sind es wieder gerade die, die nur an Karneval über den Durst trinken und dabei ihre Leber schwer überfordern. Wer es an den »tollen Tagen« zu toll treibt, der handelt sich bei so einem Karnevals-Abenteuer einen zünftigen Alkohol-Kater ein.

Doch egal ob Silvester oder Karneval, die typischen Symptome sind dieselben: Der Kopf und die Glieder tun weh. Man fühlt sich wie gerädert, wird von Verdauungsproblemen und Übelkeit gequält und hat logischerweise ein schwaches Immunsystem. Damit steigt die zusätzliche Gefahr für

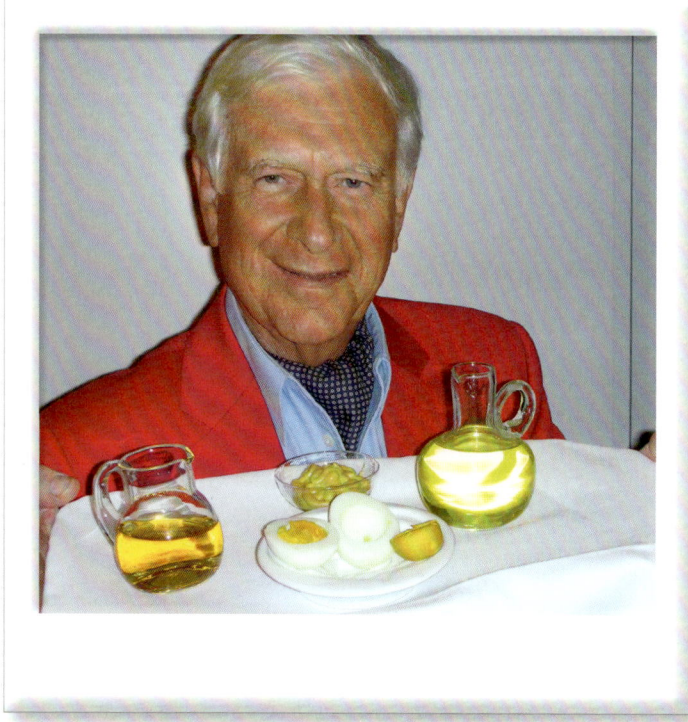

nach in zwei gleiche Hälften schneiden. Legen Sie nun die beiden Hälften mit der Schnittfläche nach oben auf einen Teller und nehmen Sie vorsichtig mit einem Teelöffel die beiden Eigelbhälften heraus und legen Sie sie neben das Eiweiß.

• Jetzt geben Sie in die Mulden der beiden Eiweißhälften ein paar Tropfen Apfelessig, ein paar Tropfen kalt gepresstes, natives Olivenöl und einen Klacks Senf. Danach legen Sie ganz vorsichtig die beiden Eigelbhälften wieder an ihren Platz und essen nun – langsam unter gutem Kauen – beide Eihälften.

eine starke Erkältung vom grippalen Infekt bis zur Virusgrippe. Daher sollte man den Kater nicht leidend über sich ergehen lassen, sondern sofort etwas dagegen tun. Es gibt dazu eine Reihe von einfachen, aber sehr wirksamen Rezepten: Und wie unsere Großmütter schon immer gesagt haben: »Für den Alkohol im Karneval braucht man eine gute Unterlage im Magen!«

• Diese Unterlage ist das Karnevals-Ei, eine ganz spezielle Zubereitung, die obendrein köstlich schmeckt. Man sollte dieses Ei eine Stunde, bevor man aus dem Haus geht, konsumieren: Man braucht dazu 1 hart gekochtes Ei. Das muss man schälen und der Länge

• Wenn Sie keine Eier mögen, dann sollten Sie ein altes britisches Hausmittel anwenden, das an der Universität von Birmingham getestet worden ist. Bevor Sie zu einem bunten Karnevalstreiben gehen, essen Sie langsam und ohne Stress 2 bis 3 Bananen. Die Wirkstoffe der Bananen verstärken den schützenden, natürlichen Schleim der Magen- und Darmwände.

• Das Allerwichtigste ist: Trinken Sie reichlich stilles Wasser oder Leitungswasser, dem Sie immer ein wenig frisch gepressten Zitronensaft beigeben. Das hilft, den Alkohol rasch aus dem Körper auszuleiten. Schon das Wasser ohne den Zitronensaft tut hier einfach gut.

- Wenn die Alkoholfolgen nicht allzu groß sind: Pressen Sie einen ¼ Liter Orangensaft, rühren Sie 2 Esslöffel Honig und 4 Esslöffel Artischockensaft (Reformhaus) ein. Das Vitamin C baut den Alkohol-Stress der Leber ab. Die Wirkstoffe Cynarin und Cynaridin können sogar bereits etwas lädierte Leberzellen regenerieren. Das hat 1958 der bulgarische Arzt Dr. T. Maros nachgewiesen.

- Ebenfalls gegen den »kleinen« Karnevals-Kater: Kauen Sie intensiv.

- 2 Rollmöpse und 1 Salzgurke. Auch ein ½ Salzhering leistet gute Dienste. Sie alle liefern Mineralstoffe, die der Körper dringend braucht.

- Fällt der Kater stärker aus, dann mixen Sie folgendes Rezept, das übrigens auch wirklich gut schmeckt: In einen ¼ Liter Tomatensaft werden 1 rohes Bio-Eigelb und 1 Teelöffel Worcester-soße eingerührt. Dann wird mit Pfeffer und Kräutersalz gewürzt. Man sollte den Cocktail zügig trinken. Am besten 2-mal innerhalb von 12 Stunden.

- Und das ist die Superwaffe aus dem Bereich der alten Hausmittel gegen einen zünftigen Silvester-Kater: Bereiten Sie einen Teller mit Haferflockensuppe zu, wobei es optimal Vollkornhaferflocken sein sollten. Das ist aber nicht alles. So

eine Haferflockensuppe zum Frühstück bringt Energie, kann aber keinen Silvester-Kater vertreiben. Daher gießen Sie nun eine ½ Tasse schwarzen ungesüßten Bohnenkaffee in die Suppe. Zuletzt kommt noch der Saft einer ½ Zitrone dazu. Das Ganze gut umrühren. Und bitte: mit Todesverachtung essen. Glauben Sie mir: Diese Anti-Kater-Suppe schaut schrecklich aus. Sie schmeckt auch schrecklich. Aber sie wirkt.

- Parallel dazu gibt es auch einen sehr einfachen, aber wirkungsvollen Akupressur-Griff gegen den Karnevals-Kater: Setzen Sie den Zeigefinger der rechten Hand genau im Nacken an und massieren Sie entlang der Mitte der Schädeldecke bis zur Stirn nach vorne. Wiederholen Sie die Massage immer wieder.

- Und auch die Homöopathie weiß ein Mittel gegen den Kater: Nehmen Sie im Laufe des Tages 3- bis 4-mal stündlich auf einem Stück Brot 5 Tropfen Nux vomica, die homöopathische Tinktur der Brechnuss.

Sie werden sehen: Mit diesen Rezepten – vor allem mit dem Tomatensaft-Cocktail – haben Sie die kleine Karnevals-Sünde rasch wieder im Griff.

Ein zusätzlicher kleiner Tipp: Man verträgt den Alkohol auch besser, wenn man vorbeugend 1 bis 2 Gläser Wasser trinkt und danach eine Scheibe Vollkornbrot intensiv kaut.

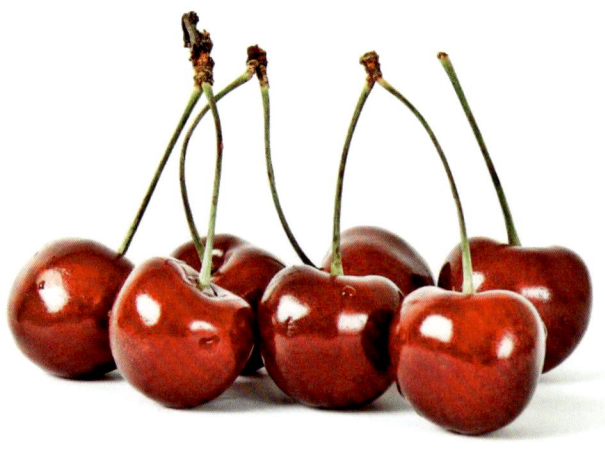

Kirschen

Kirschen gegen Rheuma, Gicht und Muskelkater

Jahr für Jahr ist im Sommer wieder Kirschenzeit. Überall gibt es die heimischen reifen Früchte zu kaufen. Die roten, süßen, saftigen und knackigen Kirschen schmecken nicht nur köstlich. Man kann sie sogar als »Naturarznei vom Baum« bezeichnen. Der wertvollste Wirkstoff neben Vitamin C, Zink, Folsäure und Kalzium ist der rote Pflanzenfarbstoff Anthocyan.

Welchen Einfluss dieser Farbstoff auf unsere Gesundheit nimmt, das hat bereits im Jahr 1950 der in Texas lebende deutsche Arzt Dr. Ludwig Blau durch Zufall entdeckt. Er war selbst Rheuma- und Gicht-Patient und hat bei einem Freund, der eine Kirschenplantage besaß, große Mengen reifer, süßer dunkler Kirschen gegessen. Die Folge: Seine Schmerzen ließen nach.

Im Rahmen einer Studie mit Rheuma- und Gicht-Kranken hat er nachgewiesen: Der rote Farbstoff in den Kirschen lindert Rheuma- und Gicht-Schmerzen. Da Kirschen massiv Harnsäure und andere Säuren binden und aus dem Körper transportieren, zugleich aber auch Entzündungen im Körper bekämpft werden, kann man zur Kirschenzeit das Risiko für Rheuma und Gicht senken. Man muss aber täglich mindestens 2 Handvoll Kirschen verzehren.

Sportmediziner haben vor einigen Jahren ganz Erstaunliches beobachtet: dass man nämlich mit dem Genuss von reifen, dunklen Kirschen Muskelkater nach Sport verhindern oder erfolgreich bekämpfen kann.

Knoblauch

Knoblauch wirkt vor allem am Abend als Naturarznei

Viele Spitzenköche sind sich einig: Der Knoblauch war zu Recht das Gewürz des Sommers 2009. Erstens gibt er zahllosen Speisen ein köstliches Aroma. Und zweitens ist er eine Naturarznei. Wer über einen langen Zeitraum jeden Tag 3 Knoblauchzehen konsumiert, hat im Endeffekt um 7 bis 10 Jahre jüngere und elastischere Gefäße. Das hat man schon vor Jahren am Institut für Herz-Kreislauf-Forschung in Mainz festgestellt. Doch der Knoblauch kann noch viel mehr:

- Knoblauch hebt das gute HDL-Cholesterin und senkt das schädliche LDL-Cholesterin. Da sich dieses aber vor allem nachts im Körper des Menschen aufbaut, ist es besonders sinnvoll, dass man den Knoblauch abends isst. Da kann der »Knofi« am wirkungsvollsten zeigen, was er kann.

- Amerikanische Studien haben außerdem ergeben: Wer oft Gerichte mit Knoblauch genießt, absolviert ein Anti-Aging-Programm. Knoblauch kann geschädigte Körperzellen – ja sogar die DNA – reparieren.

Gegen den lästigen Geruch gibt es wirksame natürliche Mittel: Rucola, Petersilie, Majoran und Thymian, alles roh gekaut. Mitunter wirken 1 Glas Milch oder 1 Glas Rotwein noch besser.

Mit Knoblauch gegen die Vergesslichkeit

Keine Sorge, wenn Sie einmal einen Termin, einen Namen oder den Geburtstag eines lieben Mitmenschen vergessen haben: Das ist noch lange kein Anzeichen für eine Demenzerkrankung. Es gibt so viele Ursachen im Leben, die das Gehirn blockieren: Stress, Lärm, ständige seelische Belastung, Ärger, Kränkungen, aber auch Durchblutungsstörungen haben zweifelsohne einen entscheidenden negativen Einfluss auf die Gehirnarbeit. Die Gedächtnis und Konzentrationsleistung lässt nach.

Was braucht unser Gehirn, um fit zu bleiben? Es hat zwar nur 2 Prozent unseres Körpergewichts. Aber es benötigt 40 Prozent des eingeatmeten Sauerstoffs. Und da das Gehirn aus etwa 70 Prozent Flüssigkeit besteht, braucht es Wasser. Der Sauerstoff und das Wasser sind wichtig, weil sie die nötigen Nährstoffe über das Blut an die Gehirnzellen liefern. Oft steckt hinter der Vergesslichkeit ein Nährstoffmangel.

Dagegen gibt es ein höchst einfaches Rezept aus der Natur: Machen Sie

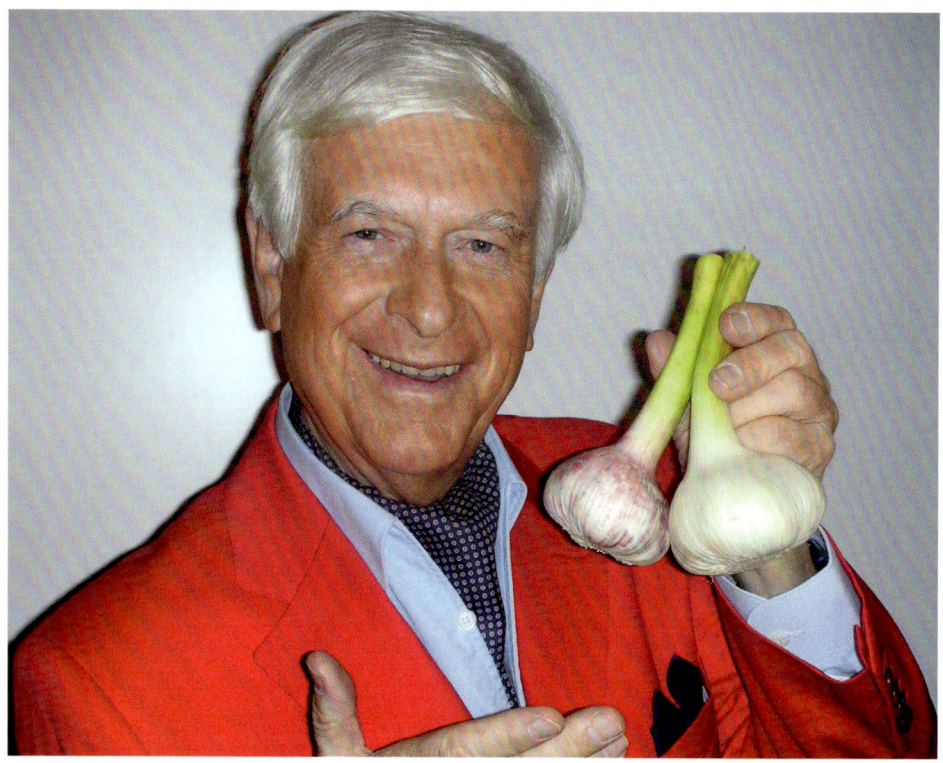

mehrmals im Jahr eine Knoblauch-Kur. Am besten 3 Wochen lang oder auch länger. Jeden Tag mindestens 3 Knoblauchzehen. Knoblauch hält geistig fit!

Wie das funktioniert? Der Knoblauch fördert die Durchblutung auf zweierlei Weise: Er verdünnt das Blut, weitet die Blutgefäße und macht sie so elastisch. Knoblauch fördert die Durchblutung im ganzen Körper und damit auch im Kopf. Dadurch können die fürs Denken und für die geistige Fitness notwendigen Nährstoffe aus der täglichen Ernährung problemlos und rasch zu den Gehirnzellen gelangen, und das Gehirn bekommt damit auch mehr Sauerstoff. Und da auch Umweltschadstoffe das Denken gefährden, trifft es sich wunderbar,

dass das Allicin, der Hauptwirkstoff des Knoblauchs, entgiftende Fähigkeiten hat und die Nerven kräftigt, die ja – wenn sie schwach sind – das Denken ebenfalls gehörig blockieren können.

Und so wird die Knoblauch-Kur gegen Vergesslichkeit durchgeführt: Zerdrücken Sie gleich am Morgen 3 geschälte Knoblauchzehen zu einem Brei. Dann formen Sie aus der Schmolle – dem weichen Inneren von Brot – von frischem Vollkornbrot kleine Kügelchen und kneten in diese Kügelchen den zerdrückten Knoblauch ein. Geben Sie die Kügelchen in eine kleine handliche Dose und nehmen Sie davon immer wieder ein paar Stück während des Tages ein. Sie werden es bald merken: Knoblauch macht klüger.

Knoblauch-Milch

Knoblauch-Milch stärkt Fingerkuppen und Nägel

Wer im Winter im Freien – zum Beispiel im Garten, auf der Terrasse oder auf dem Balkon – zu tun hat, der bekommt aufgrund der Kälte oft nicht nur eine raue Haut an den Händen. Auch die Fingerkuppen werden hart und sind gerötet. In erster Linie aber leiden die Fingernägel. Sie werden brüchig und schwach. Speziell für diese Probleme gibt es ein altes Hausmittel, das heute kaum jemand kennt, das aber großen Erfolg bringt.

- *Kaufen Sie eine schöne, große, frische Knoblauchknolle. Lösen Sie nun daraus 3 Knoblauchzehen. Schälen Sie sie ab, schneiden Sie sie in kleine Stücke und zerdrücken Sie diese auf einem Holzbrett mit einem Messer. Sie können die Knoblauchzehen auch mit einem speziellen Küchengerät quetschen. Die zerdrückten Knoblauchzehen geben Sie in einen kleinen Küchentopf, gießen einen ¼ Liter heiße Milch darüber und lassen das Ganze 1-mal aufkochen. Dann sollte die Knoblauch-Milch etwa 5 bis 10 Minuten stehen, ehe sie verwendet wird. Zuvor sollte man die Knoblauch-Milch durchseihen*

Und so wird das alte Hausrezept gemacht:

- *Tränken Sie in der warmen Knoblauch-Milch 2 Mulltücher und wickeln Sie damit die Finger beider Hände gut ein. Schlagen Sie dann noch ein trockenes Tuch über jede Hand. Lassen Sie die Knoblauch-Milch etwa 20 bis 25 Minuten einwirken.*

- *Danach nehmen Sie die trockenen Tücher mit den inzwischen auch trocken gewordenen Mulltüchern wieder ab. Nicht die Hände waschen. Die eingetrocknete Knoblauch-Milch sollte noch etwa 2 Stunden auf die Fingerkuppen und auf die Fingernägel einwirken.*

Wenn man dieses alte Naturrezept einige Zeit 2- bis 3-mal die Woche anwendet, dann kann man beobachten, wie die brüchigen, schwachen Fingernägel wieder stark und glänzend werden. Und auch die strapazierten Fingerkuppen sehen wieder gesund und normal aus. Sie sind nicht mehr entzündet und auch nicht mehr gerötet. Ihre Haut ist wieder samtig.

Übrigens: Dieses Naturrezept hat sich auch zur Pflege der Zehennägel bewährt.

Knochen

Joghurt mit Eierschalen gibt den Knochen Kraft

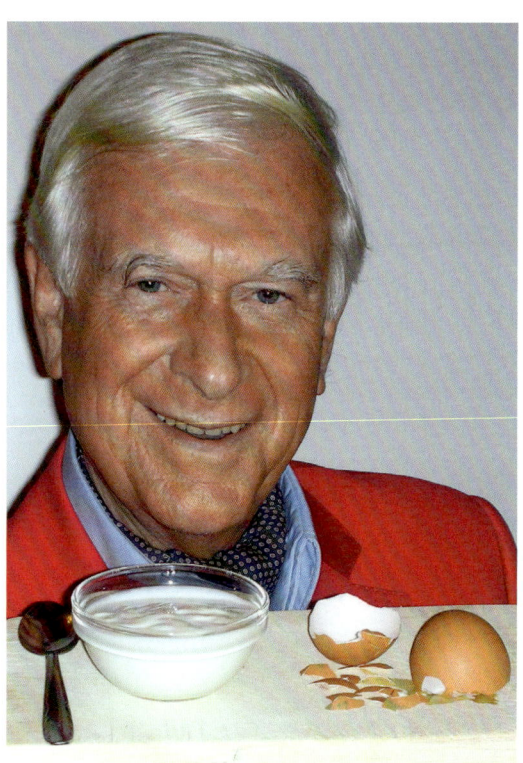

Etwa alle 3 Minuten kommt es in Deutschland zu einem Knochenbruch, der durch Osteoporose – auch Knochenschwund genannt – verursacht wird. Es handelt sich dabei meist um Brüche in den Wirbelkörpern, in den großen Röhrenknochen am Oberschenkel, am Unterarm und an den Rippen. Das wäre nicht notwendig, wenn die meisten von uns rechtzeitig und frühzeitig etwas zum Schutz der Knochen tun würden. Es ist allerdings nie zu spät, etwas zum Stärken der Knochen zu tun.

Das ist kein modernes Thema von heute. Der Beweis dafür: Es gibt viele praktische Hausmittel, mit denen man schon vor langer Zeit versucht hat, die Knochen stark zu machen und gesund zu erhalten.

- Ein altes Bauern-Rezept wird auch heute noch in entlegenen Bergtälern angewendet und von erfahrenen Landärzten empfohlen: Man braucht dazu Bio-Eier. Man kann sie hart kochen und konsumieren. Wichtig ist, dass man die Schale gut wäscht und trocknet und dann extrafein pulverisiert. Und dann rührt man einige Wochen lang täglich 2 Teelöffel des Eierschalenpulvers in 1 Becher Naturjoghurt und konsumiert diese Mischung zum Frühstück. Man sollte 1 Glas naturtrüben Apfelsaft nachtrinken. Wer keinen Joghurt mag, der kann die pulverisierten Eierschalen auch in Apfelmus rühren. Der Erfolg dieses alten Hausmittels ist – was die Knochendichte betrifft – mitunter verblüffend.

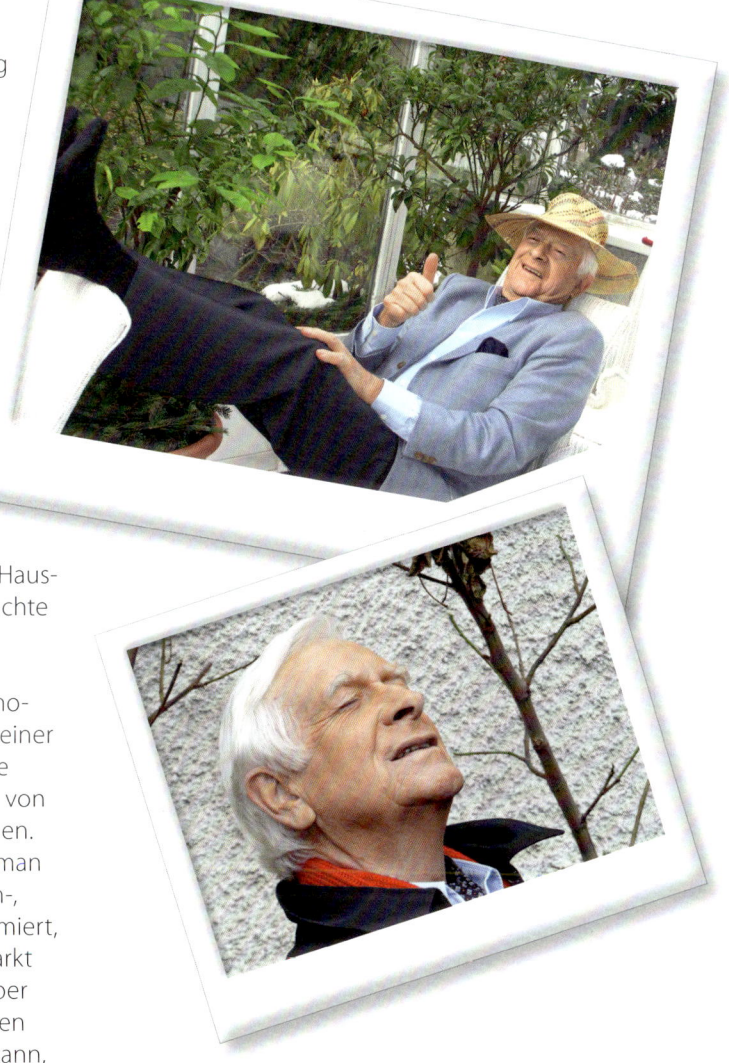

- Da die Kalziumzufuhr für die Knochen ein wichtiger Bestandteil einer Osteoporose-Vorsorge ist, sollte auf den regelmäßigen Konsum von Milchprodukten geachtet werden. Dabei aber wäre wichtig, dass man Produkte abwechselnd aus Kuh-, Ziegen- und Schafmilch konsumiert, die man heute alle im Supermarkt kaufen kann. Da das Kalzium aber nur mithilfe von Vitamin D in den Knochen eingelagert werden kann, der Körper das Vitamin D nur dann herstellt, wenn Sonne und Naturlicht auf die Haut auftreffen, ist es wichtig, so oft wie möglich tagsüber hinaus ins Freie zu gehen und vor allem auch jeden Sonnentag dafür zu nutzen.

- Ebenfalls sehr alt ist folgendes Hausmittel: Man nimmt 3 Wochen lang kurmäßig täglich 2-mal 1 Messerspitze Eichenrindenpulver ein, am besten in etwas Konfitüre oder Honig.

Kohlwickel

Ein Kohlwickel hilft bei Gelenkbeschwerden

Kohl ist ein überaus gesundes Wintergemüse, ein wichtiger Bestandteil einer ausgewogenen Ernährung. Sowohl im Weiß- als auch im Grünkohl stecken wertvolle Bioaktivstoffe, die hervorragend auch äußerlich bei entzündeten, schmerzenden Gelenken eingesetzt werden können. Der Kohlwickel ist ein altes Hausmittel, das unsere Großmütter mit großem Erfolg angewendet haben.

- Und so wird er durchgeführt: Lösen Sie vom Grünkohl oder Weißkohl etwa 4 große, schöne Kohlblätter. Legen Sie sie auf ein Küchenbrett und schneiden Sie mit einem scharfen Messer die starke Mittelrippe heraus. Diese könnte auf der Haut drücken und als unangenehm empfunden werden. Dann sollten Sie die Kohlblätter ganz kurz heiß waschen. Sie dürfen nicht kalt sein. Danach walken Sie sie aus, damit der Saft austritt. Verwenden Sie aber kein Nudelholz. Es würde zu viel Saft aufsaugen. Besser: Sie nehmen eine Glasflasche oder »verkleiden« das Nudelholz mit einer Kunststofffolie.

- Jetzt waschen Sie die schmerzenden Körperstellen warm ab, legen dann die Kohlblätter auf und wickeln ein trockenes Baumwolltuch darüber. Sie können dann zusätzlich mit einer elastischen Binde die Kohlblätter fixieren. Lassen Sie den Wickel einige Stunden einwirken, am besten über Nacht.

Der Kohlwickel hilft besonders bei Arthrose der Kniegelenke. Er kann aber auch bei Rheuma an jeder Körperstelle und bei Krampfadern angewendet werden.
Und warum wirkt dieses alte Hausmittel? Was unsere Großmütter instinktiv gespürt haben, kann man heute wissenschaftlich nachweisen. Bei den Bioaktivstoffen in den Weißkohl- und Grünkohlblättern handelt es sich um spezielle Flavonoide und Senföl-Glykoside, die vor allem bei Entzündungen abschwellend und schmerzstillend wirken.

Der Kohlwickel wirkt nicht gleich beim ersten Mal. Man muss Geduld haben. Das ist aber bei fast allen pflanzlichen Naturkräften so.

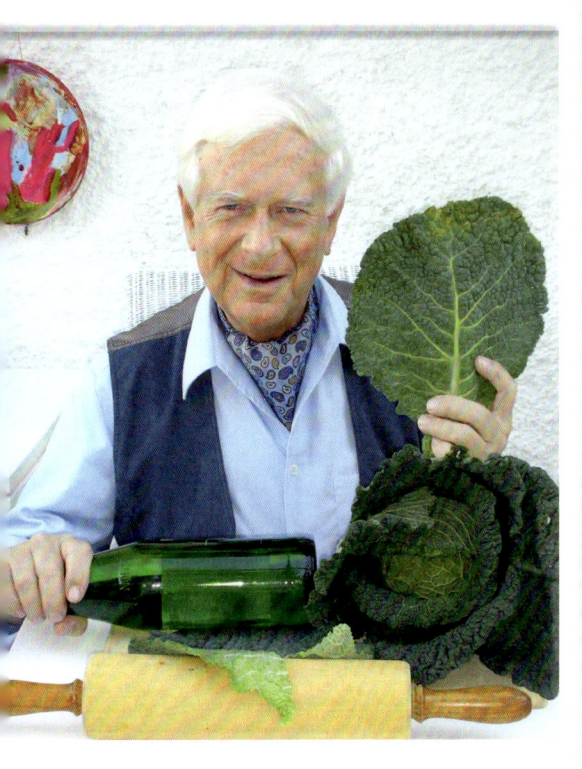

Kombucha ist ein Gebräu aus Schwarztee und Zucker, vergoren durch den asiatischen Teepilz Kombucha. Es handelt sich dabei um eine Lebensgemeinschaft von Essigsäure-Bakterien und Hefepilzen, die den gezuckerten Tee durch Gärung zu einem moussierenden, erfrischenden und wohlschmeckenden Getränk werden lassen. Die Hefepilze wandeln einen Teil des gelösten Zuckers in Alkohol und Kohlendioxid um. Der andere Teil des Zuckers wird in Zellulose verwandelt. Dadurch wächst der Pilz. Seine Bakterien vergären den Alkohol zu Essigsäure.

Das Getränk wurde bereits vor 2000 Jahren als Naturheilmittel eingesetzt. Kombucha regt den gesamten Stoffwechsel an. Gicht, Rheuma, Magen- und Darmprobleme und Bluthochdruck können positiv beeinflusst werden.

Kom-bucha

4-Wochen-Kur mit dem asiatischen Teepilz

Führen Sie eine Kur mit Kombucha durch:

● *Trinken Sie 4 Wochen lang 2- bis 3-mal täglich einen ¼-Liter Kombucha. Essen Sie in dieser Zeit überwiegend Obst, Gemüse, Fisch, wenig Fleisch und keine tierischen Fette.*

Kopfschmerzen

Mit Kartoffel-Massage gegen Kopfschmerzen

Er ist plötzlich da und macht Erwachsene wie Kinder völlig handlungsunfähig: der Spannungskopfschmerz, der meist im Nacken beginnt und dann über Stirn und Schläfen den ganzen Kopf erfasst. Der Spannungskopfschmerz ist eine Volkskrankheit. Und viele, die betroffen sind, greifen in ihrer Verzweiflung und ohne den Arzt zu fragen zu starken Schmerzmitteln. Die aber haben oft unerwünschte Nebenwirkungen. Man gerät damit oft in einen Teufelskreis, weil sie abhängig machen können. Und plötzlich verstärkt das Medikament den Kopfschmerz.

Es ist daher sinnvoll, wenn man zuerst immer versucht, Kopfschmerzen mit einfachen, harmlosen natürlichen Mitteln zu bekämpfen.

Leider ist das folgende alte bäuerliche Rezept in Vergessenheit geraten. Es kann in vielen Fällen ebenso schnell helfen wie ein Schmerzmedikament:

- Man nimmt eine große Kartoffel, die keine grünen Flecken auf der Schale haben darf. Man bürstet oder wäscht sie gut unter lauwarmem Wasser und schneidet sie dann mit einem scharfen Küchenmesser in 2 Hälften. Man sollte dabei darauf achten, dass man so schneidet, dass dabei relativ große Schnittflächen entstehen.

- Nun nimmt man in jede Hand 1 Kartoffelhälfte und reibt damit 1 bis 2 Minuten lang die Schläfen und die Stirn. Bei dieser Massage sollte möglichst viel Kartoffelsaft auf die Haut aufgebracht werden. Eine sehr kalte Kartoffel wirkt nicht.

- Sehr hilfreich sind auch Einreibungen von Stirn, Schläfen und Nacken mit Pfefferminzöl. Das ist vielen bekannt.

- Doch gegen Spannungskopfschmerz hat sich auch Lavendelöl sehr bewährt. Und so stellt man den Ölansatz selbst her: 3 Hände voll getrocknete Lavendelblüten (Apotheke, Reformhaus) werden in 1 Glas oder 1 Flasche mit kalt gepresstem Olivenöl so lange übergossen, bis alle Blüten bedeckt sind. Die Mischung muss nun 6 Wochen lang in der Sonne stehen. Danach durchseihen, auspressen, in dunkle kleine Flaschen füllen und bei Bedarf damit Stirn, Schläfen und Nacken einreiben. Während die Kartoffel-Massage am besten morgens wirkt, eignet sich die Lavendelöl-Massage besonders abends.

Krebs

Beugen Sie mit Ihrer Ernährung Krebs vor

Wohl ein Drittel aller Krebsfälle führt man auf ungesunde Ernährung zurück. Der Konsum von tierischem Fett erhöht das Risiko von Darmkrebs. Mit der Nahrung nehmen wir auch viele krebserregende Stoffe wie Nitrosamine und Nitrosamide aus gepökelten Fleischwaren, geräucherten Fischen und Käse auf. Der Nitratgehalt in Gemüse steigt ständig.

Eine ausgewogene Vollwertkost, möglichst aus biologisch-dynamischem Anbau, ist deshalb die beste Maßnahme zur Krebsvorbeugung. Einige Gemüsesorten wirken möglicherweise aktiv der Entwicklung von Magen-Darm-Krebs, vielleicht auch der von Lungenkrebs entgegen: Blumenkohl, Brokkoli, Chinakohl, Weißkohl, Rosenkohl.

Es gibt auch nachgewiesenermaßen einige Nahrungsmittel, die vor Prostatakrebs schützen: Männer sollten regelmäßig Linsen, Kichererbsen, Bohnen, Sojabohnen, Leinsamen, Haferkleie und alle Kohlarten in den Speiseplan einbauen. Die Inhaltsstoffe dieser Naturprodukte senken das Risiko, an Prostatakrebs zu erkranken.

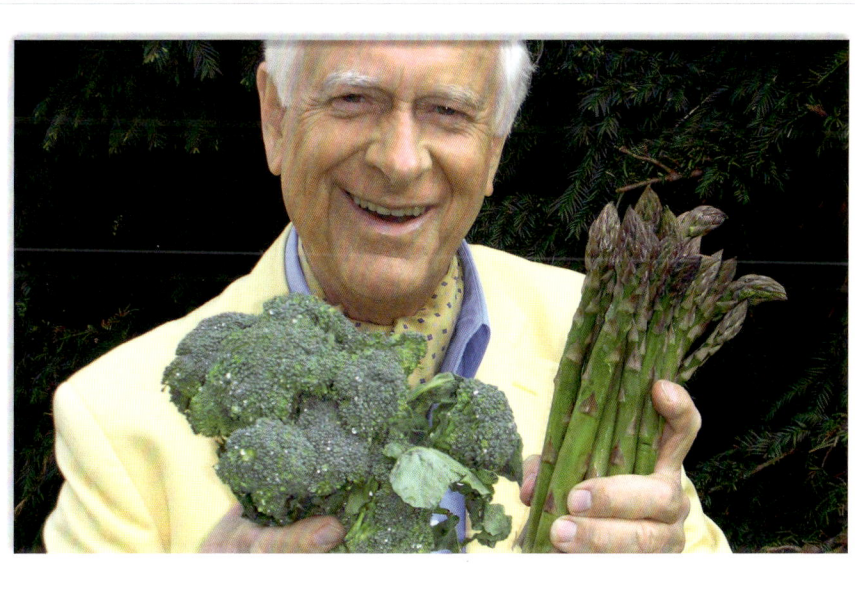

Kreislauf

»Kneipp'scher Espresso« macht den Kreislauf stark

Wer über 50 ist, privat oder beruflich viel Stress hat, der leidet oft sehr, wenn die Temperaturen ganz plötzlich extrem hochklettern. Besonders betroffen sind all jene, die einen zu niedrigen Blutdruck haben. Sie sind an den ersten heißen Tagen des Jahres müde und erschöpft. Viele versuchen es mit starkem Kaffee. Doch das wird meistens zu einem Problem: Man fühlt sich die erste Zeit fit und konzentriert. Doch schon bald überkommt einem wieder eine bleierne Müdigkeit.

Nutzen Sie die Wirkung eines Espressos einmal auf andere Weise – also nicht, indem Sie ihn diesmal trinken. Hier beschreibe ich Ihnen den »Kneipp'schen Espresso«, so genannt von Kneipp-Anhängern. Es handelt sich dabei um ein kaltes Unterarmbad, das extrem schnell frisch und munter macht. Und so wird er angewendet:

- Lassen Sie ein Waschbecken mit kaltem Wasser volllaufen.

- Machen Sie die Arme frei.

- Zuerst tauchen Sie den rechten Unterarm ins Wasser und legen ihn quer.

- Danach tauchen Sie den linken Unterarm ins Wasser dazu, sodass die beiden Unterarme eng nebeneinanderliegen.

- Das Wasser sollte bis zur Hälfte der Oberarme reichen. Dann befinden sich die Unterarme in der richtigen Tiefe.

- Jetzt bewegen Sie die beiden Unterarme nach links und rechts, hin und her. Aber nicht länger als 20 bis 30 Sekunden. Am besten zählen Sie dabei laut. Das garantiert gleichzeitig, dass Sie richtig atmen.

- Danach nehmen Sie beide Arme aus dem Wasser und streifen die Nässe von der Haut mit den Händen einfach ab. Nicht abtrocknen!

- Jetzt kommt das Wichtigste: Sie gehen mit den nassen Armen im Raum hin und her, schwingen dabei die Arme durch die Luft. So lange, bis sie trocken sind. Durch das Verdunsten des Wassers findet eine Abkühlung statt, und der Kreislauf wird gestärkt. Vorsicht: Herzkranke Patienten dürfen dieses Armbad nicht durchführen.

Übrigens:

Kneipp-Parcours unter freiem Himmel haben für das Armbad meist einen ausgehöhlten Baumstamm, durch den Wasser fließt.

Kresse-Mus

Mit Kresse-Mus bleibt das Blut gesund, fit und sauber

Wenn jemand über einen längeren Zeitraum über Hautausschläge klagt, unter Pickeln und Akne leidet, gleichzeitig müde und erschöpft ist, dann ist es höchste Zeit, eine Kur zur Blutreinigung durchzuführen, damit belastende Schadstoffe aus dem Organismus abtransportiert werden. In der Apotheke gibt es jede Menge Blutreinigungstees, meist eine Kombination aus mehreren Kräutern.

Es gibt auch in der Nahrung Klassiker, die das Blut gesund erhalten und regenerieren: Dazu gehören das Sauerkraut und der Apfel. Interessant sind in diesem Zusammenhang auch Grapefruits mit rotem Fruchtfleisch und Möhren. Sie verbessern nämlich die Sauerstoffzufuhr zum Blut.

Unsere Großmütter kannten allerdings ein Gewürz und Heilkraut, das vor allem schon im Mittelalter als Blutreiniger weiterempfohlen wurde, das aber in dieser Eigenschaft in Vergessenheit geraten ist: nämlich die Kresse in all ihren Variationen, besonders die herkömmliche Gartenkresse und die Kapuzinerkresse, die im Garten durch ihre wunderschönen essbaren Blüten auffällt. Für die meisten ist Kresse einfach ein Küchengewürz.

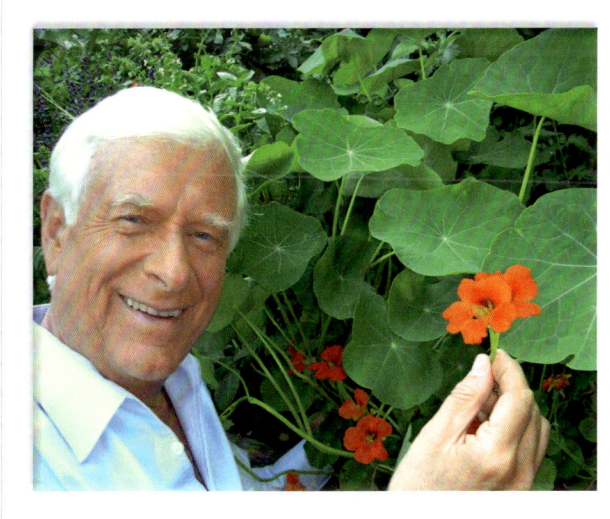

Zur Blutreinigung gibt es ein spezielles Kresse-Rezept. Man bereitet ein Kresse-Mus zu. 1 Handvoll Kresse aus dem Supermarkt oder aus dem eigenen Garten wird gut

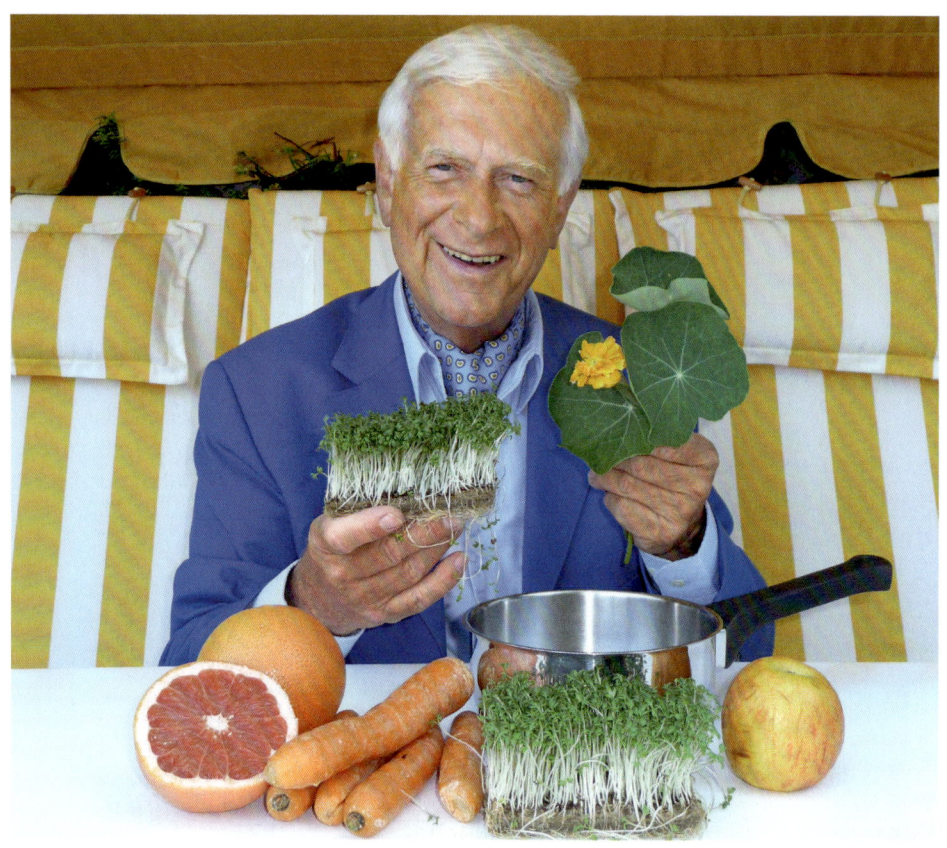

gewaschen und in einem Küchentopf mit etwas Wasser bedeckt. Das Ganze wird nun zum Dünsten gebracht und dabei mit Butter versetzt und mit Salz gewürzt. Dabei entsteht eine Art Kräutermus. Davon essen Sie 1-mal am Tag 4 bis 5 Esslöffel. Das Mus muss jeden Tag frisch zubereitet werden. Zur Blutreinigung und zur Anregung des Stoffwechsels sollte man die Kur mit dem Kresse-Mus 3 Wochen lang konsequent durchhalten.

Parallel dazu sollte das Blut angeregt werden, damit es ständig neue rote Blutkörperchen bildet. Die Lebensdauer eines Blutkörperchens beträgt etwa 50 Tage. Für die Produktion neuer roter Blutkörperchen wird das Spurenelement Eisen benötigt. Dafür sollte man im Rahmen der Kresse-Kur auch eisenhaltige Lebensmittel wie Äpfel, Apfelmus, rohe Petersilie, Bohnen, Erbsen, Hirse, Schnittlauch und Vollkornbrot in den Speiseplan einbauen.

Laufen

Täglich 10.000 Schritte für Figur & Gesundheit

Wer lange jung, fit und vital bleiben und vielleicht auch noch ein wenig abnehmen will, der muss zwei wichtige Grundregeln beachten: die gesunde, ausgewogene Ernährung und regelmäßige Bewegung. Nur beides gemeinsam funktioniert.

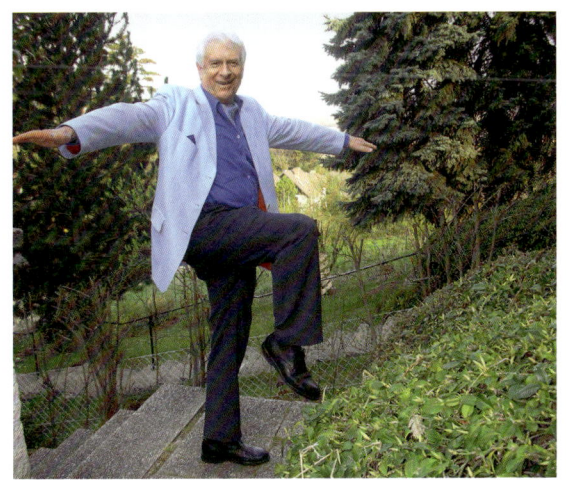

Wenig essen allein führt nicht zum Ziel. Ohne Sport kann die Fettverbrennung nicht angekurbelt werden.

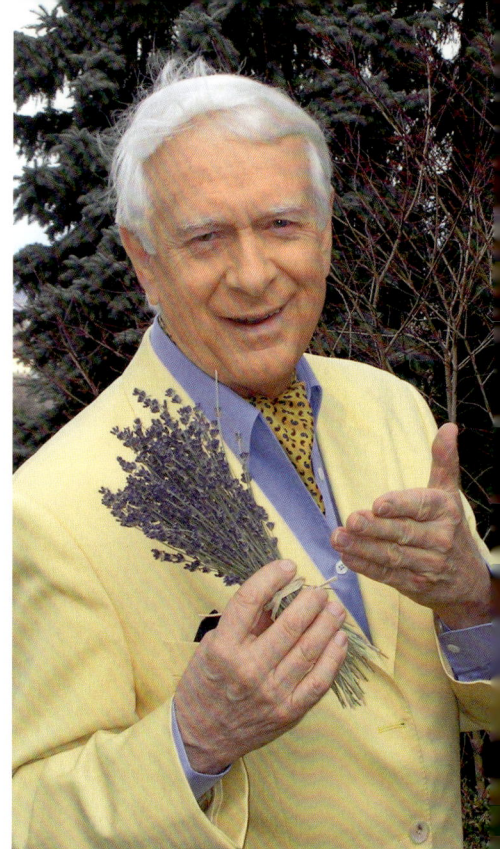

Sie können sich beispielsweise fürs Radfahren, für Nordic Walking, Power Walking oder Joggen entscheiden. Was aber machen jene, die niemals zuvor Sport getrieben und dazu auch kein Talent haben? Doch auch für Bewegungsmuffel gibt es eine Lösung. Und die heißt: Gehen. Einfach gehen.

Das neue Motto fürs Jungbleiben und Abnehmen lautet: Weniger essen und nicht auf 10.000 Schritte am Tag vergessen. Eine Untersuchung der Weltgesundheitsorganisation hat ergeben: Täglich 10.000 Schritte wirken wie eine Naturarznei, bremsen das vorzeitige Altern, verhindern Übergewicht und unterstützen etwaiges Abnehmen. Dabei ist es sinnvoll, wenn man das Gesundgehen abwechslungsreich gestaltet: in der Ebene, in einer Hügellandschaft, dann wieder einfach Treppen steigen oder in der Stadt flott dahinschreiten.

Mit 10.000 Schritten täglich kann man viel für die Gesundheit tun:

- *Das Risiko für Herz-Kreislauf-Erkrankungen – vor allem für Herzinfarkt-wird gesenkt.*

- *Das schützende HDL-Cholesterin wird angehoben, das schädliche LDL-Cholesterin wird gesenkt.*

- *Die Durchblutung wird verbessert.*

- *Stress wird abgebaut.*

- *Die Sauerstoffzufuhr in die Zellen wird verbessert. Dadurch werden die körperliche und geistige Fitness, aber auch die positive Lebenseinstellung gefördert.*

Wie aber kann man kontrollieren, ob man tatsächlich 10.000 Schritte oder mehr am Tag zurückgelegt hat? Ganz einfach: Es gibt in der Apotheke oder in Sportgeschäften für ein paar Euro – mitunter sogar gratis als Draufgabe – einen Schrittzähler, den man am Gürtel befestigt oder in der Tasche mit sich trägt. Er zeigt deutlich, wie viele Schritte man geschafft hat.

Wenn Sie gemeinsam mit Freunden und Bekannten wetteifern, werden Sie viel Spaß beim Schrittezählen haben.

Lavendel

Lavendel-Rezepte vertreiben Ängste und stärken die Nerven

Viele von uns, die privat oder beruflich permanent Stresssituationen ausgesetzt sind, die oft Ärger haben oder Kränkungen hinnehmen müssen, fühlen sich häufig am Ende ihrer Nervenkraft und hätten gern Nerven wie Drahtseile. Mitunter entstehen durch einen ständigen Druck in unserer hektischen, schnelllebigen Zeit Ängste, die krank machen können. Es ist daher wichtig, dass man weiß, wie man mit natürlichen Mitteln die Nerven stärken und Ängste vertreiben kann. Dabei können Lavendel-Rezepte eine große Hilfe sein:

- *Nehmen Sie ein Lavendel-Sahne-Bad. Mischen Sie in einer kleinen Schale 10 Tropfen Lavendelöl aus der Apotheke mit 3 Esslöffeln Sahne. Gut verrühren und ins Badewasser geben. Man badet darin 20 Minuten. Die Sahne sorgt dafür, dass sich das ätherische Lavendelöl besser im Badewasser auflöst.*

- *Wer Zeit hat, sollte eine Abkochung mit Lavendelblüten für ein Wannenbad nutzen: 1 Handvoll getrocknete oder frische Lavendelblüten wird in 2 Liter heißem Wasser 1-mal aufgekocht. Dann durchseihen, ins Badewasser gießen, 15 Minuten darin baden. Danach nicht duschen, sondern abtrocknen,* in einen Bademantel kuscheln und eine Stunde im Bett ruhen.

- *Unterwegs kann man die Nerven stärken und Ängste abbauen, wenn man 3 Tropfen Lavendelöl auf 1 Stück Würfelzucker träufelt und dann den Zucker langsam im Mund zergehen lässt.*

- *Oder man lässt 1 Teelöffel Lavendel-Honig langsam im Mund zergehen. Den Lavendel-Honig muss man selbst herstellen: Füllen Sie ein verschraubbares leeres Honigglas mit frischen Lavendelblüten und gießen Sie so lange flüssigen Honig darüber, bis das Glas voll ist. Dann lassen Sie diese Mischung 6 Wochen lang stehen.*

● Rühren Sie 1 Teelöffel voll von diesem Honig in 1 Tasse Lavendelblütentee – das ist ein sehr gutes Stärkungsmittel für die Nerven. Der Tee ist leicht zuzubereiten: 1 Teelöffel Lavendelblüten werden mit 1 Tasse kochendem Wasser übergossen. 5 Minuten ziehen lassen, durchseihen, lauwarm am besten abends trinken. Sehr sinnvoll ist es, ein paar Tropfen Zitronensaft dazuzumischen.

Lippen, rissige und spröde

Mit Butter und roher Kartoffel gegen rissige, spröde Lippen

Jetzt im Frühling spüren wir die Folgen des langen Winters in unserem Gesicht. Die trockene Kälte draußen und die trockene Luft haben bei vielen von uns den Lippen geschadet. Die sind jetzt rissig, spröde und trocken. Das sieht hässlich aus und kann sogar wehtun. Jeder, der davon betroffen ist, möchte so rasch wie möglich wieder geschmeidige, weiche Lippen. Dafür gibt es alte, bewährte und einfache Hausmittel und Naturrezepte. Man kann damit die Lippen richtig verwöhnen:

● Eine wunderbare Lippenpflege kann man mit einer rohen Kartoffel durchführen. Es sollte eine Bio-Kartoffel sein. Sie wird geschält und in 2 Hälften geschnitten. Nun reibt man mit den Schnittflächen den Saft der Kartoffel in die Lippen. Diese Prozedur sollte man mehrmals am Tag wiederholen. Danach tragen Sie dünn ungesalzenen Quark auf die Lippen auf, lassen ihn 20 Minuten einwirken und waschen ihn dann mit lauwarmem Wasser ab. So werden raue Lippen wieder weich.

● Das Problem rauer Lippen lässt sich wunderbar beseitigen, wenn man sie mit Kakaobutter, Sahne oder Butter einreibt.

- Ein Naturrezept, das man am besten morgens beim Frühstück oder nach dem Frühstück anwendet: Nehmen Sie mit einem Messer ein kleines Stück Butter auf einen Finger und massieren Sie die Butter intensiv in die Lippen ein. Es muss in jedem Fall ungesalzene Butter sein. Man kann auch Kakao-Butter nehmen. Butter liefert den rissigen Lippen die Vitamine A und E.

- Gegen rissige Lippen helfen auch Zwiebel und Knoblauch. Schneiden Sie 1 Zwiebel oder 1 Knoblauchzehe in dünne Scheiben und reiben Sie damit die betroffenen Stellen an den Lippen ein. Da das nicht allzu gut riecht, sollten Sie diese Lippenkur nur dann anwenden, wenn Sie mehrere Stunden lang allein zu Hause sind.

- Abends vor dem Zubettgehen kann man die Lippen mit einem »süßen Rezept« verwöhnen. Reiben Sie etwas flüssigen Honig ein und lassen Sie ihn über Nacht einwirken. Sie können, wenn Ihnen der Honig zu klebrig ist, ein wenig Wasser beimengen.

- Wenn es bei Ihnen in der Küche keine Butter geben sollte, dann ist es sehr sinnvoll, entweder Mandelöl, Weizenkeimöl oder kalt gepresstes Olivenöl in die Lippen einzureiben.

- Wenn Sie für die Zukunft vorbeugen wollen, damit Ihre Lippen nicht so leicht rissig und spröde werden, dann lohnt es sich, wenn Sie die Lippen jeden Morgen im Badezimmer mit einer nur dafür reservierten weichen Zahnbürste sanft massieren. Damit fördert man die Durchblutung der Lippen. Und das wieder trägt dazu bei, dass sie straff und geschmeidig werden.

- Bei ersten Anzeichen eines Herpes- oder Fieberbläschens: Betupfen Sie die betroffenen Hautstellen mit Teebaumöl. Dieses Öl hat starke natürliche antibiotische und antivirale Kräfte.

- Bei Fieberbläschen: Die betreffende Hautstelle immer wieder fest mit Propolis-Tinktur einreiben. Dann bekommt man das lästige und schmerzhafte Problem rasch in den Griff.

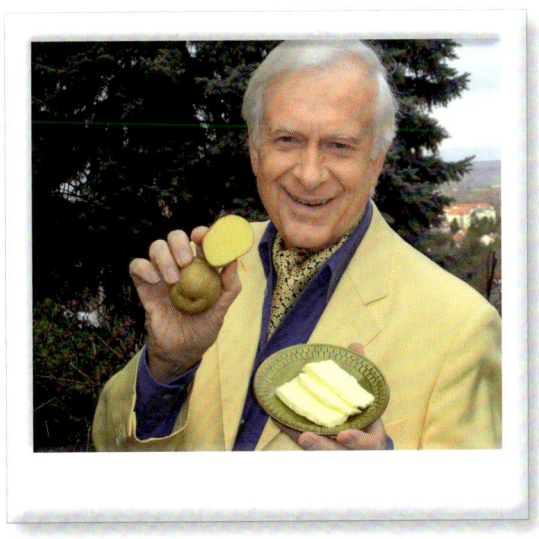

Wenn Sie nach intensiven Sonnenbädern ein Jucken, Ziehen und Brennen an den Lippen verspüren, dann betupfen Sie die betroffenen Stellen mit Aloe-vera-Saft.

- Eines aber dürfen Sie niemals tun: Befeuchten Sie niemals mit der Zunge die Lippen. Davon werden sie extrem rissig.

Löwenzahn-Honig

Löwenzahn-Honig gibt Kraft und reinigt das Blut

Wenn auf Wiesen, Feldern und Äckern, aber auch am Wegesrand sowie in vielen Gärten die strahlend goldgelben Löwenzahnblüten leuchten, dann ist das der beste Beweis, dass die schöne Jahreszeit tatsächlich begonnen hat. Man kann aus den zarten Löwenzahnblättern einen köstlichen Salat zubereiten. Das ist allgemein bekannt. Doch es gibt auch wirksame Hausmittel, die man aus den Blüten zubereiten kann: den Löwenzahnblüten-Honig und den Löwenzahn-Blütensirup. Beide Rezepte setzt man ein, um Kraft und Vitalität aufzubauen und um das Blut zu reinigen.

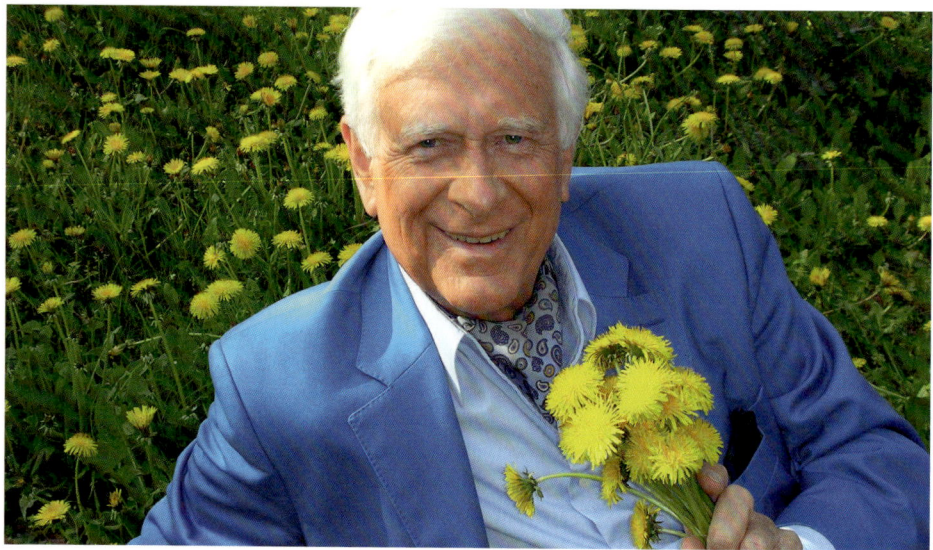

So wird der Löwenzahnblüten-Honig zubereitet:

- *Sammeln Sie 2 Handvoll von den goldgelben Blüten und entfernen Sie die grünen Kelche. Legen Sie die Blüten in ein verschließbares Marmeladenglas und gießen Sie 500 Gramm Wiesenblütenhonig darüber. Dann legen Sie 2 Gewürznelken und 1 Zimtstange in den Honig. Das Ganze muss 3 Wochen lang in der Sonne stehen. Dann lassen Sie den Blütenhonig durch ein Sieb laufen. Zur allgemeinen Kräftigung lässt man davon jeden Morgen 1 Teelöffel voll im Mund zergehen.*

Und so wird der Löwenzahnblüten-Sirup zubereitet:

- *Sammeln Sie 300 Gramm Löwenzahnblüten und entfernen Sie die grünen Körbchen. Gießen Sie in einem Topf 2 Liter Wasser darüber und lassen Sie die Blüten 1-mal kurz aufkochen. Über Nacht ziehen lassen. Am nächsten Morgen durch ein Leinentuch auspressen. Dieser Blütenauszug muss noch 1-mal aufgekocht werden. Jetzt rühren Sie 2 Kilo Rohrohrzucker dazu. Dann sollte*

die Flüssigkeit auf kleinster Flamme bei schwacher Hitze langsam mehrere Stunden köcheln, bis ein dicker, honigähnlicher Sirup entsteht. Bevor es aber so weit ist, gibt man 2 Zitronen in Scheiben dazu, 6 frische Ingwerwurzel-Scheiben sowie 2 Teelöffel von der geriebenen Schale einer Bio-Orange. Der Löwenzahnblüten-Sirup ist nach 3 bis 4 Stunden fertig. Füllen Sie ihn in kleine Marmeladen-Schraubgläser. So hält er 3 bis 4 Monate. Er schmeckt köstlich auf Vollkornbrot mit etwas Butter und liefert schnelle Energie.

Sammeln Sie die Löwenzahnblüten in der freien Natur oder im eigenen Garten, niemals am Straßenrand oder in der Nähe von Industrieanlagen. Da ist die Schadstoffbelastung sehr groß.

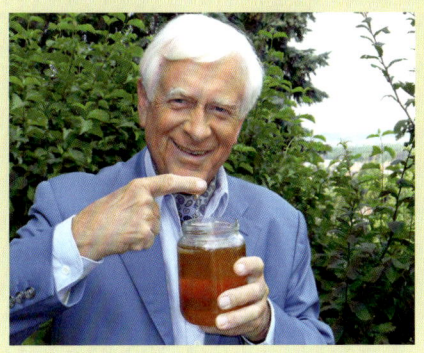

Magen, überlasteter

Hafermarksuppe beruhigt den Magen nach üppigem Essen

Man könnte all die Köstlichkeiten der Weihnachtsfeiertage durchaus ohne Probleme genießen, wenn man von allem nur kleine Portionen konsumieren würde. Doch die Realität sieht anders aus. Wir essen zu viel, zu fett, zu süß. Und wir sitzen immer nur gemütlich beisammen.

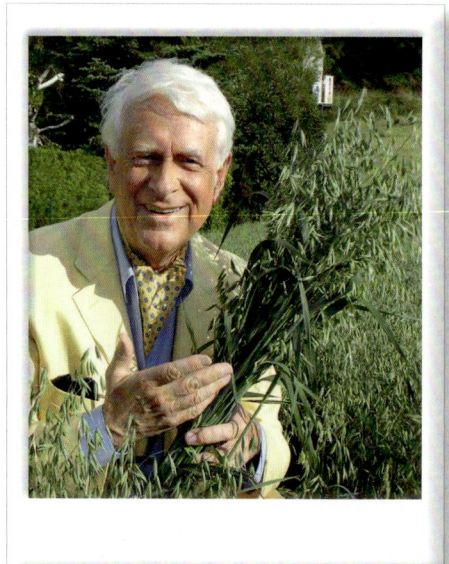

Kein Wunder, dass diese genussvollen »Fressorgien« eine massive Attacke auf die Verdauung darstellen. Die Folge: Wir haben zwischen den Feiertagen Magenbeschwerden, verspüren oft ein unangenehmes Völlegefühl. Mitunter leiden wir sogar auch unter Magenkrämpfen.

In dieser Situation gibt es nur eine Möglichkeit: Magen und Darm müssen beruhigt werden. Das bedeutet: Man muss sofort auf all die Festtagsverlockungen verzichten, muss ein kurzes »Feiertags-Fasten« einschieben.

Das bedeutet: Ab sofort 2 bis 3 Tage lang keinen Alkohol, keinen Braten, keine Torten, Kuchen und Kekse.

Auf dem Speiseplan sollte jetzt ausschließlich die gute alte Haferschleimsuppe – auch Hafermarksuppe genannt – stehen, auch wenn es noch so schwerfällt. Diese Suppe hat schon unseren Urgroßmüttern über so manche Magenverstimmung zu den Feiertagen hinweggeholfen. Haferflocken liefern schnelle Energie, senken mit ihren Beta-Glucanen zu hohe Cholesterinwerte

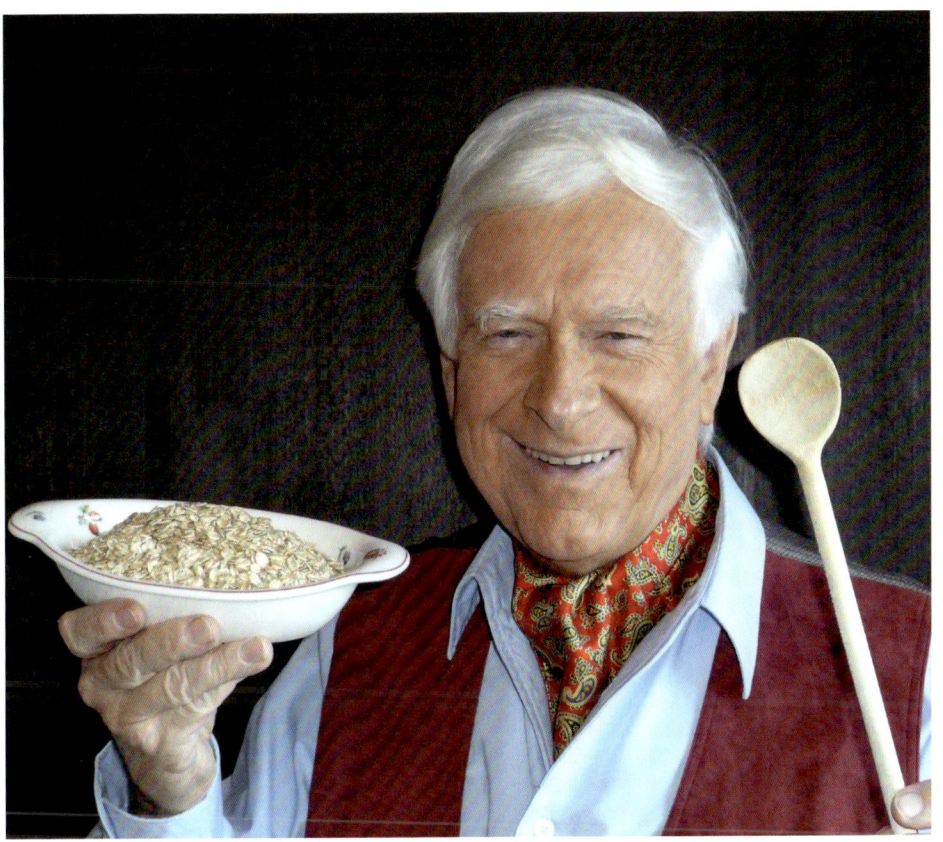

und wirken entzündungshemmend und beruhigend auf die Magen- und Darmschleimhäute. Was besonders wichtig ist: Haferflocken sind leicht verdaulich und belasten nicht den überforderten Magen. Und so wird das alte, aber überaus wirksame Hausmittel zubereitet: ¼ Liter Wasser zum Kochen bringen, ½ Gemüsebrühe-Würfel darin auflösen, 3 gehäufte Esslöffel Haferflocken einrühren, 10 Minuten köcheln lassen, immer wieder umrüh-

ren. 2 Esslöffel gehackte Petersilie dazugeben. Man kann den verstimmten Magen damit schnell regenerieren. Löffeln Sie die Suppe mittags und abends. Sonst dürfen Sie nichts essen.

Die Haferschleimsuppe ist auch ein hervorragendes Aufbaumittel nach einer schweren Erkältung. Außer der Haferschleimsuppe wirken auf den Magen auch beruhigend Kamillentee und Mariendisteltee.

Magen-
verstimmung

Mit der Sauerkraut-Apfel-Kur gegen Magenverstimmungen

In der kalten Jahreszeit kommt es bei vielen Menschen verstärkt zu Magen- und Darmverstimmungen, oft verbunden mit Kopfschmerzen, mit Übelkeit und einem aufgeblähten Bauch. Verständlicherweise schlägt sich das auch auf die Stimmung. Man fühlt sich permanent nicht wohl.

In diesem Fall macht es Sinn, eine Art General-Service für Magen und Darm

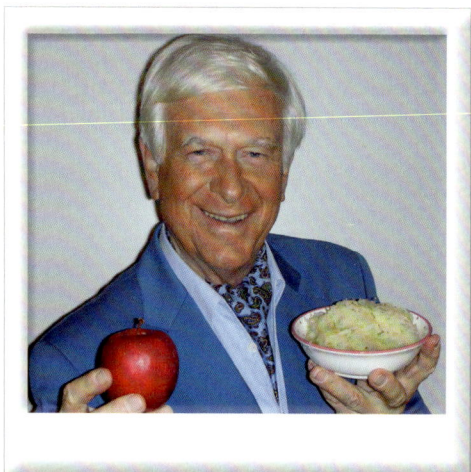

durchzuführen. Es gibt dafür ein altes Hausmittel, das sich seit Jahrhunderten bewährt hat und das man erfolgreich gegen all diese Verdauungsstörungen einsetzen kann: Es ist die Sauerkraut-Apfel-Kur. Man muss dafür 3 Tage lang die Ernährung vollkommen umstellen.

Während dieser 3 Tage essen Sie jeden Tag 180 Gramm rohes, frisches Sauerkraut auf 3 Portionen aufgeteilt. Das Sauerkraut muss in diesem Fall besonders gut gekaut werden. Dazu genießen Sie jeden Tag 1 ½ bis 2 Kilo gut gewaschene, ungeschälte Äpfel, ideal sind Bio-Äpfel. Sie dürfen an diesen 3 Tagen absolut nichts anderes konsumieren. Es sind keine weiteren Speisen erlaubt!

Dafür aber müssen Sie sehr auf eine regelmäßige Flüssigkeitszufuhr achten. Sie haben die Auswahl zwischen Wasser, naturtrübem Apfelsaft und Sauerkrautsaft. Wenn Sie sich für Apfelsaft und Sauerkrautsaft entschieden haben, sollten Sie beide Säfte ausschließlich mit Wasser verdünnt trinken. Vor allem der Sauerkrautsaft schmeckt pur sehr sauer und streng.

Sie können natürlich im Laufe des Tages wechseln und immer wieder zu einem anderen Saft greifen. Das ist Geschmackssache. Wichtig ist, dass Sie im Laufe eines Tages auf eine Flüssigkeitsmenge von 2 ½ bis 3 Liter kommen. Ausgenommen sind Herz- und Nieren-Patienten. Sie müssen die Menge der Flüssigkeit, die Sie trinken dürfen, unbedingt mit dem Arzt absprechen.

Die Sauerkraut-Apfel-Kur wirkt reinigend auf den gesamten Organismus. Magen und Darm machen keine Probleme mehr. Kopfschmerzen und Blähungen sind verschwunden. Man sollte 1 Woche lang nach dieser Entlastungskur für die Verdauung keine allzu fetten Speisen essen. Verschonen Sie Magen und Darm zumindest einige Zeit damit.

Mango
Die Mango spendet Energie und Vitalität

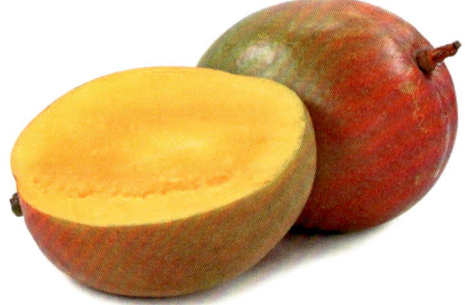

A uch wer in erster Linie heimischem Obst den Vorzug gibt, sollte dennoch auf die Mango nicht verzichten. Sie kann entscheidend dazu beitragen, dass wir gesund durchs Jahr kommen. Ursprünglich stammt der Mango-Baum aus Ostindien. Dort wurde er bereits vor 4.000 Jahren gezüchtet. Heute kommen die Mangos hauptsächlich aus Brasilien, Pakistan, Mexiko und Kenia. Es gibt Mangos in allen Farben: Grün, Gelb, Orange und Rot.

Mangos sind reich an sekundären Pflanzenstoffen, sogenannten Karotinoiden. Gemeinsam mit dem Vitamin A und dem Provitamin Betacarotin schützen diese Farbsubstanzen unsere Haut vor den schädlichen UV-Strahlen der Sonne. Dazu kommt noch der starke Immunschutz

des Vitamin E, das sich ebenfalls in hohen Konzentrationen in der Mango befindet.

- Ein Mango-Cocktail gibt neue Vitalität: 100 Gramm Mangofruchtfleisch pürieren, in ein Longdrinkglas gießen. Dazu den Saft 1 Orange und 2 Teelöffel Zitronensaft rühren. Mit kaltem Mineralwasser aufgießen.

- Mango-Joghurt-Frühstück: Energie für den Morgen: 200 bis 300 Gramm Mangofruchtfleisch in kleinen Stücken in einer Dessertschale mit 1 Becher Bio-Joghurt und 1 Esslöffel Zitronensaft verrühren.

Migräne

Mit Zwiebeldämpfen gegen Migräne-Anfälle

Migräne ist eine komplizierte Krankheit mit unerträglichen Schmerzen. Die Behandlung gehört unbedingt in die Hand eines erfahrenen Facharztes. Das heißt aber nicht, dass der Betroffene selbst die Hände in den Schoß legen und nichts tun sollte. Es macht durchaus Sinn und ist oft auch im Interesse des Arztes, wenn man unterstützend zur medizinischen Therapie natürliche Maßnahmen ergreift.

Versuchen Sie es zum Beispiel mit einem alten Hausmittel, das aus der Klosterheilkunde kommt: Inhalieren Sie Zwiebeldämpfe. Und so wird das Hausrezept angewendet:

- *Schälen Sie 1 große Zwiebel und schneiden Sie sie in kleine Stücke. Legen Sie sie in einen Kochtopf und gießen Sie 1 Liter kochendes Wasser darüber. Jetzt lassen Sie das Ganze ein paar Minuten zugedeckt ziehen.*

- *Dann stellen Sie den Topf vor sich auf einen Tisch. Beugen Sie sich drüber und atmen Sie die aufsteigenden Dämpfe mit den ätherischen Ölen der Zwiebel 10 Minuten intensiv ein. Wichtig ist, dass Sie danach nicht ins Freie gehen. Am besten, Sie legen sich ein wenig hin und lassen die ätherischen Öle der Zwiebel über das Gehirn und über die Atemwege auf den gesamten Organismus einwirken.*

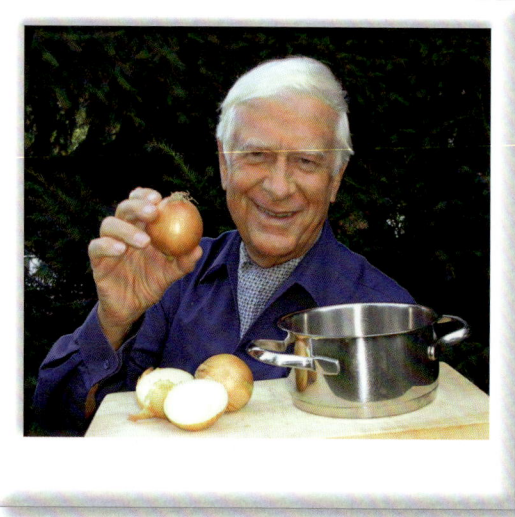

Erwarten Sie sich von diesem alten Hausmittel keine Wunder. Aber die Zwiebeldämpfe können sehr oft die Intensität und Häufigkeit von Migräne-Attacken verringern. Wenn Sie dann zum Entspannen nach dem Inhalieren der Zwiebeldämpfe im Bett liegen und ruhen, sollten Sie ein weiteres einfaches Naturrezept probieren, das Wissenschaftler und Schmerz-Experten nachgewiesen haben: Das Hören von Musik, die man besonders mag, kann Migräne-Attacken, aber auch Spannungskopfschmerzen deutlich verkürzen oder sogar gleich zu Beginn stoppen. Durch den Musikgenuss werden ganz bestimmte Zentren im Gehirn gedämpft. Die Folge: Es werden nicht mehr so viele Schmerzen ausgelöst.

Man muss bei dieser einfachen Musiktherapie und bei der Anwendung von Zwiebeldämpfen, die beide keine Nebenwirkungen haben, Geduld haben. Aber auch eine Kopfschmerztablette braucht 15 bis 20 Minuten, bevor sie zu wirken beginnt.

Mundgeruch

Zitronenwasser: Der saure Trick gegen Mundgeruch

Jeder fünfte Deutsche leidet an Mundgeruch. Viele Betroffene wissen es gar nicht, weil es ihnen niemand sagt. Der schlechte Atem stört in erster Linie die Mitmenschen: Partner, Freunde, Kollegen. Mundgeruch wird fast immer als störend, abstoßend und unappetitlich empfunden. Viele sind der Meinung: Mundgeruch ist grundsätzlich eine Folge von mangelnder Zahn- und Mundpflege. Das kann sein. Muss aber nicht. Die Ursache kann im Magen- und Darmbereich liegen. Es kann auch eine Entzündung im Mundbereich dahinterstecken. Man sollte schlechten Atem immer vom Arzt abklären lassen.

Wenn keine ernsthafte Erkrankung zu finden ist, dann sollte man auf einfache Naturarzneien oder Hausmittel zurückgreifen, um den Mundgeruch rasch in den Griff zu kriegen. Bestimmt finden Sie in der folgenden Liste ein Kraut oder ein Rezept, das Ihnen hilft. Das einfachste Rezept mit großer Wirkung ist das Zitronenwasser. Stellen Sie abends ein Glas mit einem ¼ Liter stillen Wasser oder Leitungswasser bei Zimmertemperatur auf und legen Sie 3 bis 4 Scheiben einer Bio-Zitrone hinein. Die Zitronenscheiben, die sowohl Schale als auch Fruchtfleisch aufweisen müssen, sollten bis zum Morgen zugedeckt stehen. Am nächsten Tag nach dem Zähneputzen muss man mit dem Zitronenwasser intensiv gurgeln. Das Rezept wirkt auch gegen lästige Mundtrockenheit. Das Zitronenwasser schmeckt zwar sauer, schafft aber in den Mundschleimhäuten ein basisches Milieu. Dadurch werden schädliche Bakterien ausgeschaltet. Wenn man unterwegs ist, genügt es auch, wenn man einfach ein Stück Zitrone einige Minuten kaut und dann wieder ausspuckt.

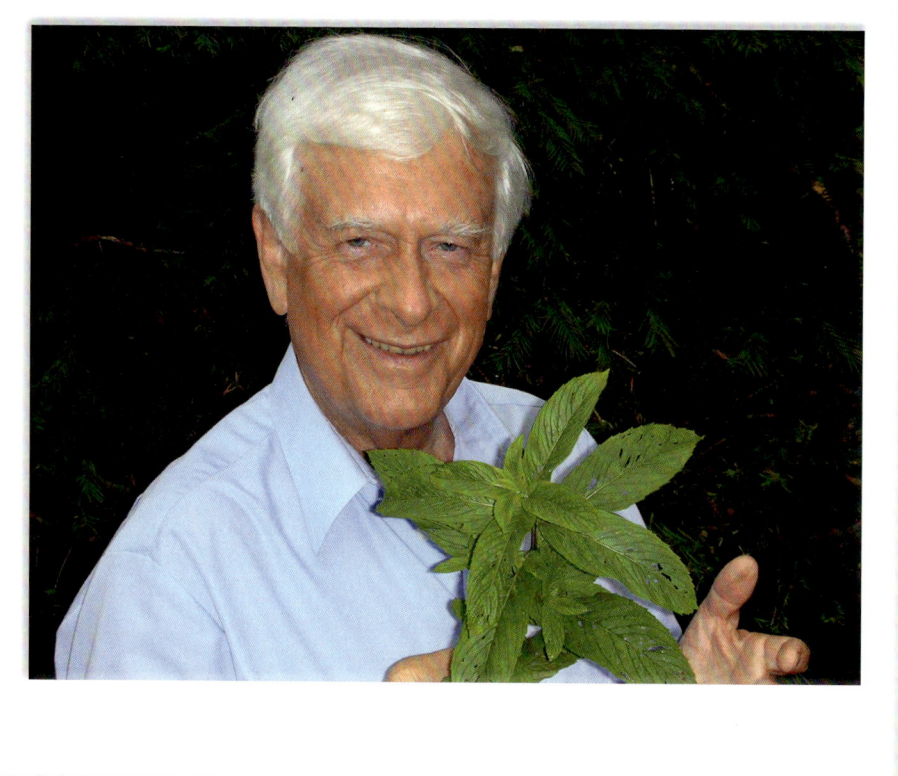

- Auch das Kauen von Thymian oder Majoran, Fenchel, Anis oder Dill kann helfen. Genauso ein paar Esslöffel rohe, klein gehackte Petersilie oder aber frische Salbei- bzw. Pfefferminzblätter.

- Mancher hat mehr Erfolg, wenn er mit lauwarmem Kamillen- oder Salbeitee gurgelt oder wenn er eine Kaffeebohne kaut.

- Mitunter genügt der Verzehr eines Apfels, und schon ist der Mundgeruch weg. Oder Sie lutschen erfrischende Bonbons bzw. Pastillen, am besten mit Eukalyptus.

- Verwenden Sie mehrmals am Tag ein Mundwasser. Aber Vorsicht: Zu scharfe Mundwässer können die Mundschleimhaut reizen.

- Wunderbar eignet sich Brottrunk aus dem Reformhaus. Die Brotsäurebakterien, besonders starke Milchsäurebakterien, bekämpfen Mundgeruch auf höchst effektive Weise.

- Manchen hilft es, wenn sie 3 Wochen lang jeden Tag 3 Tassen Heidelbeertee aus der Apotheke trinken. Oder Sie spülen den Mund regelmäßig mit warmem Salbeitee aus.

- Zuweilen genügt es, einen Kaugummi zu kauen. Das hilft, wie jüngste Studien ergeben haben, obendrein, die Konzentration zu stärken.

- Und noch ein Teerezept: Übergießen Sie 2 Teelöffel zerdrückte Kümmelsamen mit einem ¼ Liter kochenden Wasser. Lassen Sie den Aufguss 10 Minuten ziehen, dann seihen Sie ihn durch. Trinken Sie diesen Kümmeltee lauwarm in kleinen Schlucken zu den Mahlzeiten. Oder geben Sie einen ½ Teelöffel Anissamen und einen ½ Teelöffel Kümmel in einen ¼ Liter Milch. Bringen Sie das Ganze für 5 Minuten zum Kochen, dann durchseihen. Trinken Sie die Mischung lauwarm in kleinen Schlucken.

- Ändern Sie für einige Zeit Ihre Essgewohnheiten am Morgen – vielleicht stimmt ja etwas mit der Verdauung nicht. Kochen Sie 1 Woche lang jeden Tag einen ¼ Liter Milch mit 1 Esslöffel goldgelben Leinsamen (Reformhaus) einmal kräftig auf. Essen Sie den Brei auf nüchternen Magen: Er bringt Ihre Verdauung und die Darmflora wieder in Ordnung.

- Essen Sie einige Zeit kein Fleisch, nur Obst und Gemüse, möglichst oft roh und möglichst solches, das reichlich Vitamin C enthält: Orangen, Mandarinen, Kiwis, Grapefruits, Paprikaschoten und Sauerkraut. Zitrusfrüchte verhelfen zu Atemfrische, und sie stärken auch das Immunsystem. Trinken Sie jeden Tag mindestens 2 Liter hochwertiges Wasser oder auch ungesüßte Kräutertees.

- Manche Menschen haben Glück. Sie trinken einfach 1 Glas Milch und sind ihren Mundgeruch dann schnell wieder los. Die einen reagieren besser auf kalte, andere auf warme Milch.

- Machen Sie eine Kur mit Propolis. Besorgen Sie sich in der Apotheke Propolis-Tinktur, geben Sie 20 Tropfen davon in lauwarmes Wasser. Gurgeln Sie damit und trinken Sie den Rest. Es gibt Propolis auch als Kapseln. Die Kur ist allerdings nur dann sinnvoll, wenn der Mundgeruch durch eine Verdauungsstörung im Magen verursacht ist.

- Und zum Schluss ein etwas umfangreiches Rezept: das Gerstengraspulver: Lösen Sie jeden Tag 1 Teelöffel von dem Pulver in 100 Milliliter Wasser auf, spülen Sie damit den Mundraum aus; gurgeln Sie morgens und abends. Das Pulver darf niemals in heißem oder warmem Wasser aufgelöst werden. Da verlieren Vitamine und Enzyme ihre Wirkung. Außerdem kann man einen Vitaldrink aus Gerstengraspulver zubereiten. Für einen Erwachsenen gilt folgendes Rezept: 1 Teelöffel Gerstengraspulver wird in 200 Milliliter Wasser verrührt und getrunken. Am besten 2- bis 3-mal am Tag, 25 Minuten vor den Mahlzeiten. Man muss nur beachten: Da das Chlorophyll rasch vom Körper aufgenommen wird, kann es zu Wechselwirkungen mit Medikamenten kommen. Man sollte daher zwischen der Einnahme von Medikamenten und dem Gerstengras-Drink mindestens 4 Stunden vergehen lassen. Gerstengraspulver duftet übrigens mild und schmeckt auch gut. Das Gerstengras muss aus biologischem Anbau kommen, es wird bei 40 Grad Celsius schonend getrocknet und löst sich bestens auf.

Wichtig ist, dass jeder selbst erst einmal dahinterkommt, dass er an Mundgeruch leidet. Dafür gibt es einen ganz einfachen Test. Prüfen Sie jeden Morgen im Badezimmer vor dem Zähneputzen Ihren Atem: Dazu müssen Sie die hohle rechte Hand vor den Mund halten und kräftig hineinhauchen. Dann führen Sie die hohle Hand blitzschnell zur Nase hoch und kontrollieren, ob Sie einen unangenehmen Geruch feststellen können.

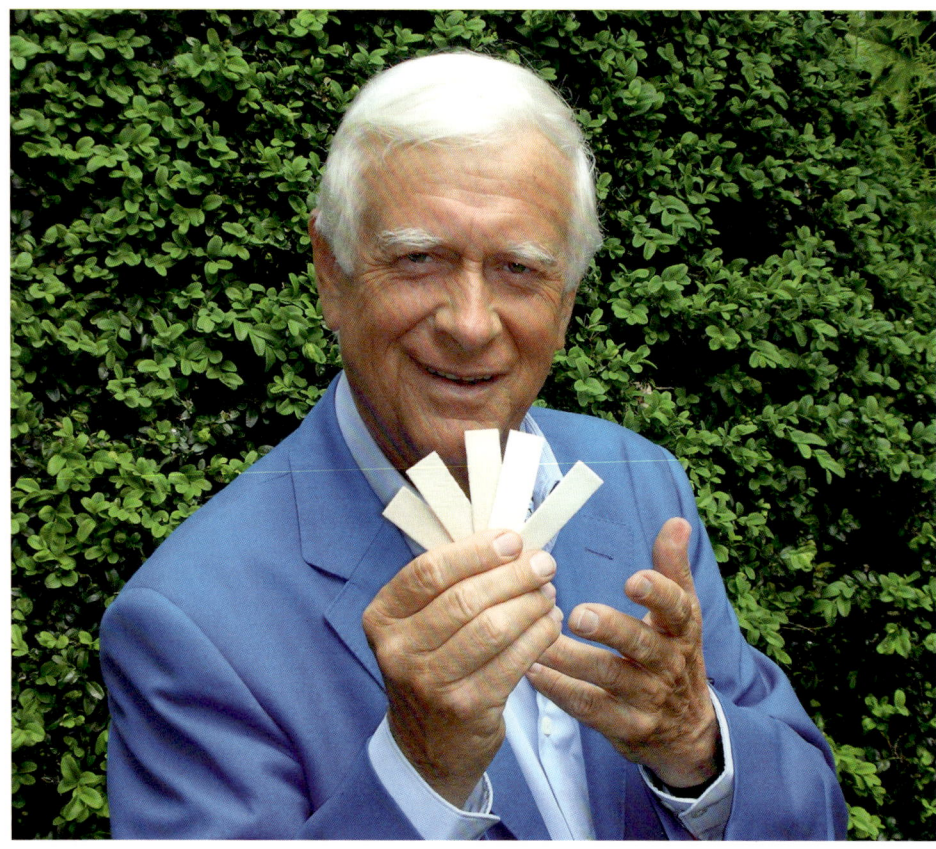

Mundschleim-
hautentzündung

Entzündete Schleimhaut im Mund:
Honigschlecken hilft

Eine Mundschleimhautentzündung ist höchst unangenehm. Man verspürt unentwegt einen brennenden und stechenden Schmerz im Mund. Das kann auf eine Infektion durch Viren, Bakterien oder Pilze zurückzuführen sein. Zweifelsohne ist die Immunkraft in den Schleimhäuten des Mundes geschwächt. Daher können Ärger, Stress, die scharfe Kante eines Zahnes oder ein gebrauchtes Essbesteck sowie ein Glas, aus dem schon jemand getrunken hat, die Auslöser sein.

Man sollte so rasch wie möglich etwas gegen die Entzündung der Mundschleimhaut tun, damit es zu keinen Vereiterungen oder Schwellungen am Zahnfleisch kommt. Die meisten von uns wissen es gar nicht: Es gibt einfache Hausmittel mit einer verblüffenden Wirkung.

- Wiesenblütenhonig hat ein breites Wirkspektrum. Er ist unter anderem eine hervorragende Medizin gegen die Mundschleimhautentzündung. Man sollte allerdings darauf achten, dass es sich um heimischen Honig handelt, der weder eine Mixtur verschiedener Sorten darstellt noch erhitzt wurde. Bei Honig aus dem Ausland ist das nämlich oft der Fall. Und so wird der Honig gegen die entzündeten Mundschleimhäute eingesetzt: Nehmen Sie mehrmals täglich 1 Teelöffel Honig und lassen Sie ihn langsam im Mund zergehen. Es sollten nach und nach nur Mini-Portionen geschluckt werden. Wenn der Honig im Mund zergangen ist, dann spülen Sie die Mundhöhle gründlich mit warmem Wasser aus. Sie werden danach bereits ein erleichtertes Gefühl in den Schleimhäuten verspüren.

- Rühren Sie den Saft einer ½ Zitrone in 1 Glas Wasser. Süßen Sie mit etwas Honig. Trinken Sie täglich 1 Glas und spülen Sie mehrmals am Tag mit einem weiteren Glas Zitronenwasser den Mund.

- Bringen Sie 1 Esslöffel getrocknete Heidelbeeren (Apotheke) mit 1 Tasse kaltem Wasser zum Kochen, 10 Minuten sieden lassen, durchseihen. Jede Stunde den Mund damit spülen.

- Diabetiker, die das Honig-Rezept nicht anwenden dürfen, haben die Möglichkeit für Spülungen mit lauwarmen Kräutertees. Da gibt es in der Apotheke, Drogerie oder im Reformhaus mehrere zur Auswahl: Kamille, Ehrenpreis, Hirtentäschel, Salbei oder Goldrutenkraut. Mit einem dieser Kräutertees sollte man mehrmals am Tag gurgeln.

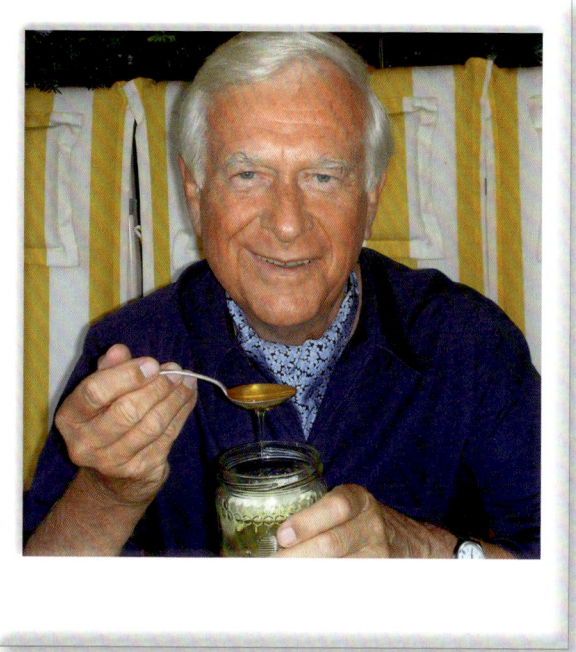

- Wenn Sie sich für Salbei entscheiden, gehen Sie wie folgt vor: Spülen Sie den Mund mehrmals täglich mit Salbeitee aus: 1 Teelöffel Salbeiblätter mit 1 Tasse kochendem Wasser übergießen, 10 Minuten ziehen lassen, durchseihen, lauwarm verwenden. Oder geben Sie 3 Tropfen Salbeiöl in 1 Glas warmes Wasser, gut verrühren. Spülen Sie damit den Mund. Ebenso geeignet dafür sind Propolis-Tropfen aus der Apotheke.

- Wenn Sie es mit Eibischtee versuchen wollen, nehmen Sie 2 Esslöffel Eibischblätter und -blüten (Apotheke) und übergießen diese mit 1 Tasse kaltem Wasser, bringen das Wasser mit den Kräutern zum Kochen, lassen den Tee 15 Minuten ziehen und seihen ihn dann durch.

- Auch Myrrhe-Tinktur aus der Apotheke kann helfen, weil sie desinfizierend wirkt und Entzündungen hemmt. Man trägt die unverdünnte Tinktur mit einem kleinen Pinsel 3-mal täglich auf die entzündeten Stellen auf.

- Die Substanz Cholin sowie das Provitamin A (Betacarotin) helfen, eine Entzündung im Mund zu bekämpfen. Der Körper kann Cholin selbst produzieren, wenn wir regelmäßig Fisch und grünes Blattgemüse essen. Viel Betacarotin liefern Möhren, Spinat und Papayafrüchte.

Muskelschmerzen

Muskelschmerz durch Zugluft: Quark und Milch können helfen

Im Sommer machen all jene, die Hitze nicht gut vertragen, oft einen Riesenfehler, der zu gesundheitlichen Problemen führt: Sie suchen Erleichterung bei Zugluft, fahren mit offenem Fenster im Auto, stellen die Klimaanlage viel zu kalt ein, lassen sich daheim oder am Arbeitsplatz von einem Ventilator Wind ins Gesicht blasen. Das schwächt in vielen Fällen das Immunsystem und macht anfällig für Sommererkältungen. Aber noch viel häufiger kommt es durch die Zugluft zu Muskelschmerzen im Bereich der Schulter und des Nackens.

Wer nicht gleich zu Tabletten greifen möchte, der kann auf ein altes Hausmittel unserer Großmütter und Urgroßmütter zurückgreifen. Es ist die Quark-Auflage, die häufig auch vom legendären Pfarrer Sebastian Kneipp empfohlen wurde. Quark galt bereits in der Antike bei Ägyptern, Griechen und Römern als Naturarznei. Und in den Jahren 1915 bis 1935 gab es in Deutschland Quark in der Apotheke.

Warum macht es Sinn, Quark auf schmerzende Körperstellen – zum Beispiel auf Muskeln und Gelenke – aufzutragen? Ganz einfach: Quark entzieht dem Hautareal, auf das er einwirkt, Wärme und entfaltet damit sofort eine heilende Teilwirkung über das vegetative Nervensystem. Bereits

nach 5 Minuten setzt der Körper zur Gegenreaktion ein. Er produziert Eigenwärme. Der gesamte Körper entspannt sich. In dieser Phase kommt es zu einem deutlichen Rückgang der Schmerzen.

Und so wird die Quark-Auflage durchgeführt:

Zimmerwarmer oder kalter Quark wird in einem Gefäß mit etwas Milch zu einem dicken Brei angerührt. Diesen Brei streicht man auf ein angefeuchtetes Leinentuch und legt nun die Quark-Milch-Masse direkt auf die schmerzende Stelle. Darüber kommt ein zweites, trockenes Tuch. Die Quark-Auflage sollte man 15 Minuten oder sogar etwas länger einwirken lassen. Dann ist der Quark trocken und Sie können ihn mit lauwarmem Wasser vorsichtig abwaschen. Die Quark-Auflage sollte 2- bis 3-mal am Tag aufgebracht werden. Unterstützend macht es Sinn, über die Ernährung dem Körper Vitamin E zuzuführen: mit Weizenkeimen, Weizenkeimöl, Vollkorn- und Milchprodukten.

Nagelbett-
entzündung

Nagelbettentzündung:
da hilft ein Ringelblumen-Fingerbad

Die Nagelbettentzündung ist die häufigste Erkrankung,

die einen Nagel befallen kann. Meist ist ein Fingernagel

betroffen. Bei Fußnägeln tritt die Entzündung seltener

auf. Die Erkrankung ist meistens

die Folge einer Verletzung des

Nagelhäutchens oder des Na-

gelfalzes. Eine andere Ursache

kann ein kleiner Holzsplitter sein.

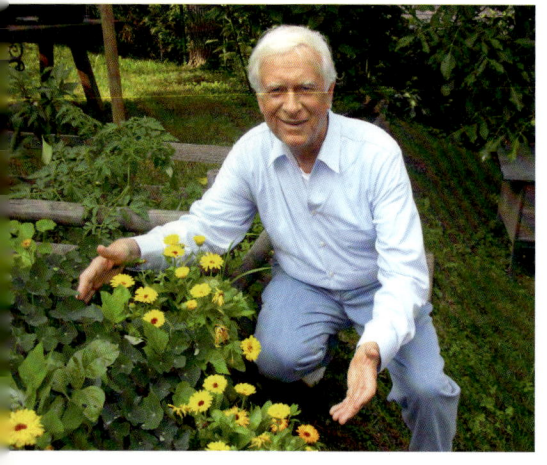

Durch die Verletzung dringen Bakterien über die Wunde in das Gewebe. Meist sind es Streptokokken oder Staphylokokken. Die akute Entzündung führt zu Rötungen und zu einem schmerzhaften Anschwellen des Gewebes. Für die Behandlung der Nagelbettentzündung eignen sich einfache Hausmittel, die man allerdings am besten mit dem Hausarzt absprechen sollte. Sobald sich nämlich Eiter bildet, muss ein Antibiotikum oder eine antibiotische Salbe eingesetzt werden.

Das beliebteste Naturrezept gegen Nagelbettentzündung kommt aus der Klostermedizin. Es ist das Ringelblumen-Fingerbad.

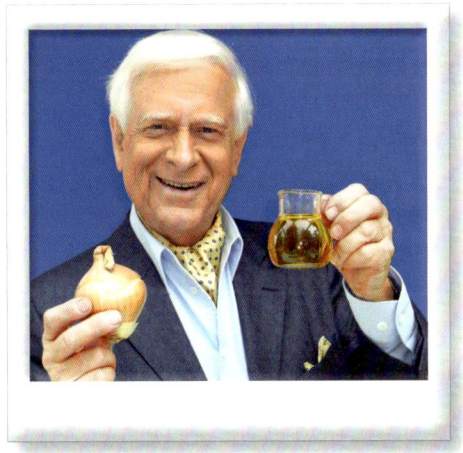

Sie bereiten es sich ganz leicht selbst vor:

Lösen Sie 1 Esslöffel medizinische Schmierseife (Apotheke) in einen ¼ Liter lauwarmem Wasser auf. Nun geben Sie 2 Teelöffel getrocknete oder frische Ringelblumenblüten dazu. Lassen Sie das Ganze 5 Minuten lang kochen, danach seihen Sie es durch und lassen den Sud etwas stehen. Jetzt gießen Sie die Brühe aus Ringelblumen und Schmierseife in eine Tasse und tauchen für 10 Minuten den entzündeten Finger – oder die Zehe – ein. Dieses Bad bringt oft schon beim ersten Mal eine deutliche Schmerzlinderung. Man sollte dieses Rezept einige Tage morgens und abends anwenden.

Es gibt aber auch noch andere Hausmittel bei Nagelbettentzündung:

- Mischen Sie zu gleichen Teilen Honig und Zwiebelsaft, streichen Sie den Brei auf den Nagel und legen Sie einen Mullverband an. Dieses Rezept sollte man jeden Abend anwenden und über Nacht einwirken lassen.

- Baden Sie die Hände regelmäßig in warmem Kamillentee.

- Legen Sie auf den betroffenen Nagel Bockshornklee-Samen (Apotheke, Reformhaus) auf, den Sie zuvor mit heißem Wasser zu einem Brei verrührt haben.

- Unsere Großmütter haben oft den betroffenen Finger in heißem Apfelessig gebadet.

Nerven, Stärken der

Schwimmen stärkt die Nerven

Egal, ob man sich in einem Teich, im Freiluftbad, im Meer oder in einer Halle mit kräftigen Tempi im Wasser bewegt: Schwimmen ist gesund. Es werden dabei alle Muskeln des Körpers beansprucht. Die rhythmischen Bewegungen sind ein gutes Training für Herz und Lunge. Der Sport im Wasser tut besonders den Brust- und Bauchmuskeln gut. Das alles ist bekannt. Doch kaum jemand weiß, dass Schwimmen ein gutes Hausmittel gegen schwache Nerven ist.

Jeder von uns kennt die Situation: Man hat viel zu tun, ist den ganzen Tag angespannt. Als erstes Zeichen der Überforderung kommt es zu Magen- und Darmbeschwerden, zu Kopfschmerzen, Gereiztheit oder zu depressiven Verstimmungen. Man reagiert auf alle Situationen ständig überempfindlich und gereizt, kann keinen klaren Gedanken fassen. Man fühlt sich erschöpft und ausgelaugt, hätte gern Nerven wie Drahtseile.

Doch das ist kein Problem. Die können Sie kriegen. Gehen Sie einfach schwimmen. Untersuchungen von amerikanischen Sportmedizinern in Boston haben ergeben: Schwimmen gehört zu den besten Naturtherapien gegen schwache Nerven. Eigentlich ganz logisch:

- Da uns das Wasser trägt, schweben wir dahin, fühlen uns wohl und finden rasche Entspannung.

- Beim Schwimmen kann man binnen weniger Minuten Stress und Stressbelastungen abbauen.

- Es fällt im Wasser besonders leicht abzuschalten, nur an schöne Dinge zu denken.

- Man findet sehr schnell zu einer seelischen Ausgeglichenheit. Besonders effektiv kann man das im Thermalwasser erleben.

- 30 Minuten konsequentes Schwimmen vermittelt wieder starke Nerven.

Wer keine Gelegenheit hat, ein Schwimmbad oder eine Schwimmhalle aufzusuchen, der kann die Nerven mit einem speziellen Wannenbad stärken und sich stressfest machen:

Nervo-sität

Nervosität

- Mischen Sie in 1 Tasse 4 Esslöffel Kaffee-sahne, 5 Tropfen Bergamotteöl und 5 Tropfen Majoranöl – beide aus der Apotheke. Gießen Sie die Mischung ins Badewasser, genießen Sie das Wannenbad 15 Minuten und ruhen Sie dann im Bett etwa 1 Stunde.

- Gegen schwache Nerven ist auch ein Kraut gewachsen: das Johanniskraut. Doch auch ein Apfeltee stärkt die Nerven.

- Trinken Sie 1 Tasse Johanniskrauttee oder nehmen Sie 2 Esslöffel Johan-niskrautsaft in etwas Wasser aufge-löst. Bei besonders starker, lange andauernder Nervosität empfiehlt es sich, hoch dosierten Johanniskraut-extrakt in Drageeform zu nehmen.

- Schneiden Sie 1 Apfel mitsamt Schale in kleine Stücke und übergießen Sie diese in einem Topf mit einem ½ Liter kochenden Wasser. 1 bis 2 Stunden zugedeckt ziehen lassen. Diesen »Apfeltee« trinken Sie dann – mit Honig gesüßt – über den Tag verteilt.

Und auch der gute alte Spinat kann hier seine Wirkung entfalten:

- Essen Sie öfters jungen Spinat. Er enthält Vitamin A und das Provitamin Betacarotin. Dadurch stärken Sie Ihre Sehkraft. Spinat stärkt aber auch die Nerven; verantwortlich dafür sind Magnesium und das Nervenvitamin B$_1$.

A vocados und die richtige Farbwahl stärken die Nerven:

Wenn Sie tagsüber aufgrund von Arbeitsüberlastung nervös werden, dann holen Sie sich aus dem nächsten Laden 2 Avocados. Reife Avocados enthalten große Mengen an Vitamin B$_6$, und das stärkt die Nerven. Aus dem Fruchtfleisch der Avocados wird dieses Vitamin besonders rasch aufgenommen.

Wer zu den nervösen Menschentypen zählt oder unter innerer Unruhe leidet, sollte auch einmal versuchen, seine Garderobe oder sogar die Farbgebung in den eigenen vier Wänden nach gesundheitlichen Aspekten auszuwäh-len. Braun wirkt beruhigend. Auch Lindgrün und Violett üben eine ent-spannende und beruhigende Wirkung auf das Nervensystem aus. Dunkelgrün stärkt die Abwehrkräfte des Organismus. Die Farbe Rot, die als anregend gilt, sollten nervöse Menschen dagegen meiden.

Eine praktische isometrische Übung, mit der man ganz schnell die Nervosität abbauen kann:

Nierensteine

Bier und ein heißes Wannenbad schützen vor Nierensteinen

Nierensteine sind in Europa ein weitverbreitetes Leiden. Sie können Höllenqualen verursachen. Im Nierenbecken, wo sie entstehen, sind die Steine meist beschwerdefrei. Die Schmerzen treten erst auf, wenn so ein Stein zu wandern beginnt. Es gibt drei Steinarten: den Kalzium-Oxalat-Stein, den Harnsäure- und den Zystin- oder Phosphat-Stein. Die Ursachen von Nierensteinen sind erbliche Veranlagung, zu wenig Flüssigkeit im Körper, chronische Harnwegsinfekte, falsche Ernährung mit zu viel oxalsäurehaltigen Lebensmitteln wie Rhabarber, Spinat oder Tomaten. Es kann aber auch eine Darmerkrankung dahinterstecken.

Nierensteine werden von der modernen Medizin heute nur noch im äußersten Notfall operativ entfernt. Man versucht, die Steine aufzulösen oder mithilfe von Ultraschall zu zertrümmern. Ist der Nierenstein nicht zu groß, wird der Arzt den Patienten auffordern, alles zu tun, um den Stein zum »Wandern« zu bringen, damit er über die Blase den Körper verlässt. Eine der wichtigsten Maßnahmen lautet: Das Nierenbecken, der Harnleiter sowie Bauch und Unterleib müssen entspannt und geweitet werden. Gleichzeitig muss ein gewisser Druck aufgebaut werden, der den Stein vorantreibt.

Da gibt es ein altes Hausmittel, das seit Jahrzehnten von erfahrenen Ärzten empfohlen wird:

- *Man lässt sehr warmes Wasser – so warm, wie man es verträgt – in die Wanne ein und lässt während eines 30 Minuten andauernden Bades immer wieder warmes Wasser dazufließen. Dadurch erweitern sich die Gefäße im Körper. Während man so in der Wanne sitzt und schwitzt, trinkt man ein großes Glas Bier oder Mineralwasser mit viel Kohlensäure. Das treibt. Auf diese Weise sind schon viele ihren lästigen Nierenstein losgeworden. Wer zu Nierensteinen neigt, sollte so ein Wannenbad in regelmäßigen Abständen auch vorbeugend durchführen, damit bereits Nierensand ausgeschwemmt werden kann.*

- *Wer keine Zeit für ein solches Bad hat, der kann es auch mit dem Auflegen einer Wärmflasche versuchen.*

- *Wenn ein Nierenstein nur langsam seinen Weg nimmt, sollte man auch nachhelfen, indem man tagsüber so oft wie möglich hüpft, springt, Treppen auf und ab geht oder mit dem Fahrrad auf holprigen Wegen dahinfährt.*

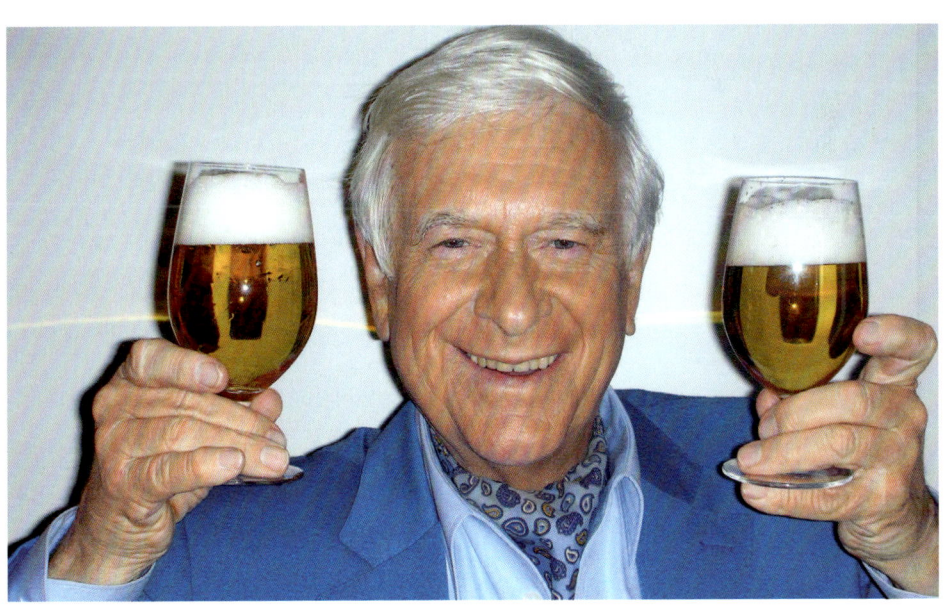

Ohrenschmerzen
Warme Zwiebelringe bei Ohrenschmerzen

Es gibt Erwachsene und Kinder, die besonders an-

fällig für Ohrenschmerzen sind. Bei jeder Erkältung,

aber auch bei jedem längeren Aufenthalt im Freien,

wenn das Wetter draußen mit Wind, Regen oder

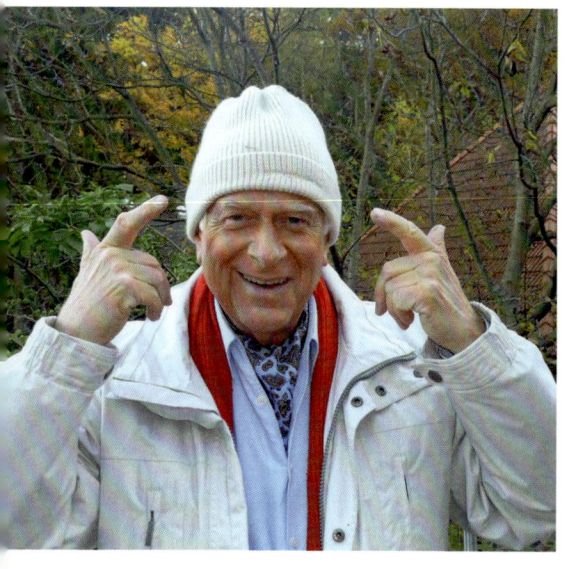

Kälte aufwartet, reagiert der

Körper sofort mit stechenden

Ohrenschmerzen. Auch viele,

die beim Schwimmen keine

Badekappe tragen, kriegen so-

fort Probleme mit den Ohren.

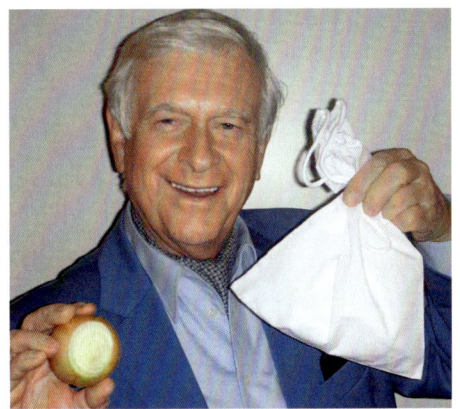

Wer sich bewusst ist, dass die Ohren sehr anfällig auf Kälte, Nässe und Wind sind, sollte rund ums Jahr – aber ganz besonders zum Winterende – vorbeugende Schutzmaßnahmen treffen: Gehen Sie niemals bei unwirtlichem Wetter ohne Kopfbedeckung aus dem Haus.

- Setzen Sie Ihren Kopf weder dem Wind noch einem Luftzug aus.

- Stecken Sie sich an kalten Tagen, bevor Sie aus der Wohnung gehen, Watte in die Ohren.

Und sorgen Sie dafür, dass Ihre Ohren immer mit Wärme versorgt werden:

- Legen Sie eine mit warmem Wasser gefüllte Gummiwärmflasche oder ein erwärmtes Kirschkernkissen auf. Bestrahlen Sie die Ohren vor dem Zubettgehen 4 Minuten mit einer Rotlichtlampe.

Wenn Sie bereits an Ohrenschmerzen leiden, dann greifen Sie auf ein bewährtes, altes Hausmittel zurück: Das ist der Zwiebel-Wickel. Sie sollten ihn mehrmals – mindestens 3-mal – am Tag immer wieder frisch anlegen.

Und so bereiten Sie den Zwiebel-Wickel vor:

- *Schälen Sie 2 Zwiebeln und schneiden Sie beide in dünne Ringe. Sie können die Zwiebeln aber auch in kleine Stücke hacken.*

- *Füllen Sie die zerkleinerten Zwiebeln in ein Leinensäckchen und verschließen Sie es fest.*

- *Dann legen Sie das Säckchen in ein Nudelsieb und erhitzen es über Wasserdampf.*

- *Jetzt legen Sie das sehr warme Säckchen auf ein Küchenbrett und rollen mit dem Nudelholz mehrmals darüber. Aus den zerdrückten Zwiebeln tritt Saft aus und das Säckchen saugt sich mit dem Zwiebelsaft voll.*

- *Das warme Zwiebelsäckchen wird nun auf das schmerzende Ohr gelegt und wird dort mit einem Wollschal oder einer Wollmütze fixiert. Die ätherischen Öle aus dem Zwiebelsaft sollten eine ½ Stunde auf das Ohr einwirken.*

- *Grundsätzlich sollten Sie, wenn die Ohrenschmerzen nicht rasch wieder abklingen, unbedingt einen Arzt aufsuchen.*

Ölzieh-Kur

Gesund im Mund mit der Ölzieh-Kur

Im Sommer werden wochenlang im ganzen Land die ausgereiften Sonnenblumen geerntet. Sie schauen nicht nur wunderschön aus und haben eine positive Ausstrahlung, man kann sie auch vielfältig für die Gesundheit einsetzen. Sonnenblumenkerne liefern, wenn man sie gut kaut, interessante Mengen vom Spurenelement Eisen–, wichtig für die Blutbildung und für die Energie. Aus den frischen oder getrockneten Blütenblättern kann man einen wirksamen Tee

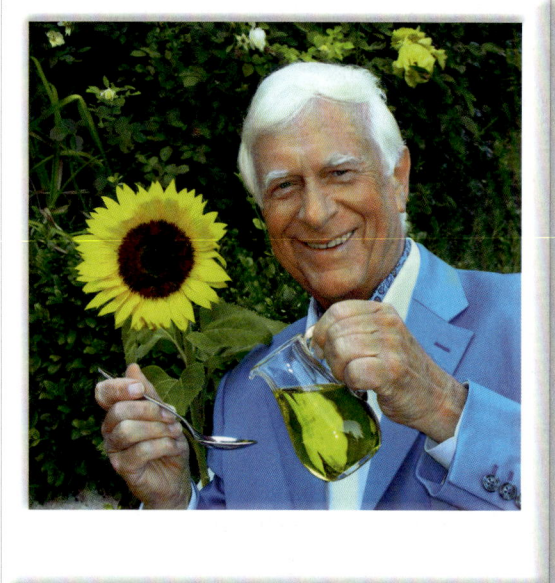

gegen leichte Erkältungen brauen: 1 gehäufter Teelöffel von den Blütenblättern wird mit 1 Tasse kochendem Wasser übergossen. 8 Minuten zugedeckt ziehen lassen. Durchseihen, mit etwas Honig süßen. Lauwarm in kleinen Schlucken langsam trinken.

Die wichtigste Anwendung aber ist die Ölzieh-Kur, ein altes ukrainisches Rezept. Man braucht dazu kalt gepresstes Sonnenblumenkernöl. Und so wird die Kur durchgeführt: 1 Woche lang – mehrmals im Jahr – nimmt man am Morgen auf nüchternen Magen 1 Esslöffel voll Sonnenblumenöl in den Mund, darf es aber nicht schlucken. Man behält das Öl 10 bis 15 Minuten lang im Mund und zieht es zwischen den Zähnen hin und her. Darum auch der Name Ölzieh-Kur.

Dabei holt das Sonnenblumenkernöl aus den Schleimhäuten von Mund und Rachen Schadstoffe, Gifte, Bakterien und Viren. Aus diesem Grund muss man verständlicherweise das verbrauchte Öl danach ausspucken und entsorgen. Dieser Reinigungsprozess bringt viele Vorteile:

- Das Zahnfleisch wird gefestigt und besser durchblutet.

- Zahntaschen und Zahnzwischenräume werden von Bakterien befreit. Damit

162

kommt es zu einem Schutz gegen Parodontitis und späteren Zahnausfall.

- Aus den Mundschleimhäuten werden Krankheitserreger herausgezogen. Damit wird das Risiko für eine Erkältungsinfektion gesenkt.

- Die Immunkraft in den Mund- und Rachenschleimhäuten wird gestärkt.

- Nach der erfolgten Ölzieh-Kur sollte man gründlich mit lauwarmem Wasser den Mund ausspülen und dann erst die Zähne putzen.

Orangen

Orangen schützen vor Erkältungen und Stress

Wer sich 15 bis 20 Minuten lang ärgert, kränkt oder enormen Stress hat, der verbraucht in dieser kurzen Zeit bis zu 300 Milligramm Vitamin C. Das hat eine Studie an der Harvard-Universität in Boston, USA, ergeben. Wenn man nun nicht sehr viel Vitamin C in seinen Zellen hatte und nach dem Ärger oder Stress einem erkälteten Mitmenschen begegnet, der einen anhustet oder anniest, dann wird man schnell krank werden, weil die Abwehrzellen zu wenig »Sprit« in Form von Vitamin C bekommen.

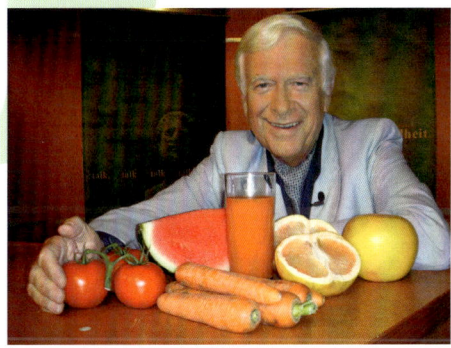

Doch es geht nicht bloß um eine Erkältung: Vitamin C macht uns stark gegen Stress. Wer den ganzen Tag unter Druck steht, sich oft privat oder beruflich ärgern muss, der sollte ganz besonders darauf achten, dass er genügend Vitamin C zur Verfügung hat.

Es macht daher Sinn, sich über den Tag verteilt mit Naturprodukten zu versorgen, die interessante Mengen an Vitamin C liefern. Dazu gehören Orangen, Mandarinen, Grapefruits, Kiwis, Paprika, frische Petersilie, Pellkartoffeln und die heimische Sanddornfrucht. Wenn Sie Sanddorn-Vollfrucht-Sirup (Reformhaus) 1 zu 6 in einem ¼-Liter-Trinkglas mit Wasser aufgießen und gut verrühren, tanken Sie mit so einem Glas an die 400 Milligramm Vitamin C. Da sich das Vitamin C sehr rasch abbaut, sollte man es mehrmals am Tag über Essen oder Trinken zuführen.

Orange, gespickte

Gesunde Raumluft mit der gespickten Orange

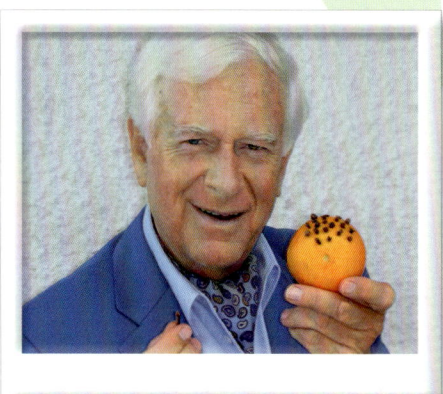

Eine Untersuchung der Weltgesundheitsorganisation hat ergeben: Wenn an nebeligen, kalten Tagen der Smog die Städte belastet, so ist doch in vielen Fällen in mancher Wohnung die Luft schlechter als draußen und belastet die Atemwege. Das hat viele Ursachen: Die Wohnungen sind überheizt, werden zu wenig gelüftet. In den Räumen herrscht zu wenig Luftfeuchtigkeit – sie sollte zwischen 45 und 60 Prozent betragen.

Was auch jeder von uns für eine gute Lebensqualität braucht, ist eine gesunde, optimal riechende Raumluft. Anders gesagt: Wir brauchen für unsere Gesundheit und unser seelisches Wohlbefinden gesunde Luft mit Duft. Dazu braucht man gar nicht allzu viel zu tun.

Kaufen Sie einige Orangen und eine größere Menge Gewürznelken. Stecken Sie nun eine Gewürznelke neben die andere in die Orangenschale. Eng nebeneinander. Jede Orange muss regelrecht mit Gewürznelken gespickt sein. Platzieren Sie diese Orangen dann an verschiedenen Stellen in Ihrer Wohnung: auf dem Tisch, auf dem Schrank, im Bücherregal.

Schon nach kurzer Zeit werden Sie merken, dass ein herrlich erfrischender Duft die Räume durchzieht. Mehr noch: Durch die Mischung der ätherischen Öle aus den Gewürznelken und aus den Orangen kann die Luft desinfiziert und von Viren sowie von Bakterien weitgehend befreit werden. Die angenehme Folge daraus: Sie können mit diesem Orangen-Nelken-Klima das Risiko, sich eine Erkältung einzufangen, senken. Obendrein schafft dieser gesunde Duft ein wunderbar erfrischendes Klima in der Wohnung. Und das hat noch einen Vorteil: Fliegen, die auf der Flucht vor der kalten Jahreszeit in die Wohnung geflüchtet sind, fühlen sich in dem Orangen-Gewürznelken-Milieu ganz und gar nicht wohl. Man braucht sie also nicht mit giftigen chemischen Raumsprays bekämpfen.

Vergessen Sie nicht, in einem Raum, der nach Orangen und Gewürznelken riecht, mehrmals am Tag so richtig durchzuatmen.

Paprika

Das bunte Gemüse für Ihre Gesundheit

Der Hauptwirkstoff in der Paprikaschote ist das

Capsaicin, ein wahrer Jungbrunnen. Capsaicin

macht das Blut dünnflüssig und hilft damit, der

frühzeitigen Arteriosklerose vorzubeugen. Capsaicin

bekämpft Durchblutungsstörungen, ganz besonders

kalte Hände und Füße, aber

auch Schwindel und Kreislauf-

schwäche. Das Capsaicin in der

Paprika kann auch Migränean-

fälle verhindern oder lindern.

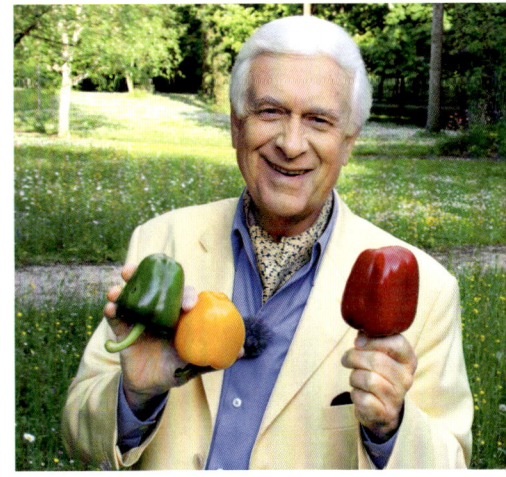

Hier ein Paprika-Rezept für 2 Personen:

- *Je 1 grüne, 1 rote und 1 gelbe Paprikaschote in dünne Streifen schneiden. Mit einer klein gehackten Zwiebel mischen, mit Marinade aus 3 Esslöffeln Olivenöl, 1 Esslöffel Zitronensaft, Salz und Pfeffer übergießen. 100 Gramm Schafs- oder Ziegenkäse in Würfel geschnitten darüberstreuen.*

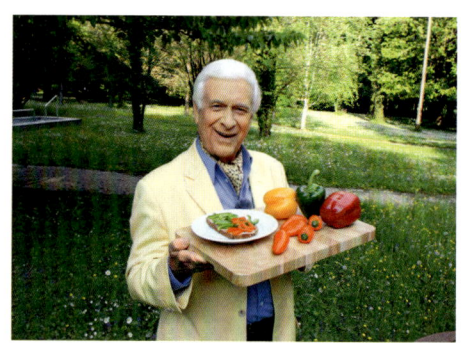

Die Farbstoffe der Paprika – die sogenannten Karotine – machen das Gemüse übrigens wertvoll für die Sehkraft – und das zu jeder Jahreszeit.

Pollenallergie
Mit einfachen Naturtricks gegen die Pollenallergie

Wenn jetzt im Frühling rundum Bäume, Sträucher und Blumen zu blühen beginnen, dann freuen sich nicht alle. Für 20 Prozent der Bevölkerung beginnt das große Leiden: Es ist wieder die Zeit der Pollenallergie. Die typischen Symptome: laufende Nase, Niesreiz, juckende, tränende, gerötete Augen, Hautausschläge, Hustenanfälle, Atembeschwerden. Für die Betroffenen heißt es wieder: keine Blumen im Schlafzimmer, nicht bei offenem Fenster schlafen, nicht ins Grüne gehen, keinen Kräutertee mit Honig trinken, weil da Pollenspuren enthalten sein können.

Keine Frage: Die Pollenallergie muss vom Facharzt, vom Allergologen, behandelt werden. Doch an der amerikanischen Berkeley-Universität in Kalifornien hat man nachgewiesen, dass jeder selbst mit drei Natur-Tricks die Therapie des Arztes sehr sinnvoll unterstützen und seine Lebensqualität verbessern kann:

- Die erste Möglichkeit: Man trinkt 3 Wochen lang jeden Tag – über den Tag verteilt – 1 Liter Brennnesseltee, egal ob aus frischen oder getrockneten Blättern, selbstverständlich ungesüßt.

Die Brennnessel enthält Stoffe, welche die Ausschüttung von Histaminen bremst. Und diese Histamine, die vom überforderten Immunsystem über Antikörper ausgeschüttet werden, lösen bekanntlich die Allergieschübe mit all ihren unangenehmen Folgen aus.

- Die zweite Möglichkeit: Man isst – so-oft es geht – rohe Zwiebelscheiben: im Salat, auf dem Butterbrot, auf der Rohkostplatte. Das Flavonoid Quercetin in der Zwiebel blockiert im menschlichen Körper jene Zellen, die bei allergischen Reaktionen das Gewebshormon Histamin ausschütten. Die Zwiebel ist somit ein sanftes Anti-Histaminikum. Wenn jemand allerdings eine Zwiebelallergie hat, dann muss er natürlich auf dieses Rezept verzichten.

- Die dritte Möglichkeit: Man genießt mehrere Wochen lang jeden Tag einen ½ Liter Naturjoghurt. Die Bakterienkulturen im Joghurt haben eine allergielindernde Wirkung. Doch nicht nur das: Die Joghurt-Bakterien verstärken die körpereigene Produktion von Gamma-Interferon. Und dieser Stoff macht stark im Kampf gegen Allergien und bringt Harmonie ins völlig gestörte Immunsystem.

- Eventuell lohnt sich die Anschaffung eines elektrischen Reinigungsgerätes, um die Raumluft zu filtern. Es saugt in Räumen bis zu 50 Quadratmeter die Luft mit allen Partikeln in

Bodennähe auf und führt sie durch ein Filtersystem. Wichtig: Die Filterkassetten regelmäßig wechseln.

- Meiden Sie den Genuss von Sojaprodukten und Erdnüssen. Sie verstärken den Allergiestress.

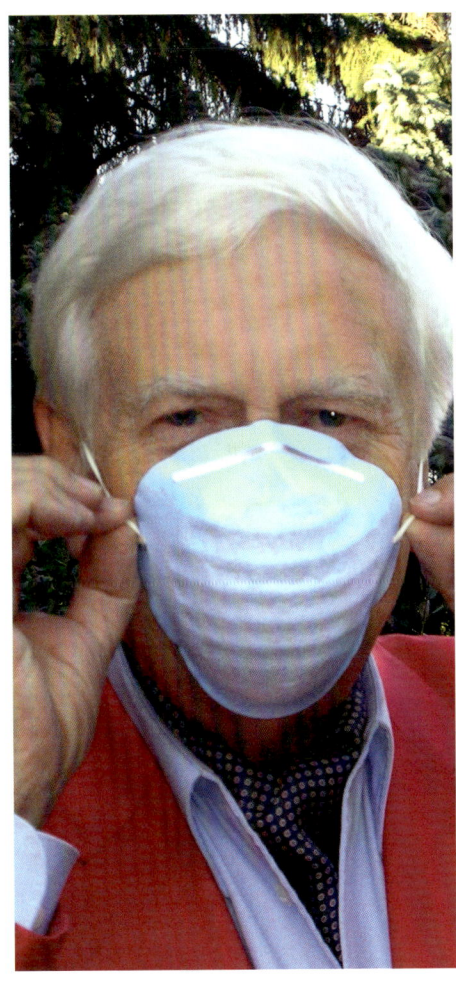

Radfahren

Radfahren gegen Bakterien, Übergewicht und Bluthochdruck

Es ist Frühling und damit beginnt wieder die Fahrradsaison. Jeder, der regelmäßig und mit Begeisterung in die Pedale seines Drahtesels tritt, der weiß, wie gesundheitsfördernd dieser Freizeitsport ist. Auf schonende Weise kommt der Kreislauf in Schwung. Herz und Atemwege werden gestärkt. Die Verdauung wird verbessert, das vegetative Nervensystem positiv beeinflusst.

Neueste Studien belegen: Radfahren ist eine Naturarznei, die noch viel mehr in unserem Organismus bewirkt:

- *An der Universität von Philadelphia in den USA nennt man das Fahrrad »Antibiotikum mit zwei Rädern«. Beim Radfahren werden die Fresszellen des Immunsystems – die sogenannten Phagozyten – mobilisiert. Und die machen Jagd auf schädliche, krank machende Bakterien im Körper.*

- *An derselben amerikanischen Universität hat man nachgewiesen: Radfahren fördert beim Mann ab 55 die Produktion von Sexualhormonen. Der Radsport als moderater Freizeitsport aktiviert die Liebeskraft.*

- *An der Kansas-State-Universität in den USA hat man ausgerechnet: Wenn jemand mit dem Rad zur Arbeit und zurück fährt, spart er den regelmäßigen Besuch im Fitnesscenter. Und man hat an Patienten beobachtet: Regelmäßiges Radfahren kann zu hohe Cholesterin- und Blutdruckwerte senken.*

- *Holländische Ärzte haben herausgefunden: Radfahren schützt vor dem Burn-out-Syndrom und macht stark gegen Stressbelastung.*

- *Eine besonders gute Nachricht für alle, die im Frühling etwas abnehmen wollen, kommt von der Universität Paris. Dort hat man errechnet: Wer jeden Tag mindestens 20 Minuten in die Pedale tritt, fördert im Körper die Ausschüttung des Proteins BDNF. Und dieses Protein bremst den Appetit und steigert die Fettverbrennung.*

Man kann somit in der schönen Jahreszeit mit täglichem Radfahren eine Menge für die Gesundheit tun. Voraussetzung allerdings ist: Sattel, Lenkstange und Pedale müssen individuell für den Radfahrer eingestellt sein. Die Sattelhöhe ist dann richtig, wenn das Bein beim Aufsetzen auf das nach unten getretene Pedal durchgestreckt wird. Und der Sattel sollte immer in gleicher Höhe wie die Lenkstange sein.

Rasenmähen

Rasenmähen – die Superarznei gegen das Burn-out-Syndrom

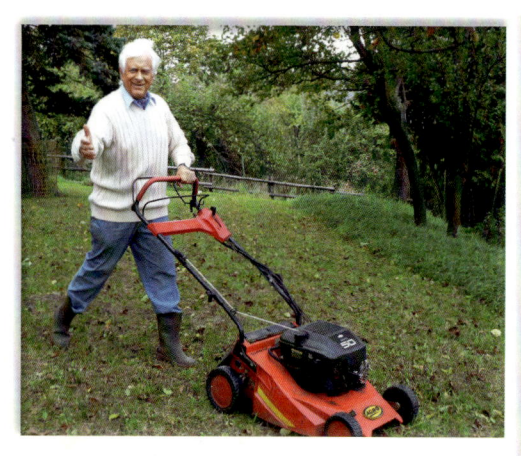

Im Spätherbst werden in vielen Gärten die Rasenflächen und Wiesen zum letzten Mal vor dem Winter gemäht. Und meist sind die Gartenbesitzer dann froh, eine Weile Ruhe vor dieser ungeliebten Tätigkeit zu haben. Und doch sollten sich alle, die diese Arbeit weniger gern erledigen, schon aufs nächste Jahr freuen. Denn: Australische Ärzte und Wissenschaftler haben im Rahmen einer Studie nachgewiesen, dass Rasenmähen eine Naturarznei ist. Rasenmähen beruhigt, entspannt und ist ein wunderbarer Schutz gegen das Burn-out-Syndrom, kann aber auch helfen, wenn man bereits zum Stress-Opfer geworden ist.

Wer im Berufs-, aber auch im Privatleben den ganzen Tag Hektik und Zeitdruck erlebt und eines Tages körperlich und geistig ausgebrannt ist, braucht Ruhe und Entspannung. Er muss lernen, aus dem Hamsterrad seiner Verpflichtungen auszusteigen. Er braucht neue Kraft, um seine Batterien aufladen zu können.

Dafür ziehen sich manche für viel Geld in ein Wellness-Zentrum oder in ein Kloster zurück. Andere wieder machen Urlaub am Meer oder begeben sich in die Behandlung eines Psychotherapeuten. Australische Wissenschaftler kommen zu dem Schluss: Das wirksamste Mittel, um dem Burn-out-Syndrom vorzubeugen oder um sich aus den Fängen dieser Zeitkrankheit zu befreien, ist das Rasenmähen. Und zwar aus folgenden Gründen:

● Egal, ob man mit einem elektrischen oder mit einem benzinbetriebenen Gerät arbeitet: Man muss sich konzentrieren, damit der Rasen oder die Wiese nach dem Mähen schön aussieht und dass man mit den Füßen nicht in die rotierenden Messer gerät.

- Durch die Konzentration beim Rasenmähen kann man leicht die Probleme aus Beruf und Alltag vorübergehend vergessen.

- Außerdem werden vom frisch geschnittenen Gras ätherische Substanzen freigesetzt, die auf unsere Seele entspannend, beruhigend und stimmungsaufhellend wirken. Der Duft gelangt über die Nase in jene Gehirnregionen, die für das Abschalten und Loslassen zuständig sind.

- Der schöne Rasen oder die gepflegte Wiese erfreuen unsere Seele, was wieder stressfest macht.

- Obendrein kann man auch noch Körpergewicht abbauen. Immerhin: 1 Stunde Rasenmähen hilft uns, 300 Kilokalorien zu verbrennen.

Reisekrankheit

Mit Petersilie und Ingwer gegen die Reisekrankheit

In den »großen Ferien« starten Millionen Menschen in den heiß ersehnten, wohlverdienten Urlaub. Doch jeder Vierte leidet auf dem Weg zum Ferienziel und zurück: im Flugzeug, auf dem Schiff, im Bus oder in der Bahn. Sie haben ein flaues Gefühl im Magen, müssen häufig gähnen, verspüren einen verstärkten Speichelfluss im Mund, klagen über Schwindel und müssen vor allem immer wieder erbrechen. Dazu kommen mitunter noch Atemnot und Kreislaufschwäche. Das sind die typischen Symptome der Reisekrankheit.

Es gibt einfache Hausmittel ohne jegliche Nebenwirkungen, die man vorbeugend nutzen kann, damit man erst gar nicht krank wird, wenn man auf Reisen ist.

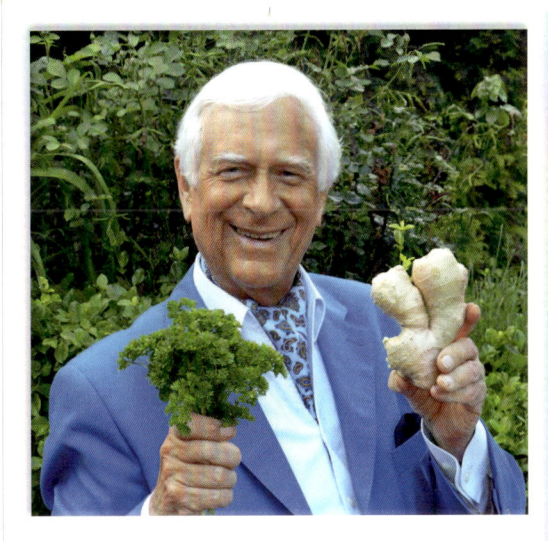

- So hat zum Beispiel frische Petersilie eine beruhigende Wirkung auf uns und kann lästige Begleiterscheinungen der Reisekrankheit tatsächlich verhindern. Am besten, man kaut 1 Teelöffel klein gehackte frische Petersilienblätter einen Tag vor der Abreise und dann auch während der Reise. Die Wirkung kennt man schon lange: Vor etwa 200 Jahren war es üblich, dass man Menschen, die auf große Fahrt gingen, einen Bund frische Petersilie um den Hals gebunden hat. Damit sie immer davon ein wenig kauen konnten, um nicht ein Opfer der Reiseübelkeit zu werden.

- Eines der wirksamsten Mittel gegen die Reisekrankheit ist die Ingwerwurzel. Sie wird geschält und in dünne Scheiben geschnitten. 5 Scheiben werden in einem ¼ Liter Wasser 1-mal aufgekocht und müssen dann 10 Minuten ziehen.

Man trinkt eine Woche vor Reiseantritt jeden Tag 2 Tassen von diesem Ingwertee, eventuell mit ein paar Tropfen Honig und ein paar Tropfen Zitronensaft.

- Bei manchen Reisenden wirkt auch Pfefferminztee, weil er krampflösende Eigenschaften hat. Es helfen aber auch Möhrensaft und Rote-Bete-Saft. Davon trinkt man jeden Tag einen ¼ Liter langsam in kleinen Schlucken.

Betroffene sollten auch wissen: Man kann die Reisekrankheit verhindern, wenn man im Flieger in der Mitte der Maschine auf einem Gangplatz sitzt, wenn man auf dem Schiff eine Kabine im Bauch und in der Mitte hat, wo es am wenigsten schaukelt. Im Pkw sollte man neben dem Lenker sitzen, im Bus auf einem der vordersten Plätze, in der Bahn sollte es ein Sitzplatz in Fahrtrichtung sein.

Rhabarber

Reich an Vitamin B – Rhabarber richtig zubereiten

Rhabarber ist das erste heimische Obst nach dem Winter. Er enthält die Vitamine B_3, B_5 und Folsäure, Magnesium, Mangan, Eisen und Phosphor. Besonders wichtig: Zitronensäure, Apfelsäure, Gerbstoffe, das darmfreundliche Pektin und sanft abführende Substanzen, sogenannte Anthrachinone.

Doch Rhabarber birgt auch Gefahren: Er enthält reichlich Oxalsäure und fördert daher die Bildung von Kalzium-Oxalat-Nierensteinen. Die Säure kann Rheuma- und Gichtschmerzen verstärken. Daher: Nur 1-mal die Woche Rhabarber essen, immer abschälen und niemals roh genießen. Sonst bekommt man zu viel Oxalsäure ab.

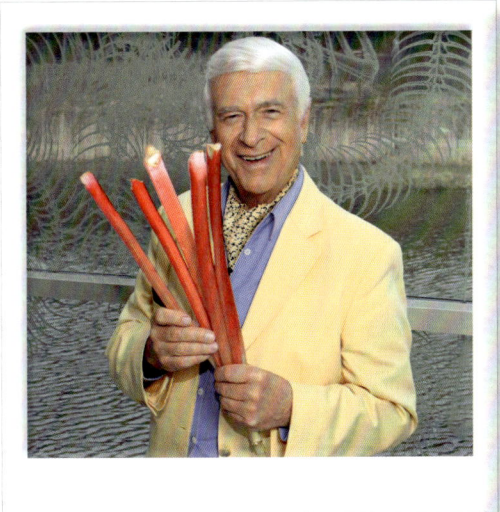

Es gibt Tricks, wie man die Oxalsäure vermindern kann: Nach dem Schälen die Rhabarberstiele klein schneiden und kurz in kochendes Wasser tauchen. Das Wasser weggießen. Alternativ können Sie Rhabarber mit milchhaltigen Speisen wie Pudding, Vanillesoße und Milchreis kombinieren.

Rhabarber kann man als Kompott genießen oder im gemischten Obstsalat. Ein köstliches Dessert: Milchreis mit Rhabarberkonfitüre.

Rheuma

Mit Paprika und Distelöl gegen rheumatische Beschwerden

Speziell nach den Feiertagen, wenn sich draußen der Winter eiskalt oder nasskalt präsentiert, treten bei vielen Menschen verstärkt rheumatische Beschwerden auf. Das ist nicht nur auf die kalte Jahreszeit zurückzuführen, sondern auch auf das viele gute Essen und Trinken, das wir uns gegönnt haben.

Oft wird es notwendig sein, dass der Betroffene die vom Arzt verordneten Rheuma-Medikamente einnimmt. Doch man muss sich bewusst sein, dass diese Medikamente von Schmerzen befreien, aber oft doch nicht ganz unerhebliche Nebenwirkungen haben. Daher sollte sich der Rheuma-Patient darüber informieren, was

er sonst noch tun kann. Und dabei spielt die gezielte Ernährung eine wichtige Rolle.

Aber auch gesunde Menschen, in deren Familie immer wieder Rheuma-Erkrankungen auftreten, sollten überlegen, wie sie das Risiko für das Leiden senken können. Auch dabei kann die tägliche Ernährung eine sehr wichtige Rolle spielen.

So muss man wissen, dass die Arachidonsäure in Nahrungsmitteln Rheuma begünstigt und Entzündungen fördert. Und da wieder ist es wichtig zu beachten, dass zum Beispiel Schweinefleisch und Rindfleisch doppelt so viel Arachidonsäure enthalten wie Geflügel. Meiden Sie also arachidonsäurehaltige Lebensmittel.

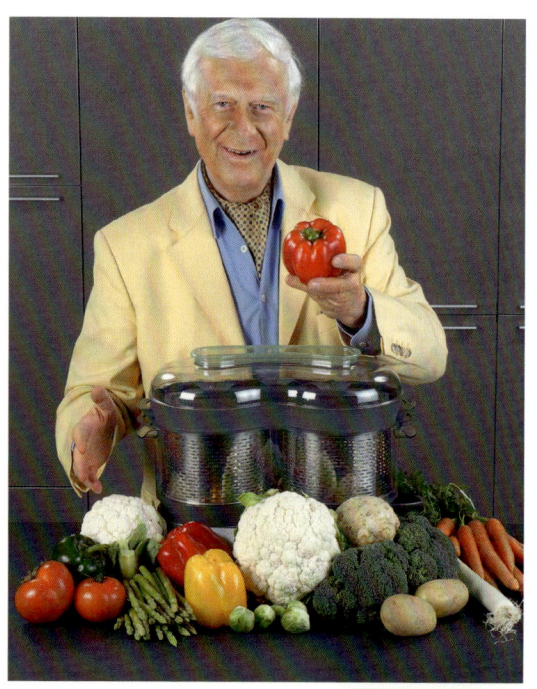

Wissenschaftler an der Universität Kopenhagen haben bei ihren Rheuma-Forschungen eine interessante Entdeckung gemacht: Rote und gelbe Paprikaschoten – mit Apfelessig und Distelöl zu einem Salat verarbeitet –, weiters rohe, frische Gurkenscheiben, aber auch rohe Zwiebeln können die Entstehung von rheumatischen Beschwerden verhindern, können aber auch bereits bestehende Rheumaschmerzen lindern.

Die Quintessenz daraus lautet: Wer Rheuma verhindern oder lindern will, sollte beim Essen auf folgende Grundregel achten: Mehr Obst und Gemüse, weniger Fleisch. Und regelmäßig Meeresfisch.

Es gibt eine Reihe von Studien, die zeigen: Die Omega-3-Fettsäuren in Hering, Lachs, Makrele und Thunfisch bauen im Körper Entzündungen ab und wirken damit positiv auf rheumatische Beschwerden.

Rose

Die Rose – eine Naturarznei für die Hormone der Frau

Man nennt die Rose die »Königin der Blumen«. Sie ist äußerst symbolträchtig, doch welche Farbe sie auch hat: Sie ist wunderschön anzusehen, duftet betörend und ist ein edles Geschenk für eine Frau. Doch so eine Rose kann mehr als bloß Freude bereiten, Aug und Nase erfreuen. Man kann die Rose durchaus auch als Naturarznei für die Frau bezeichnen.

- Ein französisches Ärzte-Team hat vor vielen Jahren im Auftrag des legendären Kräuter- und Kosmetikpapstes Maurice Mességué die Wirkung untersucht, die der Duft einer Rose auslöst. Das Ergebnis lautete: Allein wenn eine Frau konzentriert und bewusst an einer stark duftenden Rose riecht, beeinflusst das ihren Hormonhaushalt positiv.

- Der Duft einer Rose kann die Seele fröhlich stimmen, fördert positive Gedanken und stärkt damit auch die körpereigenen Abwehrkräfte.

- Tee aus frischen oder getrockneten Rosenblütenblättern baut dank seines zarten Aromas die Seele auf und verbessert die Stimmung. So wird er zubereitet: 1 Teelöffel randvoll mit Rosenblütenblättern aus biologischem Anbau – am besten aus der Apotheke – wird mit kochendem Wasser überbrüht. Frische Blütenblätter dürfen nur 2 Minuten, getrocknete Blütenblätter müssen 8 Minuten ziehen. Danach durchseihen, mit etwas Honig süßen und lauwarm langsam in kleinen Schlucken trinken.

- Wenn man Stress abbauen, sich entspannen und regenerieren möchte, dann ist ein Rosenbad das Richtige. Füllen Sie 1 Handvoll frischer oder getrockneter Rosenblütenblätter in einen Nylonstrumpf und hängen diesen unter das in die Wanne einfließende heiße Wasser. Streuen Sie außerdem frische Rosenblütenblätter auf die Wasseroberfläche und genießen Sie so ein Bad 20 bis 25 Minuten lang. Atmen Sie in der Wanne tief aus und ein.

- Rosenduft aus ätherischem Rosenöl (Apotheke) bringt Harmonie in das oft gestörte vegetative Nervensystem. Man gibt ein paar Tropfen vom Rosenöl auf ein Taschentuch und schnuppert tagsüber immer wieder daran.

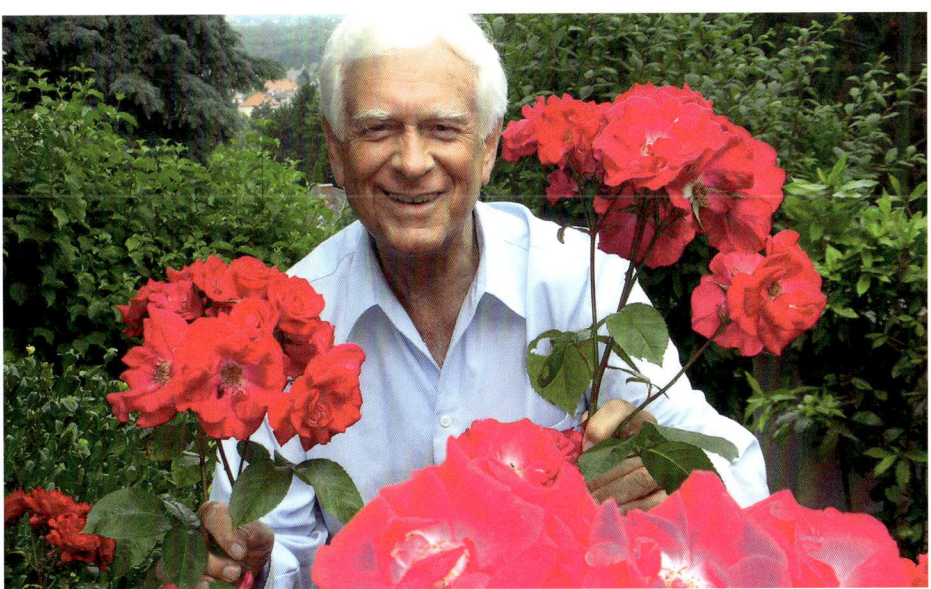

Rosmarin

Mit Rosmarin-Rezepten voll Energie durch den Frühling

Speziell im Frühling, wenn es sehr oft zu einem extremen Wetterwechsel mit großen Temperaturunterschieden kommt, fühlt man sich schon am Morgen erschöpft, müde und leistungsschwach. Und oft hält das den ganzen Tag an. Dann fragt man sich: Wo kriege ich nur die Energie und Vitalität her, die ich heute brauche, um allen Anforderungen gerecht zu werden?

Diese Energie liefert in einer verblüffenden Weise das Heil- und Küchenkraut Rosmarin.

- Am schnellsten kann man die Kraft von Rosmarin nutzen, wenn man morgens nach der Dusche die Fußsohlen gut abtrocknet und dann mit ein paar Tropfen Rosmarinöl (Apotheke, Reformhaus) einmassiert. Schon nach wenigen Minuten spürt man die durchblutungsfördernde Wirkung und fühlt sich zum Bäume-Ausreißen – und startet wie eine Rakete in den Tag.

- Sie können sich das Rosmarinöl auch selbst herstellen. Legen Sie in ein verschließbares Glas einige Rosmarinzweige und übergießen Sie diese mit kalt gepresstem, hochwertigem Olivenöl. Lassen Sie das Glas 5 Wochen in der Sonne stehen, dann durchseihen, in kleine braune Apothekenfläschchen füllen – fertig.

- Sehr sinnvoll ist es auch, zum Frühstück 2 Tassen Rosmarintee zu trinken: lauwarm, langsam in kleinen Schlucken ungesüßt oder mit ganz wenig Honig. Hier das Rezept: 1 gestrichener Teelöffel Rosmarinnadeln werden mit 1 Tasse kochendem Wasser übergossen und müssen zugedeckt 5 Minuten lang ziehen. Rosmarintee ist morgens oft ein viel besserer Muntermacher als Kaffee.

- Außerdem kann man den kalten Tee zur Schönheitspflege verwenden. Tränken Sie 2 Wattebäusche damit, drücken Sie diese leicht aus und legen Sie sie für 5 Minuten auf die geschlossenen Augen. Das ist ein wirksames Rezept gegen Tränensäcke.

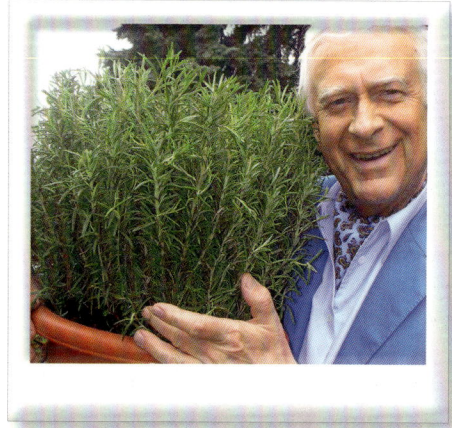

- Wenn Sie Zeit haben, können Sie mit einem Rosmarin-Wannenbad enorme Kräfte in sich wecken. Überbrühen Sie 50 Gramm Rosmarinnadeln mit 1 Liter kochendem Wasser in einem Topf und lassen Sie das Ganze zugedeckt 30 Mi-nuten ziehen. Dann durchsei- hen und den Aufguss ins Badewasser gießen und mit den Händen gut verteilen. Baden Sie darin 25 Minuten. Danach gut abtrocknen und im Bett mindestens 1 Stunde lang ruhen. Dabei spüren Sie, wie sich in Ihrem Körper neue Energie und Vitalität aufbauen.

Rückenschmerzen

Rückenschmerzen sind oft typische Verspannungsschmerzen. Falsch ist es, sich einfach hinzulegen und nichts zu tun oder in einer – vorgeblich schmerzfreien – Schonhaltung zu verharren. Richtig ist, sich ausgleichende Bewegung zu verschaffen. Ideal ist Schwimmen, insbesondere Rückenschwimmen, aber auch Spazierengehen, Gymnastik, Joggen oder Radfahren sorgen dafür, dass Verspannungen gelöst werden und die Rückenmuskulatur gekräftigt wird.

Gerade wer tagsüber viel Schreibtischarbeit leisten muss, bekommt oft Rückenprobleme, weil das lange Sitzen die Rückenmuskulatur schwächt. Um die Rückenmuskeln zu stärken und die Wirbelsäule zu entlasten, gibt es zwei Dinge, die Sie aktiv tun können: Rückenschwimmen oder Laufen. Mindestens 2-mal die Woche je 2 Stunden. Doch auch am Arbeitsplatz zwischendurch sollten Sie einen Ausgleich schaffen und immer wieder mal was für Ihre Rückenmuskeln tun. Machen Sie kurz Pause, laufen Sie auf der Stelle und heben Sie dabei die Knie so hoch, wie es nur geht. Weitere Tipps:

- Übergießen Sie in einem Topf ein ½ Kilogramm Heublumen mit kochendem Wasser, lassen Sie den Sud 30 Minuten ziehen. Anschließend durchseihen. Die Brühe wird in sehr warmes Badewasser gegossen. Baden Sie darin 20 Minuten. Legen Sie sich danach ins Bett und gönnen Sie sich 1 Stunde Ruhe.

- Wenn Sie immer mit Rückenschmerzen aufwachen, dann muss eine neue Matratze her. Generell sollten Matratzen alle 5 bis 7 Jahre erneuert werden, bei Hausstauballergie noch eher.

- Wenn Sie Probleme mit den Bandscheiben haben: Schwimmen Sie möglichst oft auf dem Rücken. Damit wird die Wirbelsäule hervorragend entlastet und es ist eine Wohltat für die Bandscheiben. Wichtig: Machen Sie langsame und bewusste Schwimmbewegungen.

Salat

Der leckere Sommersalat frisch und einfach zubereitet

Der grüne Salat ist reich an Ballaststoffen und

fördert dadurch die Verdauung. Das Zusammen-

spiel von Vitaminen und Mineralstoffen kräftigt

das Herz. Grüner Salat vertreibt Müdigkeit, stärkt

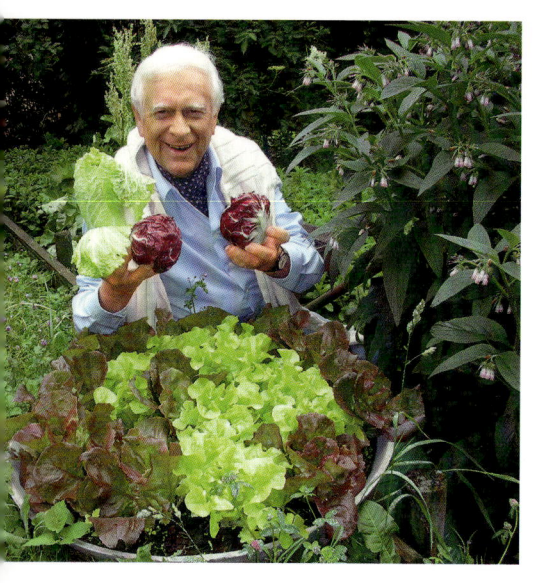

die Nerven und verbessert die

Einschlafbereitschaft nach einem

stressreichen Tag. Der Farbstoff

Chlorophyll fördert die Sauer-

stoffzufuhr im Gehirn und schärft

dadurch die Konzentration.

178

Dazu ein leckeres Rezept für 4 Personen:

● *Waschen Sie 2 Salatköpfe, zerpflücken sie in einzelne Blätter. Verrühren Sie den Saft einer ½ Zitrone, 3 klein gehackte Radieschen, 4 Esslöffel gehacktes Dillkraut oder gehackten Schnittlauch, 2 Esslöffel gehackte Petersilie, 4 Esslöffel Distelöl, 2 Esslöffel Honig, etwas Salz und Pfeffer zu einer Marinade. Gießen Sie noch 1 Becher Bio-Joghurt darüber.*

Vorsicht bei fertig zurechtgezupften »frischeversiegelten« Salatmischungen im Folienbeutel: Der zerkleinerte Salat ist viel anfälliger für Mikroorganismen als der intakte Salatkopf. Bei falscher Lagerung über 6 Grad Celsius vermehren sich diese mit großer Geschwindigkeit und das licht-, luft- und wärmeempfindliche Vitamin C verflüchtigt sich.

Noch ein Tipp, wenn Sie Salat im Restaurant bestellen: Bestellen Sie das Dressing immer separat in einer Schale, tauchen Sie jedes Stück Salat nur ganz leicht darin ein und lassen Sie es gut abtropfen– das spart Kalorien.

Schlankmacher
Gemüsesaft, Salat und Kohlsuppe – dauerhaft schlank werden und bleiben

Viele Menschen greifen im Kampf gegen Übergewicht zu Schlankheitspillen oder Appetitzüglern. Schlankheitspillen bringen oft kurzfristig verblüffende Erfolge, denn sie wirken abführend und entschlackend. Der Nachteil: Das Körperfett wird nicht verringert. Also tritt nach einiger Zeit der sogenannte Jo-Jo-Effekt ein. Besser: viel Bewegung (1 Stunde Gartenarbeit verbraucht zum Beispiel bis zu 540 Kalorien). Appetitzügler wirken auf das zentrale Nervensystem und beeinflussen das Hunger- und Sättigungszentrum im Gehirn. Langfristig können sie jedoch schwere Gesundheitsstörungen hervorrufen.

● Ein natürlicher Appetitzüger: 1 Glas Gemüsesaft oder ein leichter Salat als Vorspeise.

● Gurken helfen uns, schlank zu bleiben und schlank zu werden. 100 Gramm haben bloß 14 Kalorien. Außerdem macht die Gurke schnell satt.

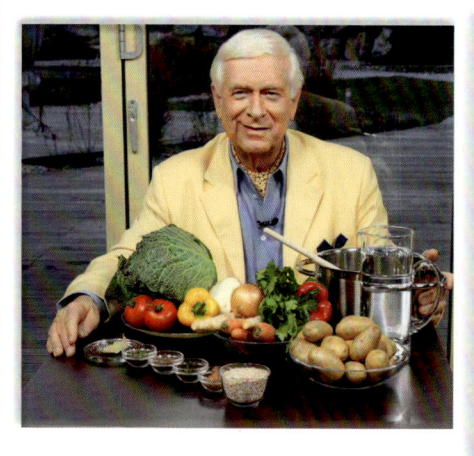

- Essen Sie 1 Woche jeden Tag 1 Portion Gurkensalat, dazwischen Gurkenscheiben mit Magerquark und Vollkornbrot.

Auch eine Kohlsuppe liefert Ballaststoffe und ist ein prima Schlankmacher:

- 1 großen Weißkohl, 150 Gramm Zwiebeln, 5 Möhren, 200 Gramm Lauch und 1 Bund Staudensellerie klein schneiden und mit 2 Gemüsebrühwürfeln in 1 ½ Liter Wasser gar kochen. Mit Sojasoße würzen. Essen Sie davon morgens, mittags und abends, so viel Sie wollen. In 4 Tagen sind Sie 5 Pfund los!

Schluckauf

Hausmittel gegen Schluckauf – Tütentrick und Gewürznelken

Schluckauf ist lästig, unangenehm und störend, aber keine ernst zu nehmende Gefahr für die Gesundheit. Ausgelöst wird der Schluckauf durch einen unwillkürlichen Nervenimpuls, durch das Zusammenziehen des Zwerchfells. Dadurch verschließt sich die Stimmbandritze. Und schon folgt ein »Hicks« dem anderen.

Es gibt viele Rezepte. Doch nicht alle helfen bei jedem. Daher muss man im Laufe der Zeit herausfinden, welche Methode für einen selbst die richtige ist.

Allseits bekannt sind: Luft anhalten oder mit den Fingern in den Ohren vorgebeugt schluckweise Wasser trinken. Wenig bekannt, aber sehr wirkungsvoll, sind folgende Maßnahmen gegen den Schluckauf:

- Probieren Sie den Tütentrick: Nehmen Sie eine Papier- oder Plastiktüte zur Hand und starten Sie ein ungewöhnliches Ausatmen. Blasen Sie aus dem Mund Luft in die Tüte.

Pressen Sie diese dabei ganz fest an die Lippen. Danach halten Sie sie mit einer Hand verschlossen.

- Und jetzt kommt das Wichtigste an dieser Aktion: Sie dürfen jetzt nicht gleich durch die Nase frische Luft einatmen, auch wenn Sie das Bedürfnis haben. Sie schieben die zugehaltene Tüte vom Mund zur Nase hoch, stecken die Nase rein und atmen Ihre ausgeatmete Luft wieder ein. Oft muss man diese Prozedur mehrmals wiederholen, bis es klappt. Die Erklärung für den Tütentrick: Sie erhöhen damit den Kohlendioxidspiegel im Blut. Dadurch wird der Nervenimpuls gestoppt.

Wer allerdings weiß, dass er immer wieder bei jeder Gelegenheit urplötzlich einen Schluckauf bekommt, der sollte vorbeugende Maßnahmen setzen:

- Trinken Sie niemals in langen, gierigen Zügen.

- Sprechen Sie nicht beim Essen.

- Kauen Sie jeden Bissen gut. Schlingen Sie Ihr Essen nicht eilig hinunter.

- Kauen Sie morgens auf nüchternen Magen intensiv 2 bis 3 Gewürznelken.

Das verhindert besonders bei Menschen über 50 im Laufe des Tages Schluckauf-Attacken.

Der Tütentrick und das Kauen von Gewürznelken sollten zum Standardprogramm all jener gehören, die in regelmäßigen Abständen von Schluckauf gequält werden. Und noch eines ist wichtig: Wenn der Schluckauf über Stunden anhält, dann bitte ab zum Arzt.

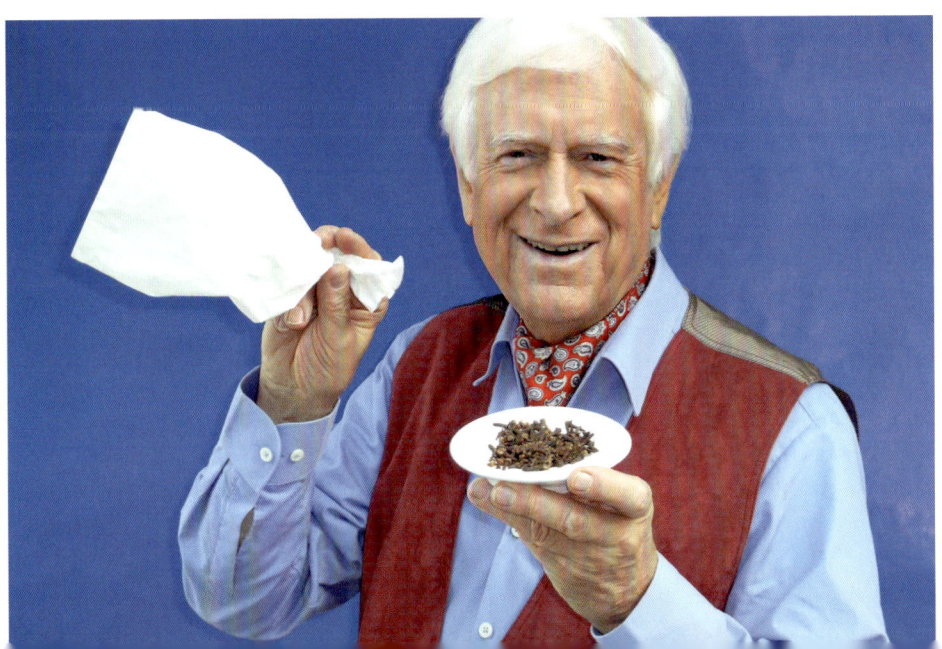

Schnupfen

Tomatensuppe mit Thymian vertreibt Schnupfen

Wohin man kommt: Überall auf der Straße, im Supermarkt sowie in den öffentlichen Verkehrsmitteln husten, niesen und schnäuzen viele Menschen und übertragen lästige Schnupfen-Viren. Diese speziellen Viren verbreiten sich vor allem dann, wenn leichte Zugluft oder leichter Wind herrschen. Der Reiz der Luft ist so schwach, dass die Nasenschleimhaut vergisst, sich zu wehren oder Abwehrzellen um Hilfe zu bitten. Dadurch wird die Durchblutung herabgesetzt. Die Flimmerhärchen in der Nase – ein wichtiger Schutzwall gegen eindringende Krankheitserreger – sind nicht mehr so aktiv. Die Folge: Die Viren können schnell und leicht die Nasenschleimhaut besetzen.

Das Unangenehme an einem Schnupfen ist die Tatsache, dass die Nase entweder verstopft ist oder dass sie rinnt. Und dass sich in den meisten Fällen auch ein hartnäckiger Husten mit einstellt. Daher sollte man so schnell wie möglich bei den ersten Schnupfen-Symptomen eingreifen, um das Problem der Nase und der Atemwege rasch wieder in den Griff zu bekommen.

Hierfür gibt es aus Großmutters Zeiten ein Hausmittel, das sich sehr bewährt hat und das vor allem im ländlichen Raum zwischen dem Ersten und Zweiten Weltkrieg in vielen Familien eingesetzt worden ist: die Tomatensuppe mit Thymian. Der rote Farbstoff aus den Tomaten – das Lycopin – wirkt entzündungshemmend und immunstärkend. Der Hauptwirkstoff Thymol aus dem Thymian stärkt die Atemwege, macht die Nase frei und fördert den Auswurf von Schleim.

Und so wird dieses Hausrezept gegen Schnupfen zubereitet:

Mehrere klein gehackte Knoblauchzehen und 1 Zwiebel werden in Olivenöl leicht und schonend angeschwitzt, dann mit etwas Apfelessig abgelöscht. Das Ganze muss jetzt ganz kurz dünsten. Nun gibt man frischen Thymian und geviertelte Tomaten dazu. Kurz erhitzen, mit Gemüsebrühe aufgießen, 1 Stunde zugedeckt im Topf köcheln lassen. Dann passieren. Nicht zu heiß Löffel für Löffel genießen.

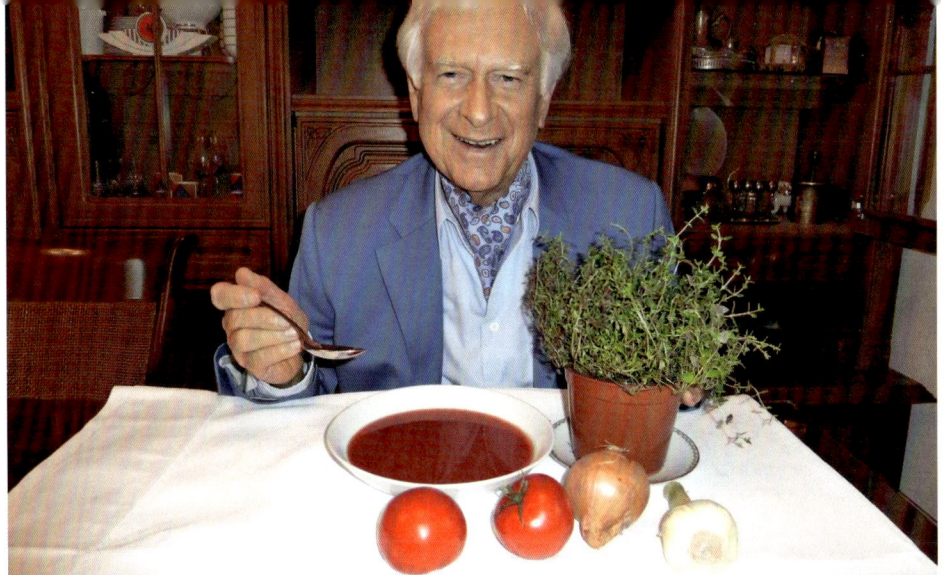

Wem die Zubereitung dieses Rezeptes zu aufwendig ist, sollte bei Schnupfen zumindest jeden Tag in kleinen Schlucken morgens 1 Glas Tomatensaft und abends 1 Tasse Thymiantee mit Honig trinken. Weitere Tipps, wie Sie Ihrem Schnupfen zu Leibe rücken können:

- Essigdampf: Gießen Sie in einen Topf einen ¼ Liter Apfelessig und einen ⅛ Liter Wasser. Erhitzen Sie diese Mischung und atmen Sie 15 Minuten lang die aufsteigenden Essigdämpfe ein.

- Eukalyptusöl und Teebaumöl beruhigen und desinfizieren die Nasenschleimhäute. Geben Sie 20 Tropfen in ein Stofftaschentuch und schnuppern Sie immer wieder daran.

- Holunderdrink: Mischen Sie einen ⅛ Liter Holundersaft mit einem ⅛ Liter heißen Wasser. Rühren Sie 1 Teelöffel Honig ein und geben Sie 2 Gewürznelken dazu. Erhitzen Sie das Ganze noch einmal kurz. Dann in kleinen Schlucken trinken.

- Vermischen Sie 20 Gramm Fenchel und 80 Gramm getrocknete Dillspitzen. Streuen Sie 1 Esslöffel davon auf ein Backblech, erhitzen Sie die Mischung kurz bei 250 Grad Celsius. Öffnen Sie dann den Backofen, nehmen Sie das Backblech heraus und atmen Sie die Gewürzdämpfe ein.

- 2 Esslöffel frisch geriebene Meerrettichwurzel werden mit etwas Zwiebelsaft und Honig verrührt. Von dieser Mischung nimmt man alle 2 bis 3 Stunden 1 Teelöffel. Man kann auch Meerrettichsaft aus dem Reformhaus einsetzen.

Wenn sich Ihr Schnupfen zu einer Stirnhöhlenentzündung entwickelt hat, setzen Sie am besten auf Leinsamen:

- 500 Gramm goldgelben Leinsamen mit wenig Wasser kochen und als heißen Brei in einen Leinenbeutel füllen. Diesen Beutel legen Sie 5 Minuten lang auf die schmerzenden Stellen. Die Auflage muss mehrmals am Tag wiederholt werden.

Schuppen

Leinsamenöl und Eigelb gegen Schuppen im Haar

Es ist hässlich und lästig, wenn man plötzlich beim Kämmen und Bürsten der Haare entdeckt, dass man unter einem starken Schuppenbefall leidet. Speziell auf dunkler Kleidung sieht das schlimm aus. Und Umfragen haben ergeben: Wer bei einem Mitmenschen Schuppen sieht, ist überzeugt, dass das ein ungepflegter Mensch ist. Völlig zu Unrecht.

Da kann ein altes Hausmittel ganz erstaunlich helfen: eine Haarpackung mit hochwertigen Lebensmitteln, die man ohnehin häufig in der Küche vorrätig hat:

- Die erste wichtige Maßnahme: Waschen Sie die Haare mit einem milden, alkalifreien Shampoo aus Kräutern.

- Danach mit lauwarmem Wasser spülen, dem man etwas Zitronensaft beigegeben hat.

- Jetzt dürfen die Haare nicht getrocknet werden. Sie müssen nass bleiben.

- Geben Sie 1 rohes Eigelb in eine Schüssel und gießen Sie 1 Esslöffel Leinsamenöl darüber. Dann schlagen Sie die beiden Lebensmittel mit einem Schneebesen auf.

- Diese Mischung wird nun intensiv und gefühlvoll mit bloßen Händen in die Kopfhaut einmassiert.

- Lassen Sie die Haarpackung 20 bis 30 Minuten einwirken. Die Vitalstoffe im Leinsamenöl und im Eigelb versorgen die schuppige Kopfhaut mit wertvollen Nährstoffen, regenerieren die Kopfhaut und bremsen die Schuppenbildung.

- Diese Haarpackung sollte man 1- bis 2-mal in der Woche durchführen – so lange, bis die Schuppen verschwunden sind. Aus der praktischen Erfahrung von Landärzten, die diese Haarkur auch heute noch oft empfehlen, weiß man: Nach einer Anwendung von 6 Wochen gibt es bei vielen Anwendern keine Schuppen mehr.

- Da Nervenbelastung und Stress die Schuppen im Haar verstärken können, sollte man während der Kur reichlich B-Vitamine aus der Nahrung zuführen und in den Speiseplan einbauen: Haferflocken, Nüsse, Hefeflocken und Sanddornsaft.

- Man sollte in dieser Zeit auch strikt auf Haarföhn und Haarspray verzichten.

Sodbrennen

Mit etwas Disziplin und Pflanzensäften gegen Sodbrennen

Wer beispielsweise in der Karnevalszeit mehr Alkohol und üppige Speisen zu sich nimmt, der leidet dann oft an Sodbrennen. Das ist die Folge nach übermäßigem Essen und einer daraus resultierenden Magenübersäuerung.

Hier ein paar wirkungsvolle Rezepte dagegen:

- *Trinken Sie 1 Glas Kohlsaft. Die darin enthaltenen Glutamine entsäuern den Magen. Es hilft auch, wenn man Lakritze kaut.*

- *Kauen Sie 2 rohe Kartoffelscheiben ohne Schale und 3 Haselnüsse. Vermeiden Sie alles, was den Innendruck verstärkt: Beugen Sie sich nicht nach vorne, tragen Sie keine beengende Kleidung, keinen Gürtel. Schlafen Sie mit leicht erhöhtem Oberkörper.*

- *Trinken Sie täglich einen ¼ Liter Selleriesaft.*

- *Essen Sie tagsüber lieber kleinere Portionen, dafür aber öfter.*

- *Meiden Sie Alkohol.*

- *Essen Sie vor jeder Mahlzeit 1 Messerspitze Ingwerpulver.*

- *Trinken Sie zur Anregung der Verdauung jede Stunde 1 Glas mildes Mineralwasser oder 1 Tasse Schlehentee. Dafür 1 Esslöffel Schlehenblüten (Apotheke, Drogerie) mit einem ½ Liter kochendem Wasser übergießen, 10 Minuten zugedeckt ziehen lassen, durchseihen.*

Sommersprossen

Mit Petersilie, Zwiebel und Zitrone
gegen Sommersprossen

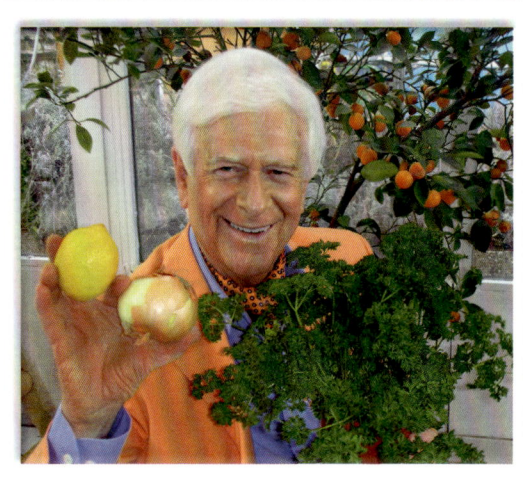

K aum scheint die Sonne etwas intensiver auf uns herab, zeigen sich im Gesicht von blassen, hellhäutigen Menschen die ersten Sommersprossen. Manche finden diese kleinen, meist rötlichen oder goldgelben Flecken auf der Haut von jungen Frauen sehr reizvoll. Doch die Betroffenen selbst sind meist nicht sehr glücklich darüber und wollen wissen, wie man die Sommersprossen wegkriegt. Da gibt es einige wirksame und ganz einfache Naturrezepte.

- Sehr bewährt hat sich die Petersilie. 4 frische Petersiliensträußchen werden gut gewaschen und dann in einem Topf mit einem ¼ Liter kochenden Wasser übergossen. 15 Minuten ziehen lassen. Dann durchseihen. Jetzt tauchen Sie Wattepads in den Petersilientee und betupfen die Sommersprossen. Am besten sollte man das 3-mal täglich machen.

- Wer auf Petersilie nicht anspricht, der sollte ein anderes Hausmittel versuchen: Schneiden Sie 1 mittelgroße rote Zwiebel in dünne Ringe oder kleine Stücke, geben Sie diese in eine Tasse und füllen sie mit Apfelessig auf. Das Ganze sollte nun 3 Tage zugedeckt stehen. Dann die Zwiebelringe oder Zwiebelstücke herausnehmen. Tauchen Sie Wattepads in die Flüssigkeit und betupfen Sie damit die Sommersprossen.

- Ein früher sehr beliebtes Naturrezept gegen Sommersprossen, das heute fast in Vergessenheit geraten ist: Man reibt die Gesichtshaut über einen längeren Zeitraum jeden Abend 2 Stunden vor dem Zubettgehen gründlich mit Rizinusöl ein. Nach 30 Minuten entfernt man mit einem Küchenkrepp das überschüssige Fett auf der Haut. Das Rizinusöl, das durch die Poren in den Teint eingezogen ist, muss über Nacht einwirken.

- Die einfachste Methode allerdings sind Einreibungen mit Zitronensaft. Schneiden Sie 1 vollreife Zitrone in 2 Hälften und reiben Sie mit der Schnittfläche die betroffenen Hautstellen im Gesicht und am Dekolleté ein.

Bevor Sie allerdings eines dieser Rezepte anwenden, denken Sie darüber nach, ob Ihnen Sommersprossen nicht doch ganz gut zu Gesicht stehen ...

Sonne

An düsteren Wintertagen sollten wir »Sonne essen«

Schlechte Laune, ein schwaches Immunsystem und poröse Knochen, die sehr leicht brechen: So sieht die kalte Jahreszeit bei vielen Menschen aus. Viele Frauen und Männer weisen sehr oft einen beachtlichen Mangel an Vitamin D auf, welches für gute Laune für ein starkes Immunsystem und für die Aufnahme von Kalzium in die Knochen mit verantwortlich ist.

In der warmen, schönen Jahreszeit erzeugt der Körper selbst das Vitamin D. Nämlich dann, wenn Sonne oder zumindest helles Tageslicht auf die Haut auftrifft. Wer im Winter nicht ins Freie geht, kann kein Vitamin D bilden.

Daher sollte jeder von uns einmal am Tag für 30 Minuten ins Freie gehen. Und wenn die Sonne scheint, dann suchen Sie – warm bekleidet – einen windgeschützten Platz und wenden Sie 10 Minuten der Sonne das Gesicht zu.

Was aber tun, wenn tagelang keine Sonne scheint, wenn es von morgens bis nachmittags düster und trist ist? Dann sollten wir »Sonne essen«. Besser gesagt: Wir müssen Naturprodukte konsumieren, die uns Vitamin D liefern. Dazu gehören: Eier, Meeresfisch, Pilze. Und dazu gibt es eine schöne Faustregel: 200 Gramm Champignons ersetzen 2 Tage Sonnenschein, was die Aufnahme von Vitamin D betrifft.

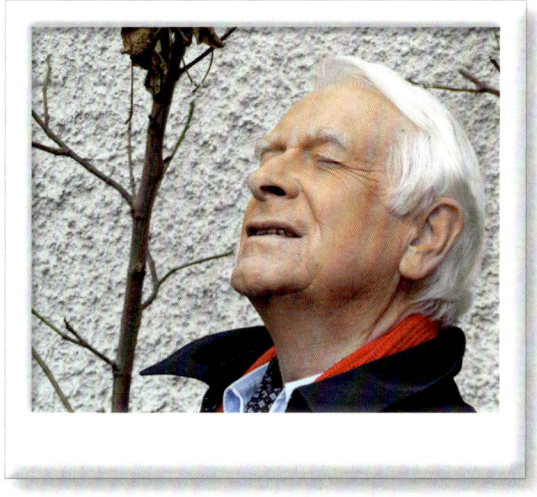

187

Sonnenbrand

Sonnenbrand: Aloe vera und Joghurt reparieren die Haut

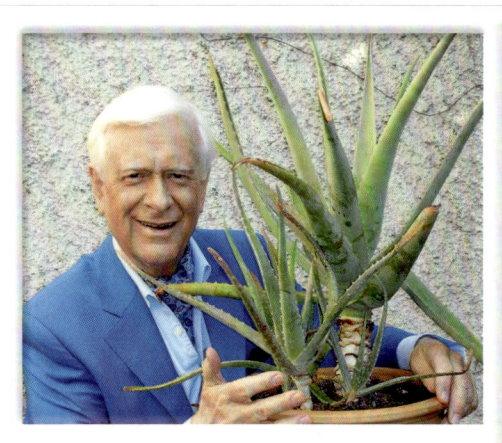

Die Folge: Mancher handelt sich mit der ersten starken Sonne einen zünftigen Sonnenbrand ein. Da kann man aber wunderbar mit einfachen und natürlichen Rezepten Erste Hilfe leisten.

S eitdem amerikanische und deutsche Wissenschaftler nachgewiesen haben, dass das Vitamin D weit wichtiger für unsere Gesundheit ist als bisher angenommen, suchen viele Menschen wieder mehr die Sonne auf. Denn das Vitamin D kann unser Körper nur dann produzieren, wenn Sonne auf die Haut auftrifft. Da aber durch das Dünnerwerden der Ozonschicht 15 Kilometer über uns die Strahlen der Sonne stärker, aggressiver und daher in den letzten Jahren gefährlicher geworden sind, darf man mit der Sonnenbestrahlung nicht übertreiben.

- Gehen Sie unverzüglich in den Schatten, wenn die Haut gerötet ist und schmerzt.

- Bereiten Sie eine Kanne mit Schwarztee zu, lassen Sie den Tee lauwarm werden, tauchen Sie ein Leinentuch ein, wringen Sie es etwas aus und legen Sie es auf die schmerzenden Stellen. Die Gerbstoffe im Schwarztee bringen rasche Linderung.

- Eine ähnliche Wirkung hat Apfelessig – 1 zu 1 mit Wasser verdünnt. Auch da taucht man ein Leinentuch ein, wringt es leicht aus und legt es auf die Haut auf.

- Ein sehr bewährtes Naturrezept gegen den ersten Sonnenbrand der Saison: Rühren Sie zimmerwarmen Quark mit etwas Joghurt an und tragen Sie den weißen Brei auf die betroffenen Hautstellen auf.

Lassen Sie den Joghurt-Quark 1 Stunde auf die Haut einwirken.

- Eine besonders schnelle und effektive Hilfe bei Sonnenbrand bringt das mehrmalige Auftragen von Aloe-vera-Saft oder Aloe-vera-Gel auf die betroffenen Hautstellen. Der Hauptwirkstoff Acemannan im Aloe-vera-Gel bekämpft gemeinsam mit den Pflanzenfettstoffen Cholesterol, Campesterol und Beta-Sitosterol im Gel Entzündungen im Gewebe und kann beschädigte Hautareale reparieren und regenerieren.

Es macht daher Sinn, bei den ersten Sonnenbädern im Frühling Aloe-vera-Saft oder -Gel (Apotheke, Reformhaus, Drogerie) dabeizuhaben.

Sonnenwasser

Sonnenwasser vertreibt Unruhe, Ärger und Ängste

Sie kennen das sicher aus eigenem Erleben: Es gibt Tage, da ist man absolut nicht gut drauf. Man ist von einer inneren Unruhe getrieben, wird von Ängsten, die oft vollkommen unbegründet sind, verfolgt. Und man ärgert sich über jede Kleinigkeit. Dieser Zustand ist bedenklich, schadet der Lebensqualität, der Vitalität und der Leistungsfähigkeit. Das ist eine massive Bremse fürs Glücklichsein und fürs Wohlfühlen.

Solche Verstimmungen hat es schon immer gegeben. Wenn man in Büchern des Mittelalters nachliest, so erfährt man, dass sich Mönche und Nonnen in vielen Klöstern Gedanken darüber gemacht haben, mit welchen Naturkräften man Ärger, Ängste und innere Unruhe vertreiben kann. Und da wird in handgeschriebenen

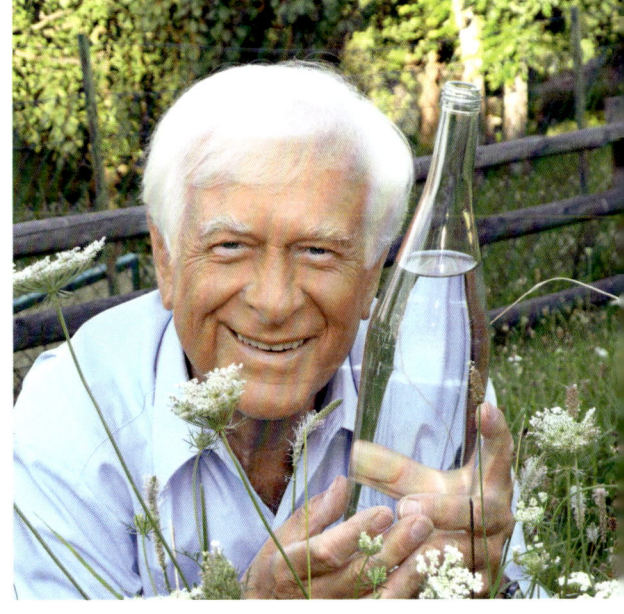

Medizinbüchern immer wieder das »Sonnenwasser« erwähnt. Das Rezept wird auch heute noch in vielen Klöstern praktiziert.

An Tagen, an denen keine Sonne scheint, können Sie ein anderes Rezept gegen Ängste, Ärger und innere Unruhe zubereiten: das Safranwasser mit dem teuersten Gewürz der Welt. Die Safranfäden werden per Hand aus den Blüten einer bestimmten Krokusart gezogen. Legen Sie so einen Safranfaden für 1 bis 1 ½ Stunden in ein Glas mit lauwarmem Wasser. Danach trinken Sie das Safranwasser langsam in kleinen Schlucken.

Spargel
Spargel für den Blutdruck, fürs Herz und für die Figur

Die Spargelzeit ist kurz. Wer sie nicht nutzt, verpasst eine große Chance für die Gesundheit. Denn sowohl der weiße als auch der grüne Spargel sind eine Naturarznei. Wichtig ist, dass es heimischer Spargel ist. Er hat die meisten Wirkstoffe: Magnesium, Kalium, Kupfer, Folsäure, Vitamin E. Der Hauptwirkstoff ist die Aminosäure Asparagin. Sie ist dafür verantwortlich, dass nach dem Spargelessen der Harn einen markanten, stechenden Geruch hat. Asparagin regt die Nieren an, aktiviert Leber und Galle, fördert den Abtransport von Umweltgiften und Stoffwechselmüll aus dem Körper.

Asparagin ist deswegen ein Energiestoff, der uns vital macht und wie ein Jungbrunnen wirkt. Nicht nur körperlich. Wer Spargel genießt, kann konzentrierter

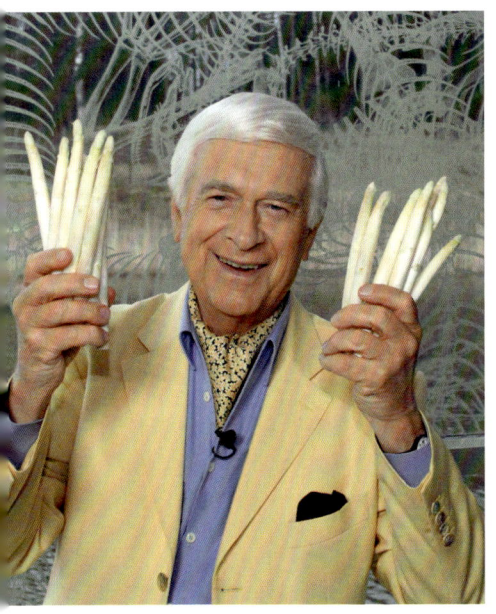

denken, kann besser mit Stress umgehen und produziert im Gehirn Glückshormone. Spargel hilft, erhöhten Blutdruck zu senken, und er stärkt das Herz.

Mit 17 Kilokalorien pro 100 Gramm ist der Spargel ein Schlankmacher. Wer abnehmen will, sollte in der Spargelzeit 14 Tage lang zu jeder Hauptmahlzeit 200 Gramm Spargel essen. Und jeden Tag 1 Stunde Radfahren.

Und was die Liebeskraft betrifft: Reife Jahrgänge können vom Spargelessen profitieren. Das Asparagin sowie die Spurenelemente Molybdän und Zink fördern die Libido bei Frau und Mann, vor allem über 45.

Sprossen

Geballte Kraft aus kleinen Keimen

Bio-Gemüse ohne Düngemittel, ohne Pestizide und Herbizide, randvoll mit Vitaminen, Mineralstoffen und Spurenelementen: Wer wünscht sich das nicht? Kein Problem. Besorgen Sie sich ein Keimglas oder eine Keimbox und dazu keimfähige Samenkörner oder Hülsenfrüchte. Tipp: Wenn Sie kein Keimglas haben, nehmen Sie doch einfach ein leeres Marmeladenglas und befestigen mit einem Gummi ein Stück Fliegengitter – so können Sie die Sprossen wässern und das Wasser ausschütten, ohne dass Ihnen die Keimlinge rausfallen oder Sie ein Sieb zu Hilfe nehmen müssen.

Ziehen Sie sich in der Küche mit Keimen und Sprossen selbst das gesündeste Gemüse der Welt: Weizenkeime liefern B-Vitamine und Magnesium für die Nerven. Linsensprossen haben viel Vitamin C und E sowie Eisen. Soja- und Mungobohnensprossen versorgen uns mit Kalzium für die Knochen sowie Phosphor und Lezithin fürs Gehirn. Kichererbsen sind reich an Vitamin D. Kressesprossen stärken die Schilddrüse, Sonnenblumenkeimlinge liefern Zink für die Immunkraft, Kürbiskernsprossen sind reich an ungesättigten Fettsäuren und damit wichtig für Herz und Kreislauf.

Stress

Mit Wasser und Orangen meistern Sie jeden Stress

H aben Sie auch schon des Öfteren von Kollegen, Freunden, Bekannten oder Verwandten den Rat bekommen: »Du solltest den Stress meiden!« Das ist wohl der dümmste Ratschlag, den jemand geben kann. Wir leben in einer hektischen und schnelllebigen Zeit. Fast jeder hat Stress. Man kann ihm nicht entkommen. Ausweichen und Meiden – unmöglich. Das gilt für jeden von uns, unabhängig vom Alter und vom Lebensstil.

Die einzige Möglichkeit, damit wir nicht krank werden davon: Wir müssen uns stark machen gegen die Belastungen, die der Stress mit sich bringt. Wir müssen stressfest werden. Und das ist einfacher, als man denkt. Dazu muss man bloß einige wichtige Mechanismen im Körper kennen. Anti-Stress-Maßnahme Nummer 1: Versorgen Sie sich an hektischen Tagen 2-mal mit Vitamin C. 2-mal ist so wichtig, weil das Vitamin C schnell abgebaut wird. Essen Sie zum Beispiel morgens und nachmittags jeweils 2 Orangen, 4 Mandarinen, 2 Kiwis oder eine Paprikaschote. Wer nämlich extremen Stress und Ärger hat, verbraucht in dieser Zeit sehr viel Vitamin C. Das muss schnell nachgeliefert werden. Sonst kann sich ein Teil der Abwehrzellen im Körper nicht gegen eindringende Erkältungsviren wehren.

- Anti-Stress-Maßnahme Nummer 2: Trinken Sie 1 bis 2 Gläser Wasser. Bei Stress verlieren Sie viel Flüssigkeit über Schweiß und Harn. Die Folge: Das Blut wird dick, fließt langsamer durch die Adern und liefert nicht genug Nährstoffe und Sauerstoff ans Gehirn. Daher kann man in Stresssituationen oft nicht klar denken. Man kommt mit dem Stress nicht zurecht. Wer aber bei Stressbelastung Wasser trinkt, hält das Blut flüssig und sorgt damit dafür, dass genügend Vitalstoffe ins Gehirn kommen. Man wird stressfest und bleibt in heiklen Situationen cool.

- Stress-Maßnahme Nummer 3: Lassen Sie 2 bis 3 Minuten warmes Wasser über den Puls beider Hände laufen. Danach stellen Sie sich locker hin, heben den Kopf an und atmen tief aus und ein.

Sie werden sehen: Mit diesen drei Maßnahmen werden Sie locker mit jeder Stresssituation fertig.

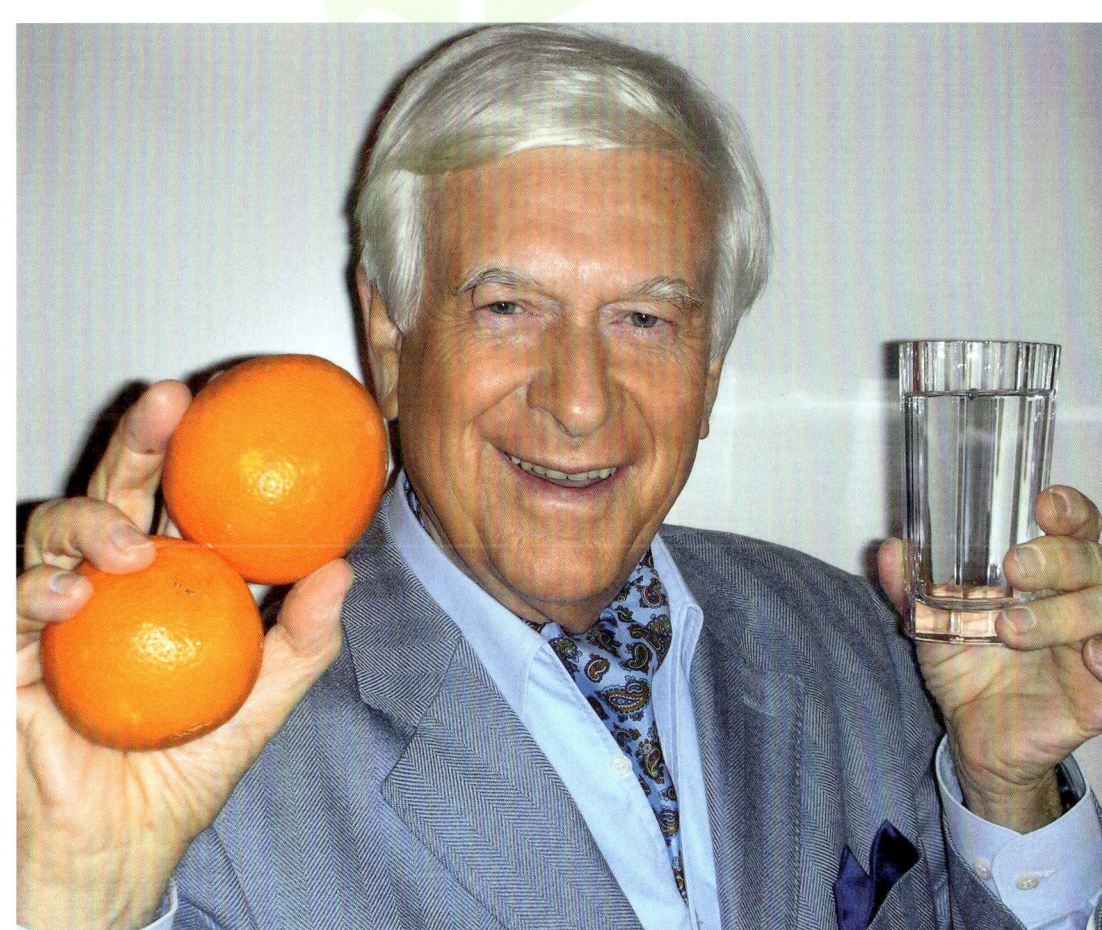

Tannenreisig

Tannenreisig festigt Zähne und Zahnfleisch

Wer von Jugend an bis ins hohe Alter im Mund gesund bleiben und schöne Zähne und ein festes Zahnfleisch erhalten möchte, der muss dafür einiges tun. Tägliches Zähneputzen allein genügt nicht. Es ist nicht nur wichtig, die Zähne und die Zahnzwischenräume zu säubern. Es ist auch wichtig, dass man den Mund desinfiziert, von Bakterien und anderen Krankheitserregern frei hält und dass man vor allem das Zahnfleisch stärkt, damit es gut durchblutet ist und die Zähne fest umschließt.

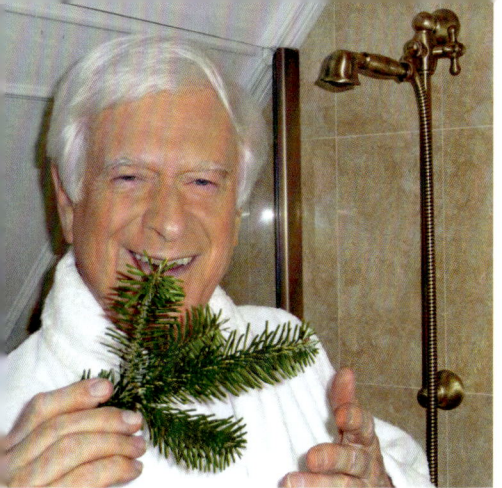

Wenn man konsequent dafür sorgt, kann man die größte Gefahr für Zähne und Zahnfleisch abwenden: die Parodontitis. Sie ist deshalb so gefürchtet, weil sich das Zahnfleisch zurückzieht und ständig entzündet ist und weil dadurch die Zähne im Laufe der Zeit locker werden und ausfallen.

Es gibt ein altes Hausmittel für einen optimalen Zahn- und Zahnfleisch-Service, das im 19. Jahrhundert vor allem in den Familien von Waldarbeitern und Holzfällern angewendet wurde: die Tannenreisig-Kur.

- Sie brauchen dazu nichts anderes als einen kleinen, zarten Tannenzweig, etwa 3 Zentimeter lang und einen ½ Zentimeter dick.

- Wenn dieses Stück Tannenreisig unmittelbar aus der Natur kommt, ist es für gewöhnlich recht schmutzig und muss daher gut gewaschen werden.

- Nehmen Sie das Stück Tannenreisig in den Mund und kauen Sie es intensiv, am besten 10 Minuten lang. Die Tannennadeln sollten danach weit gespreizt abstehen. Dann haben sie ihre Aufgabe erfüllt. Auf diese Weise werden die Zähne vorne und hinten, aber auch die Zahnzwischenräume gereinigt. Und das Zahnfleisch wird massiert. Das fördert die Durchblutung und festigt das Gewebe.

- Gleichzeitig aber tritt durch das Kauen Tannenharz aus den Nadeln in die Mundhöhle aus. Dieses Harz wirkt desinfizierend und festigt ebenfalls das Zahnfleisch.

- Damit das Tannenharz die Chance hat, im Mund schützende und stärkende Arbeit zu verrichten, sollte man nach dem Reisig-Kauen 30 Minuten lang den Mund nicht ausspülen, auch nicht die Zähne putzen und nichts essen oder trinken.

Und noch ein guter Rat: Verwenden Sie nicht das Reisig der Blautanne. Es ist zu hart und zu grob für den Mund.

Man kann aus Tannennadeln auch einen Tee zubereiten. Er hilft gegen Einschlafprobleme:

- Holen Sie sich beim Blumenhändler oder aus dem eigenen Garten 1 Handvoll Tannennadeln. Sie müssen sehr gut gewaschen werden. Dann zerdrücken Sie sie unter einem Nudelbrett. 1 gehäufter Teelöffel Tannennadeln wird mit 1 Tasse kochendem Wasser übergossen. 1 bis 2 Minuten ziehen lassen, dann abseihen. Etwa 30 Minuten vor dem Zubettgehen lauwarm mit etwas Honig gesüßt trinken.

Temperatur von Speisen und Getränken

Die heiße Suppe und der heiße Tee machen krank

Gehören Sie zu jenen Menschen, die speziell an kalten Tagen mit Leidenschaft eine heiße Suppe auslöffeln oder eine Tasse heißen Tee trinken? Dann sollten Sie sich das nach Möglichkeit ganz schnell abgewöhnen. Sie leben sonst nämlich sehr gefährlich, weil Sie mit den beiden heißen Flüssigkeiten das Risiko für Speiseröhrenkrebs erhöhen. Zu dieser Erkenntnis sind Wissenschaftler der Universität Brisbane in Australien gekommen.

Sie warnen: Wenn man die Suppe zu heiß isst und den Tee zu heiß trinkt, dann entstehen in der Speiseröhre zuerst Wärmeschäden, die sich summieren, in der weiteren Folge zu einer massiven Entzündung führen und schließlich mit Speiseröhrenkrebs enden können. Weltweit sterben jedes Jahr etwa 500.000 Menschen an dieser Krankheit.

Was also sollte man tun und besser machen, um sich vor dieser Gefahr zu schützen? Ganz einfach:

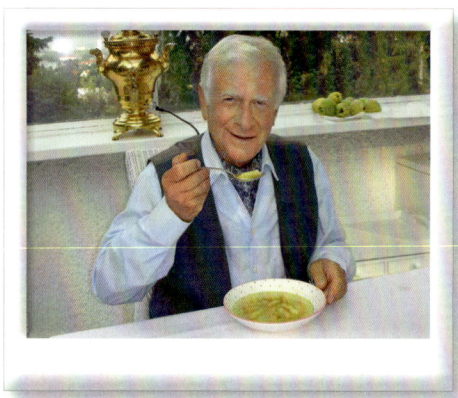

- Warten Sie doch ein paar Minuten vor dem soeben servierten Teller mit der Suppe oder vor der Tasse mit dem soeben eingegossenen Tee. Dann erst essen oder trinken. Danach ist die erste gefährliche Hitze nicht mehr vorhanden.

- Besonders belastend ist es, wenn die Suppe oder das Getränk über 70 Grad Celsius haben. Da kommt es bereits nachweislich zu Verletzungen in der Speiseröhre, die dann mit der Zeit einen Tumor auslösen können.

- Aber auch dann, wenn die Suppe oder der Tee mit einer Temperatur von 65 bis 69 Grad Celsius konsumiert werden, ist das Risiko für Speiseröhrenkrebs immer noch enorm.

- Bei unter 60 Grad sind Suppe und Tee keine Gefahr mehr. Und der positive Nebeneffekt: Zunge und Gaumen können den Geschmack viel besser wahrnehmen und genießen.

Thymian

Thymian: Die Superwaffe gegen den Sommerhusten

W er in der schönen Jahreszeit in verschwitzter, feuchter Kleidung auch nur kurz der Zugluft ausgesetzt ist, wer beim Schwimmen zu lang im kalten Wasser war oder eiskalte Getränke direkt aus dem Kühlschrank konsumiert hat, der holt sich ganz schnell eine Erkältung, die sich in vielen Fällen als lästiger, hartnäckiger Sommerhusten äußert. Dagegen gibt es eine Superwaffe: das Heilkraut Thymian, das zugleich

auch ein wunderbares Gewürz für Lammbraten, Fisch und Pizza ist. Man kann den Husten im Sommer mit verschiedenen alten, bewährten Thymian-Rezepten bekämpfen:

- Die klassische Form ist der Thymiantee. So wird er zubereitet: 1 gehäufter Teelöffel getrocknetes Thymiankraut (Apotheke, Drogerie, Reformhaus)

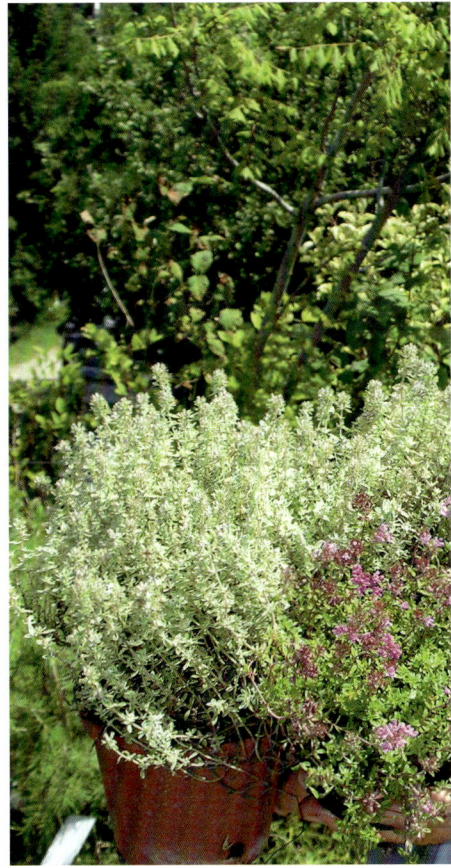

wird mit einem ¼ Liter kochenden Wasser übergossen und muss dann zugedeckt 10 Minuten ziehen. Durchseihen, mit ganz wenig Honig süßen, 3-mal täglich 1 Tasse lauwarm trinken.

- Sehr bewährt hat sich auch ein Thymianbad, das man nicht nur gegen Husten, sondern gegen alle Formen einer Erkältung anwenden kann. 1 Handvoll getrocknetes Thymiankraut wird in einem Topf mit 1 Liter sprudelndem Wasser übergossen. 10 Minuten zugedeckt ziehen lassen. Durchseihen und ins Badewasser gießen. Mit der Hand gut verrühren. Man badet darin 20 Minuten, atmet dabei tief aus und ein. Danach sollte man – gut zugedeckt – etwa 1 Stunde im Bett ruhen.

- In Vergessenheit geraten ist der Thymianwein. Er löst auch einen festsitzenden Husten mit extrem starker Verschleimung sowie Hustenkrämpfe. Übergießen Sie 30 Gramm Thymiankraut mit 1 Liter Weißwein und lassen Sie das Ganze 7 Tage stehen. Dann durchseihen und in eine verschließbare Flasche füllen. Man sollte von diesem Husten-Wein bloß 1-mal am Tag 1 Likörglas in kleinen Schlucken trinken.

Die Wirkung vom Thymian ist in all den Rezepten in erster Linie auf den Hauptwirkstoff Thymol zurückzuführen. Dieses Thymol hat aber auch einen positiven Einfluss auf die Atemwege, wenn man Speisen konsumiert, die mit Thymian gewürzt sind. So gilt seit jeher gebratener St.-Petersfisch mit Thymian als guter Husten-Vertreiber.

Tränensäcke

Alarmzeichen für die Gesundheit – und was hilft

Wenn Sie bei einem Blick in den Badezimmerspiegel entdecken, dass sich bei Ihnen Tränensäcke unter den Augen entwickeln, dann sollten Sie zum Arzt gehen. Denn das ist nicht allein ein kosmetisches Problem. Tränensäcke können das Alarmzeichen für Erkrankungen der Nieren, der Blase, der Prostata und des Herzens sein. Es kann sich aber auch um Unterleibsbeschwerden oder um Hormonstörungen bei der Frau handeln.

Was Sie auf alle Fälle tun können, um das Phänomen zu mildern oder um ihm ganz vorzubeugen, wenn keine ernsthafte Erkrankung dahintersteckt, ist zum Beispiel Bewegung.

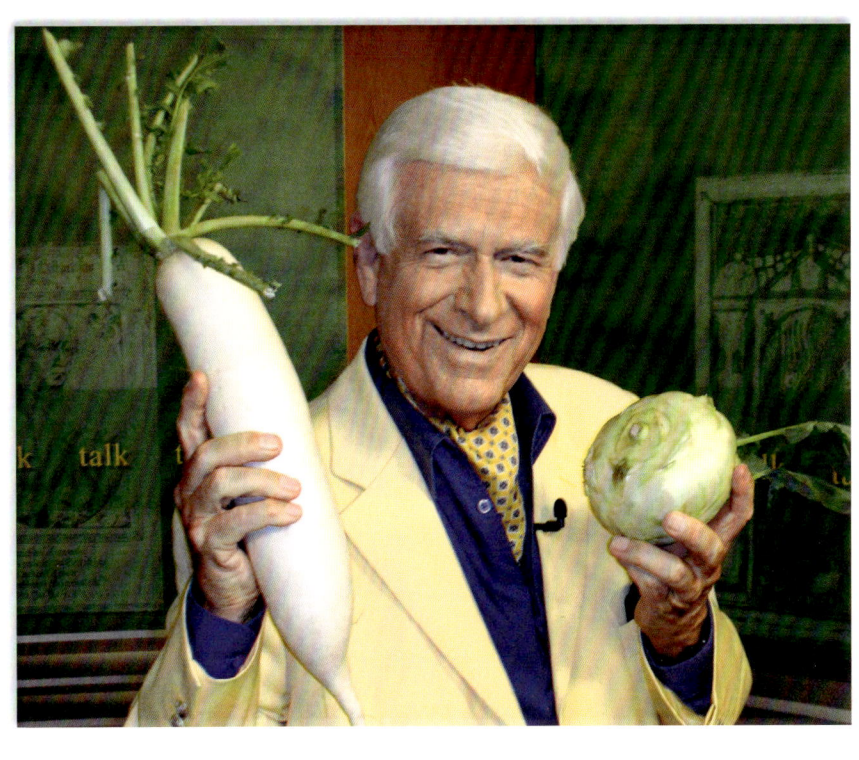

- Britische Wissenschaftler behaupten: Wer regelmäßig steppt, seilhüpft oder auf dem Trampolin springt, kann der Bildung von Tränensäcken vorbeugen. Außerdem wäre es gut, mit etwas weniger Salz zu würzen.

Auch mit ein paar Ernährungstipps können Sie versuchen, die unschönen Schwellungen im Gesicht wegzuzaubern:

- Gegen Tränensäcke und ein geschwollenes Gesicht am Morgen: Trinken Sie abends keinen Kaffee, keinen Alkohol, essen Sie kein fettes Fleisch, nicht zu viel Käse, verwenden Sie generell wenig Salz. Ideal sind: Radieschen, Rettich, Pellkartoffeln, Rote Bete. Morgens: Trinken Sie 1 Glas Selleriesaft.

Wenn es akut wird, probieren Sie doch einfach die folgende Quarkmaske gegen Tränensäcke:

- Verrühren Sie 2 Esslöffel Quark mit 1 Esslöffel Joghurt, 1 Esslöffel Honig sowie 1 Teelöffel Zitronensaft. Mit dieser Masse bestreichen Sie die Partien um die Augen sowie die Stirn und die Wangen. Dann 20 Minuten einwirken lassen. Danach die Quarkmaske mit lauwarmem Kamillentee abwaschen.

Verdauung

Was hilft und was nicht hilft – Wohltuendes für die Verdauung

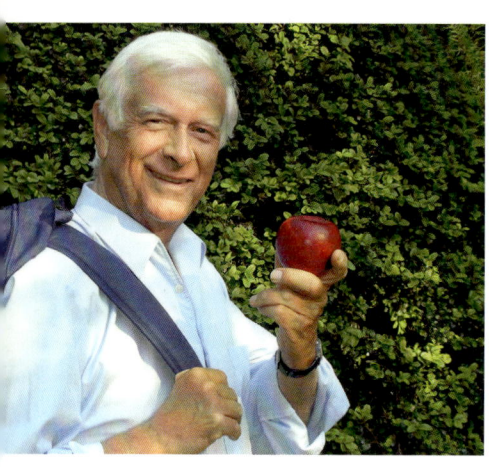

Der amerikanische Arzt

Dr. Jeffrey S. Hyams empfiehlt

einen Apfel vor dem Essen

zur Förderung des Stuhlgan-

ges und zur Bekämpfung

von bzw. Vorbeugung vor Verstopfung

(dazu mehr im nächsten Abschnitt).

Die Erklärung: Äpfel regulieren das

Wachstum der gesunden Darmflora.

Auch die Gurke hilft der Verdauung. Das wichtigste Enzym in der Gurke ist das Erepsin. Es sorgt dafür, dass aufgenommenes Eiweiß besser verarbeitet wird. Es ist daher sinnvoll, zum Fleisch Gurkensalat oder eine rohe Gurke zu essen.

Kümmel gilt als das beste blähungshemmende Gewürz. Seine verdauungsfördernde, appetitanregende und entkrampfende Wirkung ist medizinisch anerkannt. Kümmel wird für Brot und Gebäck verwendet, außerdem für gekochte Kartoffeln, Weißkohl und Sauerkraut, Schweine-, Enten- und Gänsebraten. Er passt auch gut zu Wurst und gekochtem Fisch. Bei Bauchkrämpfen und Blähungen hilft ein Wickel mit Kümmelöl oder der Genuss von 2 bis 4 Tassen Kümmeltee zwischen den Mahlzeiten.

Und was ist mit dem Verdauungsschnaps? Vorsicht! Dieser sorgt vielleicht subjektiv nach einem reichhaltigen Menü für Wohlbefinden, aber er hilft keineswegs der Verdauung, sondern verlangsamt sie. Hochprozentiges verringert nämlich die Magenbewegungen mit der Folge, dass die Mahlzeiten länger im Verdauungstrakt bleiben. Gesünder als ein Schnaps ist in jedem Fall ein Spaziergang nach dem Essen. Sie können auch eine Weile auf den Zehenspitzen umhergehen. Das fördert die Durchblutung im ganzen Körper und regt den Kreislauf an.

Verstopfung

Ballaststoffe und Bewegung aktivieren den Darm

Häufig sind es Ernährungsfehler, die den Grundstein für eine Verstopfung legen. Wir essen zu viel, zu fett und vor allem ballaststoffarm. Dazu kommt, dass wir auch meist zu wenig trinken. Sowohl für einen gesunden Darm als auch für die Erhaltung einer sportlichen Figur ist es am wirkungsvollsten, langfristig die Ernährung umzustellen und sich genügend zu bewegen. Auf dem Speiseplan sollten täglich frisches Obst und Gemüse sowie Vollkornprodukte stehen.

- Wenn Verstopfung dagegen nur sporadisch auftritt, schaffen Abführmittel zum Beispiel mit Auszügen aus Faulbaumrinde oder Sennesblättern Abhilfe.

- Bei hartnäckiger Verstopfung hilft oft ein ½ Glas Pflaumensaft. Auch das Kauen von 5 in warmem Wasser aufgeweichten Dörrpflaumen hilft meist schnell. Dazu viel Bewegung an der frischen Luft.

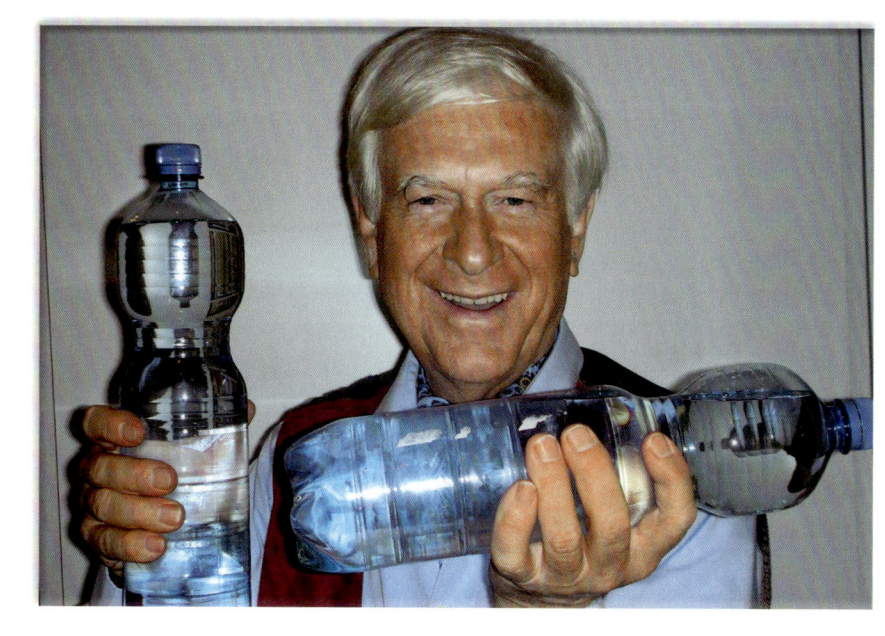

- Probieren Sie es auch einmal mit einem Kräuter-Drink: 1 Glas Sauer- kraut- oder Gemüsesaft oder Molke mit 1 Esslöffel Petersilie, Schnittlauch, Kresse, Zwiebeln oder Knoblauch morgens auf nüchternen Magen gekühlt trinken. Als Ergänzung dazu: 2-mal täglich 1 Esslöffel Leinsamen mit reichlich Wasser einnehmen.

- Trinken Sie am Morgen 1 Glas abge- standenes Wasser. Das bringt den Darm in Schwung. Auch tagsüber sollten Sie reichlich trinken. Das ist nicht nur gut für die Verdauung, sondern für den gesamten Organis- mus.

Vitamin C

Das Power-Vitamin auf einen Blick

Kein Vitamin ist in der Erkältungszeit so in aller Munde wie das Vitamin C. Kaum hustet und niest jemand, raten alle: »Du musst Vitamin C nehmen!« Unsere Abwehrzellen brauchen dieses Vitamin als Sprit, damit sie überhaupt gegen Viren und Bakterien aktiv werden können. Also sollten wir uns in der Erkältungszeit das Vitamin C verstärkt zuführen.

Doch nicht nur in Erkältungszeiten, auch bei Stress oder wenn man viel Süßes nascht und Medikamente nehmen muss, braucht man mehr. Genauso Raucher – denn Nikotin schadet! Wer Zigaretten raucht, braucht mehr Vitamin C, weil Nikotin dieses Vitamin zerstört. In all diesen Fällen erhöhten Bedarfs kann man Vitamin C auch als Brausetablette, Kapsel oder Granulat zuführen. Viele Ärzte raten: 2-mal täglich bis zu 500 Milligramm. 2-mal oder mehrmals am Tag ist wichtig, weil das Vitamin C sehr rasch wieder abgebaut wird.

Ein gesunder Mensch, der keinen Stress hat, braucht täglich 100 bis 200 Milligramm Vitamin C. Diesen Bedarf kann man mit Obst und Gemüse abdecken: zum Beispiel mit Zitrusfrüchten. Wer Orangen und Grapefruits nicht essen kann, weil er danach Sodbrennen bekommt, kann zu Alternativen greifen: Kiwis, Paprikaschoten, Sauerkraut, Petersilie, Wirsing, Brokkoli, Weißkohl, Rotkohl, und Sanddornsirup.

Zu viel Vitamin C schadet nicht. Es wird abgebaut und desinfiziert auf diesem Weg Blase und Harnwege. Nur wer zu Nierensteinen und zu Sodbrennen neigt, muss vorsichtig sein. Daher glauben viele, mit Vitamin C könne man ausschließlich Erkältungen bekämpfen. Doch dieses Supervitamin kann viel mehr:

- Das Kollagen für glatte, faltenlose Haut kann nur mit Vitamin C produziert werden.

- Eisen und Kalzium aus der Nahrung, wichtig fürs Blut, können nur mit Vitamin C optimal verarbeitet werden. Am besten ist es, Vitamin C mit gesunder, vollwertiger Nahrung aufzunehmen, anstatt zu Pillen zu greifen.

- Vitamin C ist auch gut für die Liebe: Wenn in der kalten Jahreszeit an sonnenlosen und düsteren Tagen bei Mann und Frau die Liebeslust zu wünschen übrig lässt, kann man mit einem ganz einfachen Trick dagegen ankämpfen, den fast niemand kennt. Vitamin C schützt nicht nur vor Erkältungen und Stress, sondern regt auch über die Hirnanhangsdrüse die Produktion von Sexualhormonen an. Zusätzlich aktiviert es unsere Glückshormone im Gehirn.

- Eine ideale Kombination: Vitamin C und E. Das hautschützende Vitamin E kann im Körper nur durch Vitamin C stabilisiert werden. Ideales Beispiel: Richten Sie Ihren Sommersalat mit Weizenkeimöl (viel Vitamin E) an und bereiten Sie die Marinade nicht mit Essig, sondern mit Zitronensaft (viel Vitamin C) zu.

Übrigens: Bei einem Gefühlsausbruch von 20 Minuten – Eifersucht, Aggression oder Zorn – verbrauchen wir rund 30 Milligramm Vitamin C. Das ist weitgehend unbekannt.

Wadenkrämpfe, nächtliche

Ein Thymiankissen gegen nächtliche Wadenkrämpfe

Viele Frauen und Männer im fortgeschrittenen Alter

leiden an Wadenkrämpfen, die überwiegend nachts

im Bett auftreten. Das bedeutet: qualvolle Nächte mit

ständig gestörtem Schlaf und mit Schmerzen. Eine

Studie von Schweizer Wissenschaftlern und

Ärzten hat ergeben: Rund 35 Prozent der Bevölkerung

leiden an solchen nächtlichen Wadenkrämpfen.

Frauen sind häufiger davon betroffen als Männer.

Welche Ursachen stecken nun dahinter? In vielen Fällen Durchblutungsstörungen, ausgelöst etwa durch Diabetes. Es kann aber auch eine Gefäßschädigung dahinterstecken, meist die Folge von Venenleiden im Allgemeinen oder Krampfadern im Speziellen. Auch orthopädische Probleme können die Krämpfe auslösen. Fehlstellungen von Gelenken oder Knochen führen oft Belastungen herbei.

Wie geht man nun gegen die nächtlichen Wadenkrämpfe vor?

- Massieren Sie das ganze Bein von den Fußzehen bis zum Knie.

- Setzen Sie sich auf einen Stuhl, umfassen Sie die Zehen des Fußes mit beiden Händen und ziehen Sie sie kräftig nach oben, während Sie mit den Füßen gegen die Hände drücken.

- Oder stemmen Sie die Fußsohle des betroffenen Beines im Sitzen fest gegen eine Wand.

- Sehr interessant und wirksam ist auch ein Hausmittel, das in vielen Familien in Vergessenheit geraten ist: das Thymiankissen – ein altes Klosterrezept. Füllen Sie ein Kräuterkissen mit getrocknetem Thymiankraut, nach Möglichkeit mit Blüten. Man nimmt dazu den ganz normalen Garten-Thymian. Legen Sie das gefüllte Kissen nachts auf die schmerzende Stelle der Wade. Wenn Sie immer wieder zu Krämpfen neigen, wirkt dieses Thymiankissen auch vorbeugend,

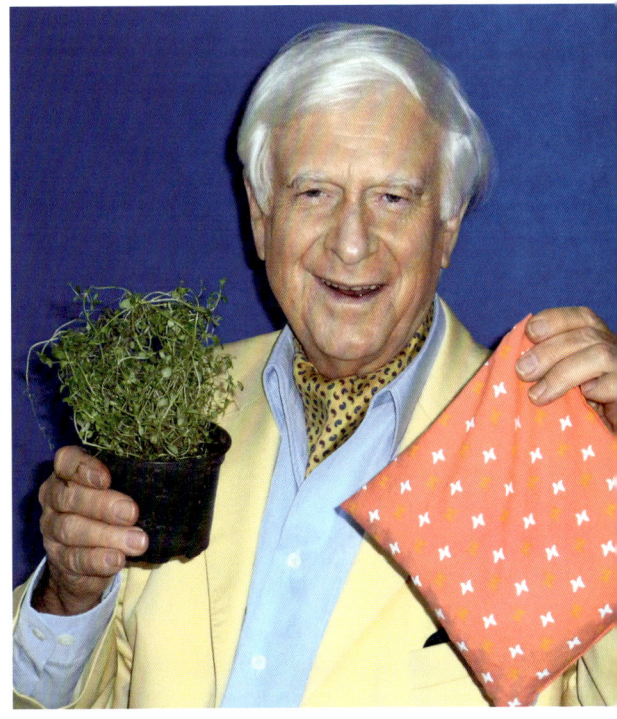

es kann verhindern, dass Sie überhaupt Schmerzen in den Waden kriegen.

Erfreulicher Nebeneffekt: Die ätherischen Öle – allen voran das Thymol – entfalten sich in der Bettwärme und werden auch eingeatmet. Das stärkt die Nerven.

Tagsüber sollte man das Kissen in einen Plastiksack geben, damit sich die ätherischen Öle vom Thymian nicht verflüchtigen. Mit diesem Trick kann man das Thymiankissen mindestens 3 Monate benutzen. Dann muss man neues getrocknetes Thymiankraut einfüllen.

Warzen

Bananen können Warzen vertreiben

W arzen waren immer ein Tabuthema. Man hat deshalb überwiegend versucht, sie in aller Heimlichkeit zu bekämpfen. Im Mittelalter hat man sie weggebetet, fortgewünscht, hat um Mitternacht an der Friedhofsmauer einen Hühnerknochen über die linke Schulter geworfen. Und man hat – was heute auf dem Land noch üblich ist – die Warze verkauft.

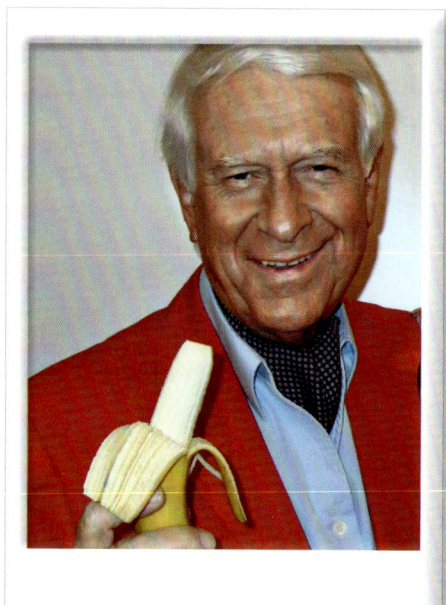

Heute weiß man, dass Warzen durch sechs verschiedene Virenarten verursacht werden. Man holt sich eine Warze sehr leicht im Schwimmbad, in der Sauna, im Fitnessstudio, wo es feucht ist und wo man Körperkontakt hat. Das Problem: Sehr oft erkennt das Immunsystem die Warze nicht. Erst wenn das der Fall ist, hat man eine Chance, den hässlichen Gast loszuwerden. Wer eine Warze hat, sollte grundsätzlich den Arzt aufsuchen.

Aber es gibt ein einfaches, kurioses Hausmittel und Naturrezept, das oft ganz erstaunlich schnell einer Warze den Garaus machen kann.

- Schälen Sie über einen längeren Zeitraum jeden Abend 1 Banane und essen Sie diese. Von der frischen Schale schneiden Sie ein kleines Stück ab, legen es mit der weichen, weißgelben Innenseite auf die Warze, binden das Stück Bananenschale fest oder fixieren es mit einem Heftpflaster. Lassen Sie dieses besondere Pflaster über Nacht einwirken und wiederholen Sie die Prozedur, bis die Warze verschwindet. Nehmen Sie dafür jeden Abend 1 Stück von einer frisch geschälten, reifen Banane.

- Auch Knoblauch kann gegen Warzen helfen: Schneiden Sie 1 Knoblauchzehe in dünne Scheiben, legen Sie diese auf die Warze und kleben ein Heftpflaster darüber. Wichtig ist, dass Sie jeden Tag eine neue, frische Knoblauchscheibe auf die Warze legen.

Weihrauch

Ein wirksames Hausmittel bei Erkältungen

Haben Sie auch alle Jahre wieder zu den Feiertagen – einer alten Familientradition entsprechend – in der Wohnung eine Weihnachtskrippe aufgestellt? Meist sind das ja kleine Kunstwerke. Da sieht man Josef und Maria sowie das Jesuskind, umgeben von Ochs, Esel und Schafen, aber auch von vielen Hirten. Natürlich dürfen da auch die Heiligen Drei Könige nicht fehlen. Die bringen dem Jesuskind Weihrauch, Gold und Myrrhe.

Beim Wort »Weihrauch« denkt man spontan an die Kirche, an den Gottesdienst und an den Geruch, der die Kirche durchzieht. Kaum jemand ist sich dabei bewusst, dass es sich beim Weihrauch um eine uralte Naturmedizin handelt, die bis in unsere Zeit ihre Bedeutung hat. Kein Wunder, dass Weihrauch in der Antike wie Gold gehandelt wurde.

Weihrauch wird aus dem Harz des Baumes Boswellia thurifera in Arabien und Somalia gewonnen. Er riecht nicht nur faszinierend. Seine Inhaltsstoffe – vor allem der Hauptwirkstoff Olibanum – haben eine desinfizierende Wirkung.

Daher wurde Weihrauch im 17. und 18. Jahrhundert, aber auch später auf dem Land, als Hausmittel eingesetzt, wenn jemand schwer erkältet war oder gar Grippe hatte. Um Ansteckungen zu vermeiden, hat man einfach 1 Handvoll Weihrauchkörner auf die heiße Herdplatte in der Küche gestreut. Die Weihrauchkörner haben schon sehr bald zu rauchen begonnen. Jetzt hat man alle Türen im Haus geöffnet, damit der Weihrauch durch die Räume ziehen konnte. Der erwünschte Effekt dabei: Die Luft in all den Räumen, die zweifelsohne mit Viren des erkälteten Patienten angereichert war, wurde desinfiziert. Die Ansteckungsgefahr für die übrigen Familienmitglieder war damit entweder gebannt oder zumindest stark herabgesetzt. Sicher war diese Wirkung neben dem religiösen Brauch in früheren Zeiten auch in der Kirche von Bedeutung. Wenn zur Heiligen Messe in der kalten Jahreszeit viele Menschen auf engstem Raum beisammenstanden und -saßen, kam allen die Tatsache zugute, dass der Weihrauch nicht nur eine feierliche Atmosphäre schuf, sondern auch die Luft von Viren und Bakterien reinigte.

Wer Weihrauch in Erkältungszeiten auch heute noch als Schutz nutzen möchte, sollte zu den Weihrauchkörnern eine Metallschale mit einem runden Holzkohlestück kaufen, auf dem man dann die Körner zum Rauchen bringen kann.

Wetterfühligkeit

Uromas Riechfläschchen hilft bei Wetterfühligkeit

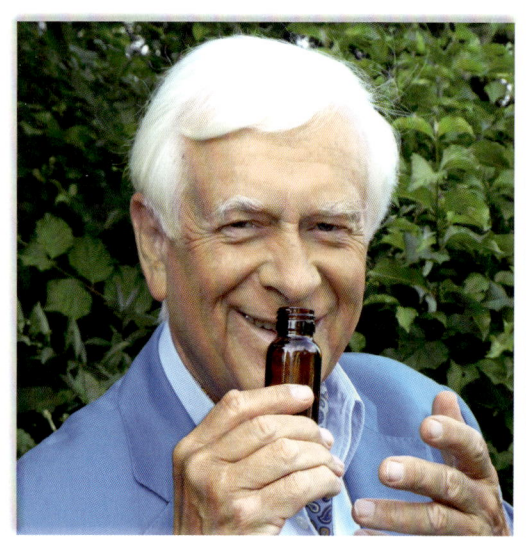

Das Phänomen der Wetterfühligkeit ist uralt. Christoph Kolumbus, Wolfgang Amadeus Mozart, Richard Wagner: Sie alle klagten über Wetterfühligkeit. Doch gibt es seit Langem Naturrezepte aus alter Zeit. Viele greifen darauf zurück und verzichten auf chemische Schmerzmittel. Zu den alten Rezepten zählt der Melissentee. Man trinkt bei Wetterfühligkeitsbeschwerden 3 Tassen über den Tag verteilt. Oder man lässt 3-mal täglich 1 Esslöffel frisch gepressten Zwiebelsaft langsam im Mund zergehen, den man mit ganz wenig Honig verrührt.

Außerdem gibt es ein klassisches Rezept gegen die Wetterfühligkeit, das unsere Urgroßmütter so gerne angewendet haben, weil es für zu Hause genauso praktisch ist wie für unterwegs. Seltsamerweise ist dieses Rezept in vielen Familien in Vergessenheit geraten. Es ist das Riechfläschchen gegen die Wetterfühligkeit, das in früheren Zeiten viele Frauen immer in ihrer Handtasche dabeihatten. Vielleicht haben Sie sich auch schon einmal gefragt: Was war denn da in diesem Riechfläschchen Geheimnisvolles drinnen?

Es lohnt auch heute noch, selbst so ein Riechfläschchen gegen hartnäckige Wetterfühligkeits-Attacken vorzubereiten. Und so wird es gemacht: Holen Sie sich aus der

Manchmal fordert uns das Wetter ganz schön heraus. Extreme Temperaturunterschiede wechseln sich ab, zwischendurch immer wieder Regenperioden mit heftigen Niederschlägen ... Wer zu Wetterfühligkeit neigt, der leidet besonders häufig unter Konzentrationsstörungen, Lustlosigkeit, Müdigkeit, Schlafstörungen, Kopf- und Gliederschmerzen sowie unter Gereiztheit.

Apotheke ein dunkelbraunes Glasfläschchen mit 20 Milliliter Inhalt und füllen Sie es mit kalt gepresstem Sonnenblumenöl. Dazu geben Sie 4 Tropfen Pfefferminzöl, 2 Tropfen Basilikumöl, 1 Tropfen Angelikaöl sowie 1 Tropfen Zypressenöl. Schütteln Sie das Fläschchen kräftig durch und verschließen Sie es gut. Wenn Sie dann wieder einmal von der Wetterfühligkeit heftig gepackt werden, öffnen Sie das Fläschchen, wie es früher unsere Großmütter getan haben, und riechen intensiv daran.

Wollmütze

Ihre Wollmütze ist eine wertvolle Naturarznei

Gehören Sie zu jenen Menschen, die im Frühling die Wollmütze als typisches Winter-Accessoire in einem Kasten für den nächsten Winter ablegen? Das ist ein großer Fehler. Sie sollten Ihre Wollmütze das ganze Jahr griffbereit haben. Denn sie kann Ihnen so manche Schmerztablette ersparen.

- Sie können wetterbedingte, quälende Kopfschmerzen oft binnen kurzer Zeit in den Griff kriegen, wenn Sie eine flauschige Wollmütze aufsetzen.

- Die Zugluft einer eiskalten Klimaanlage verursacht stechende Schmerzen in einem Ohr oder in einer Gesichtshälfte. Ziehen Sie eine warme Wollmütze bis über die Ohren. Die Wärme wirkt schmerzlindernd.

- Zahllose Menschen leiden an einer Nebenhöhlenentzündung. Sie tritt jedes Jahr immer wieder auf und verbreitet rasende Schmerzen. Unterstützend zur ärztlichen Behandlung sollten Sie dem Kopf gleichmäßige, wohlige Wärme zuführen. Tragen Sie viele Tage draußen eine Wollmütze.

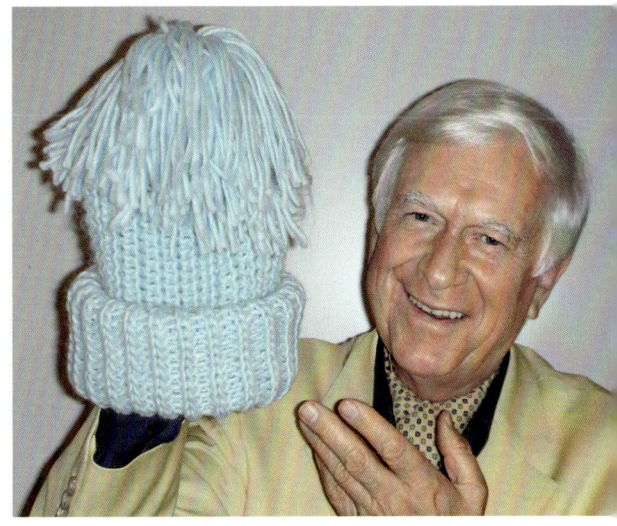

Zahnschmerzen

Gewürznelken, Eiswürfel oder Cognac – was Ihnen vor dem Zahnarztbesuch Linderung verschafft

Viele werden das bestätigen: Zahnschmerzen können die Hölle sein. Und sie sind meist an einem Wochenende oder an einem Feiertag da, wenn man keinen Zahnarzt erreichen kann. Das Problem: Mit Zahnschmerzen muss man zum Facharzt. Doch zur Überbrückung bis zu einem Termin kann man sich oft sehr gut mit einfachen Naturrezepten helfen. Sozusagen als Erste Hilfe im Mund.

- Tränken Sie einen kleinen Watte-bausch mit Propolis-Tinktur aus dem Bienenstock und drücken Sie ihn auf den schmerzenden Zahn.

- Geben Sie 10 Tropfen australisches Teebaumöl in 1 Glas mit lauwar-mem Wasser und spülen Sie da-mit intensiv den Mund aus.

- Eine andere, sehr bewährte Möglichkeit: Nehmen Sie 2 Gewürznelken in den Mund, kauen Sie sie gut und drücken Sie dann den Gewürznelkenbrei rund um den schmerzenden Zahn. Wenn eine Zahnfüllung herausgefallen ist, dann schieben Sie den Gewürznelken-brei direkt in das Loch. Das Eugenol in der Gewürznelke hemmt Entzün-dungen und lindert Schmerzen.

- Alternativ zur Gewürznelke aus der Küche: Unsere Großmütter haben auf den schmerzenden Zahn 1 bis 2 Trop-fen Nelkenöl (Apotheke) gegeben.

- Oder sie haben in 1 Glas Wasser ein paar Tropfen von dem Nelkenöl gegeben, haben davon getrunken und damit gründlich die Mundhöhle ausgespült.

- Auch das Kauen von getrock-neten Wacholderbeeren kann Zahnschmerzen stoppen.

- Sehr beliebt war bei armen Leuten nach dem Ersten Weltkrieg eine sehr geruchsstarke Maßnahme: Man hat 1 frische Knoblauchzehe ausgepresst und hat dann den Knoblauchsaft auf den schmerzenden Zahn und auf das angrenzende Zahnfleisch gerieben.

- Man kann auch 1 Wirsingblatt mit dem Nudelholz ausrollen, in ein Leinen-tuch einschlagen und für 30 Minuten auf die Wange legen, hinter der sich der schmerzende Zahn befindet.

- Sehr oft hilft ein schneller Einsatz mit Cognac. Nehmen Sie 1 kräftigen Schluck, aber bitte nicht schlucken. Lassen Sie den Cognac einige Mi-nuten auf den Zahn einwirken und spucken Sie den Alkohol nach eini-ger Zeit wieder aus. Wiederholen Sie die »Cognac-Aktion« mehrmals.

- Eine verblüffende Wirkung hat eine ganz einfache Maßnahme: Holen Sie aus dem Tiefkühlfach Ihres Kühlschranks 1 Eis-würfel und lassen Sie diesen zwischen dem Daumen und dem Zeigefinger der rechten Hand zergehen. Noch wirksamer ist es, wenn Sie 2 Eiswürfel einsetzen und sie zwischen Zeigefinger und Daumen beider Hände zergehen lassen. Warum das wirkt, ist schnell erklärt: Nervenbahnen, die direkt von den Fingerkuppen zu den Zähnen führen, werden blockiert und unter-binden damit auch den Schmerz.

Diese Hausrezepte können Zahnschmer-zen vorübergehend lindern, den Besuch beim Zahnarzt aber nicht verhindern.

211

Zungenrolle

An heißen Tagen: Kühle Luft dank Zungenrolle

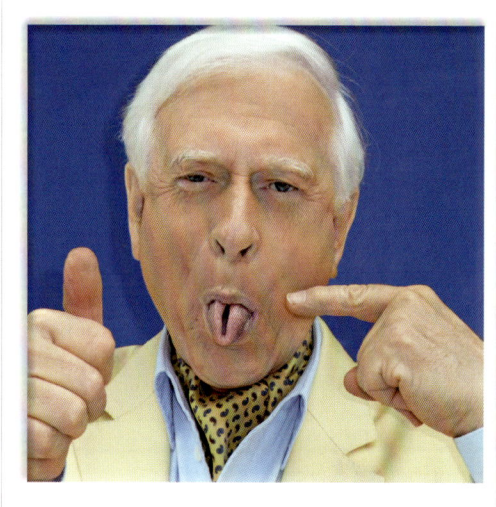

- Man sollte ja an einem sonnigen, sehr warmen Tag den Kopf schützen und eine sommerliche, leichte Kopfbedeckung tragen. Ideal: ein Strohhut. Sobald man unter der Hitze leidet, braucht man nur den Hut abnehmen, und schon fühlt man sich besser. Die Erklärung: Der Körper gibt über den Kopf körpereigene Wärme ab. Dadurch kommt es zu einer Abkühlung.

Eine verblüffende Lösung des Problems an sehr warmen Tagen bringt eine Übung aus der indischen Yoga-Medizin. Man nennt sie »Sitali«, was so viel wie »kühlende Atmung« heißt:

Sie kennen das sicher alle: In der schönen Jahreszeit ist es draußen mitunter so heiß, dass man sich gar nicht bewegen möchte, dass man matt im Schatten sitzt und sich nach einem eiskalten Getränk sehnt, das nur im ersten Augenblick erfrischend wirken und den Durst nicht wirklich löschen würde. Was tun, damit man die Hitze in den Griff kriegt und die Arbeit des Tages problemlos erledigen kann?

Wir brauchen coole Tricks für heiße Tage. Und da sind manche verblüffend einfach, aber sehr wirkungsvoll:

- Es handelt sich dabei um eine außergewöhnliche Mundatmung, die man lernen und üben muss. Aber es ist nicht schwer. Strecken Sie Ihre Zunge etwa bis zu einem Drittel aus dem Mund und rollen Sie sie der Länge nach ein, sodass aus Ihrem Mund die Zunge als Röhrchen herausschaut.

- Und nun saugen Sie mit einem zischenden Geräusch die Luft ein. Das heißt: Sie atmen durch das Zungen-Röhrchen ein. Legen Sie dabei den Kopf sanft in den Nacken. Man sollte bei dieser Übung bequem sitzen.

- Danach ziehen Sie Ihre Zunge wieder in den Mund zurück und atmen wieder mit geschlossenem Mund durch die Nase aus.

- Es gibt allerdings Frauen und Männer, die ihre Zunge nicht einrollen können und die das auch trotz größtem Bemühen nicht schaffen. Für sie gibt es eine einfache Variante, um sich abzukühlen: Drücken Sie beim Einatmen durch den Mund mit der Zunge gegen die oberen Schneidezähne.

- Man kann übrigens mit dem Einatmen durch die eingerollte Zunge nicht nur Abkühlung schaffen. Die Übung hat auch eine beruhigende Wirkung in Stresssituationen. Und man kann Heißhunger damit bremsen.

Zwiebel-Milch

Zwiebel-Milch gegen schlaflose Nächte

Wenn die Nächte wieder wärmer werden, haben viele von uns verstärkt Einschlaf- und Durchschlafprobleme, wälzen sich stundenlang im Bett hin und her. Die meisten greifen in dieser Situation – ohne den Arzt zu fragen – zu mehr oder minder starken Schlaftabletten, die ja oft erhebliche Nebenwirkungen haben. Dabei gibt es ein harmloses und überaus wirksames Schlafrezept aus der Natur. Das ist die Zwiebel-Milch, die im 19. Jahrhundert auf dem Land häufig eingesetzt wurde. Sie ist ganz einfach herzustellen:

- Gießen Sie in einen flachen Küchentopf einen ¼ Liter Milch und erhitzen Sie diese. Sie darf aber nicht kochen.

- Gleichzeitig schälen Sie eine große Zwiebel und schneiden diese in 2 Hälften, sodass man an den Schnittflächen die Ringe der Zwiebelschichten sehen kann – dazwischen befinden sich wertvolle ätherische Öle.

- Nun legen Sie die beiden Zwiebelhälften mit den Schnittflächen nach unten in den Topf mit der Milch und lassen das Ganze 15 Minuten zugedeckt bei schwacher Hitze ziehen. Die Milch darf auch diesmal wieder nicht kochen, sonst verflüchtigen sich die ätherischen Zwiebelöle.

- Jetzt nehmen Sie die Zwiebelhälften aus der Milch, gießen die mit Zwiebelsäften angereicherte Milch in eine Tasse, rühren etwas Honig ein und trinken sie langsam in kleinen Schlucken 30 Minuten vor dem Zubettgehen.

Zwiebelsaft

Zwiebelsaft schnüffeln bei leichter Atemnot

Vielleicht haben Sie das auch schon erlebt: Man hat es eilig und hastet die Stufen einer langen Treppe hoch. Oder man will noch den Bus erreichen, der bereits an der Haltestelle steht. Und da merkt man plötzlich, dass man nach Luft ringt, dass man keucht oder hechelt. Das ist ein Alarmsignal: Diese erste leichte Atemnot, die gleich wieder vorbei ist, zeigt an, dass die Lungen nicht so stark und gesund sind, wie wir bisher gedacht haben. Wenn das öfter geschieht, sollte man unbedingt zum Arzt gehen und die Atemwege testen lassen.

Handelt es sich aber nur in Ausnahmen um eine leichte Atemnot, etwa wenn man beim Sport übertrieben hat, beim Tragen eines schweren Gegenstandes oder bei einer hitzigen Auseinandersetzung, dann kann man mit einfachen Hausrezepten dazu beitragen, dass man schnell wieder frei durchatmet. Oft hilft es, wenn man aus einem Glas mit nicht zu kaltem Wasser ein paarmal knapp hintereinander einen Schluck nimmt. Es macht auch Sinn, ins Freie zu gehen und in sauerstoffreicher Luft ein paarmal durchzuatmen.

Doch das effektivste Rezept ist ein uraltes Hausmittel, das in früheren Zeiten vor allem in Klöstern angewendet und an die Bevölkerung weitergegeben wurde. Es ist erstaunlich einfach. Denn man braucht dazu einzig und allein eine schöne, saftige Zwiebel. Das ist auch der Grund, warum dieses Rezept jahrhundertelang auf dem Land so beliebt war.

- *Die möglichst große Zwiebel wird nicht geschält, weil sie sonst leicht aus den Fingern gleitet. Sie wird aber in 2 Hälften geschnitten, sodass man genau die Zwiebelringe sehen kann. Zwischen diesen Ringen befinden sich die wertvollen ätherischen Öle des Würzgemüses.*

- *Nun hält man je 1 Zwiebelhälfte mit der Schnittfläche ganz dicht an das Nasenloch und riecht intensiv daran.*

- *Optimal ist es, wenn man dabei ein wenig vom Zwiebelsaft aufschnupfen kann. Sofort ist der Atem wieder frei. Zugleich werden die Atemwege auch gestärkt. Vorsicht: Wer an einer Zwiebelallergie leidet, was selten vorkommt, darf dieses Rezept natürlich nicht anwenden.*

Zwiebel-Socken

Zwiebel-Socken – ein wirksames Hausmittel bei Halsschmerzen

Wenn im Winter zwischendurch etwas wärmeres Wetter herrscht und dann ganz plötzlich wieder Kälte über uns hereinbricht, startet meist eine große Erkältungswelle. Typisch: Die Erkrankungen beginnen fast alle mit Halsschmerzen und entzündetem Rachen. Wissenschaftler haben jetzt nachgewiesen, warum das so ist: Die Wetterumschwünge von Warm auf Kalt sind ideale Bedingungen für Erkältungsviren.

Wenn uns bei so einem Wetter kalt ist, will der Körper Wärme erhalten und sparen. Deshalb zieht er die Adern in den Schleimhäuten von Nase, Mund und Rachen zusammen. Aufgrund dieser geringeren Durchblutung trocknen die Schleimhäute aus, werden inaktiv und können sich nicht mehr gegen Viren und Bakterien wehren. Wenn das Immunsystem geschwächt ist, beginnt eine klassische Erkältung: Da gibt es ein scharfes Kratzen im Hals. Das Schlucken schmerzt. Sehr oft versagt auch die Stimme.

Solange diese Erkältung auf Halsschmerzen beschränkt ist und keine zusätzlichen Symptome auftreten, kann man mit einem alten, aber sehr bewährten Hausmittel erfolgreich gegen die Schmerzen im Rachenraum vorgehen.

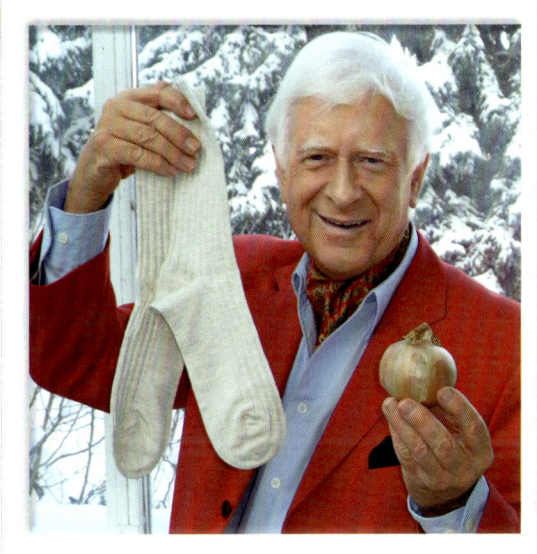

Es ist ein Hausmittel, das in vielen Familien völlig in Vergessenheit geraten ist: nämlich das Anlegen von Zwiebel-Socken.

Dabei werden die starken ätherischen Öle der Zwiebel genutzt. Sie bekämpfen Entzündungen und regen die blockierte Durchblutung der Schleimhäute an. Auf diese Weise werden die natürlichen Abwehrkräfte in den Schleimhäuten wieder aufgebaut. Man kann die Halsschmerzen bald wieder in den Griff kriegen.

Und so werden die Zwiebel-Socken angewendet: Man schält 1 große Zwiebel, schneidet sie in kleine Stücke und füllt diese in ein Paar Socken. Man zieht sie aber nicht über die Füße. Man legt sie an den Hals an. Darüber wird ein warmes, trockenes Wolltuch gebunden. Die Zwiebel-Socken sollten über Nacht einwirken. Parallel aber muss man auf entsprechende Luftfeuchtigkeit im Schlafzimmer zwischen 50 und 60 Prozent achten. Am besten hängt man feuchte Tücher im Raum auf.

Zwiebelwasser

Mit Zwiebelwasser gegen Halsweh und Heiserkeit

Wenn das Wetter im Sommer total verrückt spielt, wenn sich Hitze, Regengüsse und Kälteeinbrüche abwechseln, dann kann das für den menschlichen Organismus recht anstrengend werden. Vor allem, wenn die Temperaturen urplötzlich sinken, kann es ganz rasch zu sommerlichen Erkältungen kommen, weil die körpereigenen Abwehrkräfte geschwächt sind.

Die ersten Anzeichen dafür sind Heiserkeit und Halsschmerzen, im Sommer ganz besonders unangenehm. Dagegen sollte man sofort etwas unternehmen. Doch es macht in diesem Fall wieder einmal wenig Sinn, mit chemischen Keulen dagegen vorzugehen.

Setzen Sie doch als erste Maßnahme ein altes, hochwirksames Hausmittel ein, auf das seit eh und je viele berühmte Opernsänger schwören. Es ist das Zwiebelwasser. Und so wird es zubereitet:

- Sie brauchen 1 große, saftige Zwiebel. Sie ist besonders reich an ätherischen Ölen. Schälen Sie sie und schneiden Sie sie in Ringe.

- Nun legen Sie die Zwiebelringe – am besten mit einer Gabel – in einen Suppenteller oder in eine flache Glasschüssel und gießen einen ¼ Liter lauwarmes Wasser darüber.

- Decken Sie das Ganze zu – am besten mit einem Topfdeckel oder mit einem zweiten Suppenteller – und lassen es 2 bis 3 Stunden stehen.

Danach nehmen Sie die Zwiebelringe heraus und gießen das zurückgebliebene Zwiebelwasser in ein Glas. Das Wasser ist jetzt reich an den ätherischen Ölen aus der Zwiebel. Gurgeln Sie damit und trinken Sie davon ein paar Schluck.

Das Zusammenspiel von scharfen, schwefelhaltigen Phytonoziden, dem Bioaktivstoff Quercetin und dem Hormonstoff Prostaglandin A wirkt auf die Mund- und Rachenschleimhäute, aber auch auf die Stimmbänder desinfizierend, antibakteriell und entzündungshemmend. Ideal für den Einsatz gegen Husten und Heiserkeit.

Parallel dazu aber ist eines besonders wichtig: Wer heiser ist und vorübergehend seine Stimme verloren hat, sollte 1 oder 2 Tage absolut still sein und sollte auch nicht flüsternd mit anderen reden. Flüstern ist Gift für die Stimmbänder. Daher bei Heiserkeit: Mund halten und die Heilkraft des Zwiebelwassers nutzen.

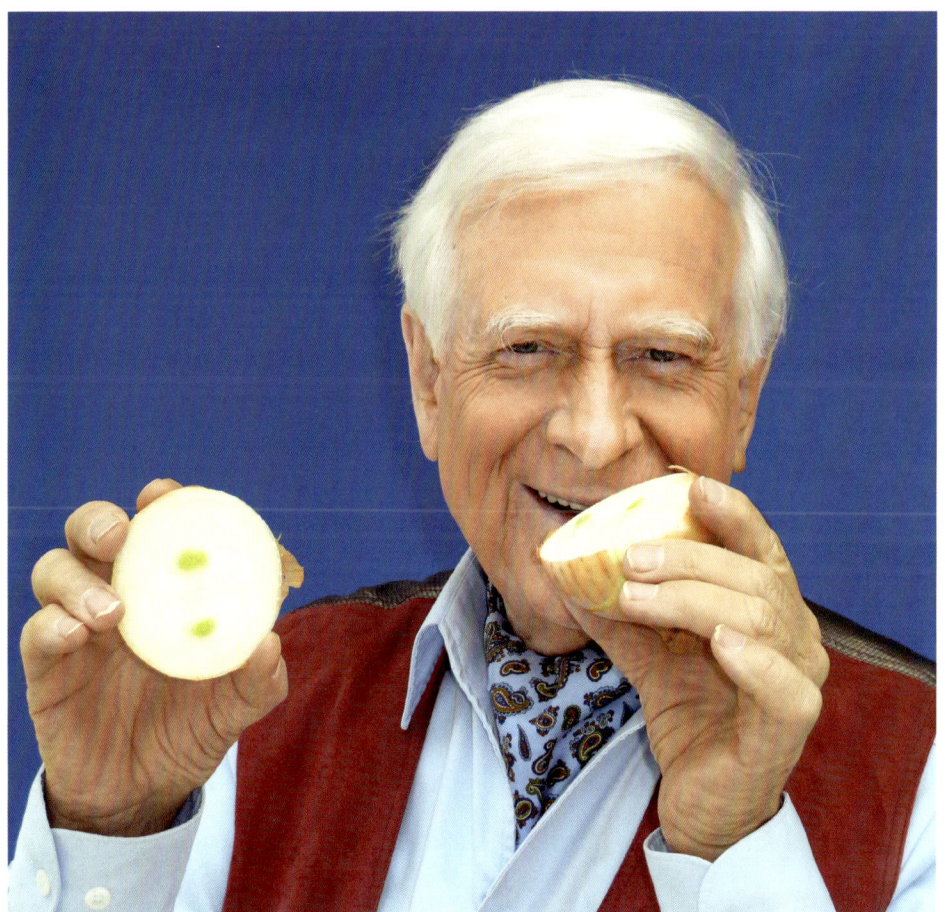

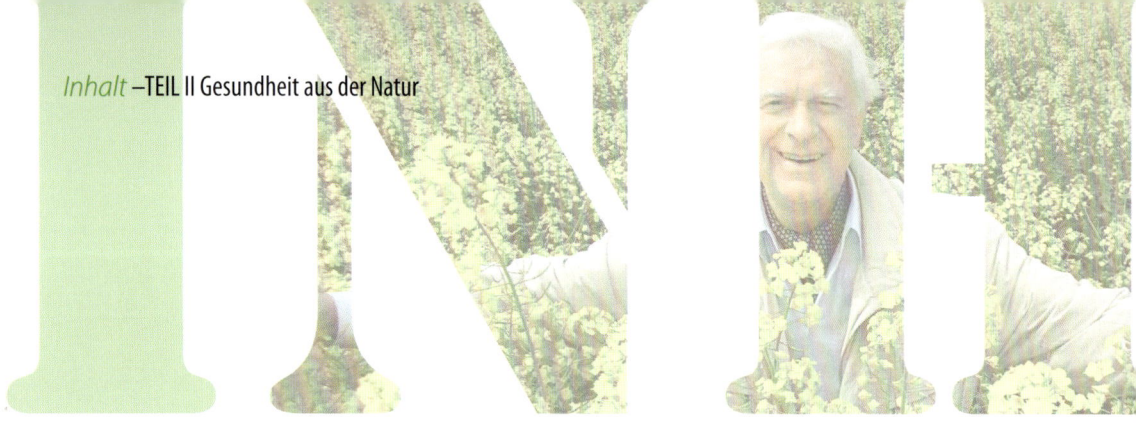

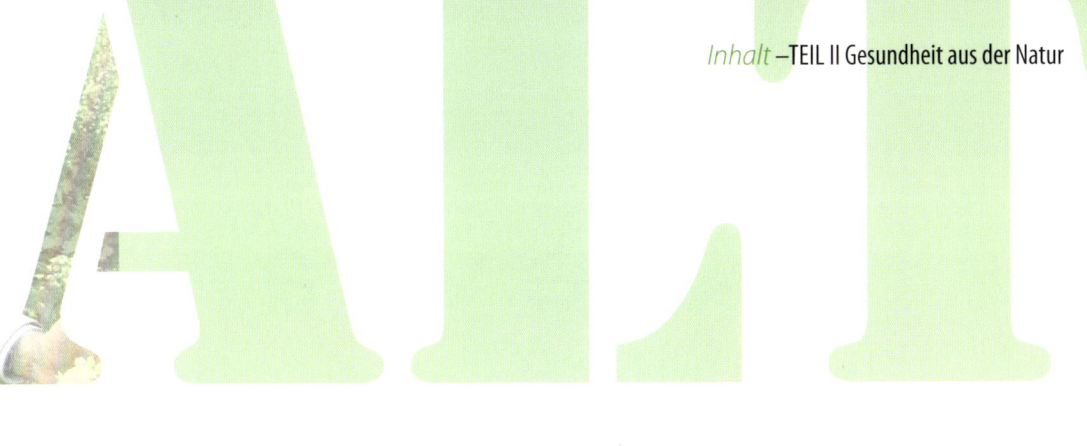

Aloe vera

heilt die Haut und stärkt die Immunkraft

Die meisten von uns kennen den Namen Aloe vera aus der Werbung für kosmetische Hautpflegemittel. Doch die Aloe vera kann viel mehr. Sie zählt zu den wertvollsten Naturarzneien, die in den letzten Jahren von der modernen Wissenschaft entdeckt wurden. Man könnte sagen: Der Saft aus dem Blattgel der Aloe vera ist ein Elixier für Gesundheit, Vitalität und Wohlbefinden.

Die Aloe ist ein Liliengewächs und wird in vielen exotischen Ländern als » Wüstenlilie« bezeichnet. Es gibt rund 300 Aloe-Arten. Doch für die Naturmedizin und für die Kosmetik eignet sich einzig und allein die »Aloe vera barbadensis«, die »wahre Aloe«.

Man kannte die Heilwirkung der Pflanze bereits vor 6000 Jahren. Aus ägyptischen Grabinschriften geht hervor, dass sowohl Nofretete als auch Kleopatra Aloe-vera-Extrakte verwendeten. Die heilenden Kräfte der Pflanze waren den Sumerern, Chinesen und Mayas gleichermaßen bekannt. Alexander der Große ließ die Wunden seiner Soldaten mit Aloe-vera-Saft behandeln. Und auch Kolumbus führte für seine Matrosen Aloe-vera-Pflanzen in Blumentöpfen auf seinen Schiffen mit. Im 17. Jahrhundert wurde die Aloe vera dann von Mönchen in unsere Regionen gebracht.

Was macht nun die Aloe vera so wertvoll für unsere Gesundheit? Die Blätter der Pflanze enthalten 160 Wirkstoffe, darunter 13 Mucopoly- und andere Saccharide, 13 Mineralstoffe, 13 Vitamine, 15 Enzyme, Fettsäuren, Aminosäuren, ätherische Öle, die schmerzstillende Acetylsalicylsäure und als Hauptwirkstoff das Acemannan. Dieses langkettige Zuckermolekül, das der Mensch nur in der Pubertät selbst im Körper herstellen kann, wirkt nachweislich gegen Viren, Bakterien, Pilze und Allergien.

Man verwendet in der Kosmetik und in der Naturmedizin den Saft und das Gel aus den Außenblättern der Aloe vera. Man kann beides innerlich und äußerlich anwenden.

- Man konsumiert das Aloe-vera-Gel zur Stärkung von Knochen, Knorpel und Gelenken. Und man kann damit die Immunkraft aufbauen. Dazu trinkt man 3 bis 6 Wochen lang jeden Tag einen 1/8 Liter Aloe-vera-Saft. Wenn man erschöpft ist, kann man frisches Gel aus den Blättern der Pflanze zu sich nehmen. Wichtig ist, dass man das Blatt schält. In der Außenhaut sind Bitterstoffe, die den Darm reizen und zu Durchfall führen können.

- Der Saft aus dem Blattgel der Aloe vera wird äußerlich sowohl für die Schönheit als auch für die Gesundheit eingesetzt:

Natürlich hat Prof. Hademar Bankhofer eine Aloe vera zu Hause. Er war auch einer der Ersten, der bereits vor 35 Jahren über die Heilkraft dieser faszinierenden Pflanze geschrieben hat.

gegen Akne, Neurodermitis, Rheuma und Neuralgien. Dazu gibt es seriöse wissenschaftliche Studien aus den USA. In der Dermatologie hat die Aloe heutzutage eine große Bedeutung. Patienten mit Brandwunden werden in ein Aloe-Bad gelegt, damit die Haut schneller heilt und keine Narben zurückbleiben.

Man kann zu Hause eine Aloe vera großziehen. Nach 4 Jahren Wartezeit kann man dann einmal im Jahr aus den äußeren Blättern Saft und Gel ernten. Man kann aber auch Aloe-vera-Saft fertig im Reformhaus, in der Drogerie oder Apotheke kaufen. Da muss man streng darauf achten, dass der Saft keinerlei Konservierungsstoffe aufweist und dass er aus biologisch gebauten Pflanzen gewonnen wurde.

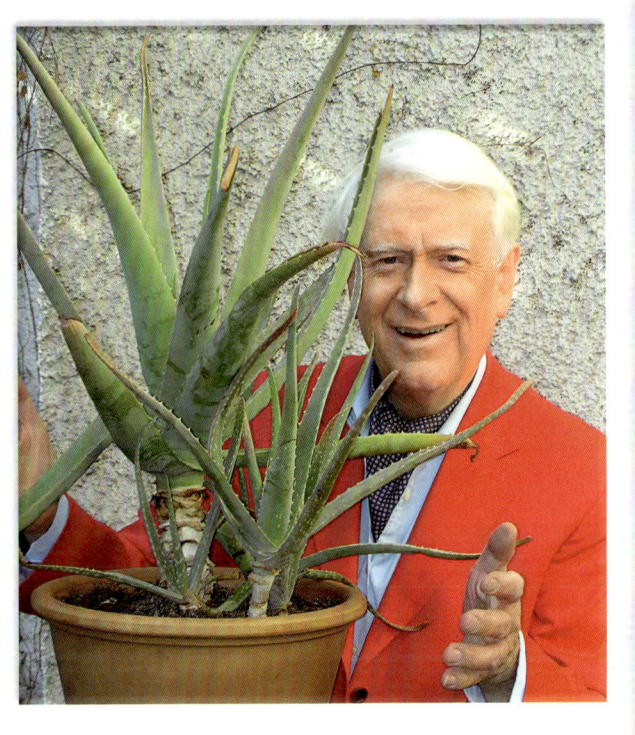

Man kann den Aloe-vera-Saft im Alltag wunderbar nützen: Wenn man eine kleine Wunde an der Hand hat oder wenn das erste Jucken das Entstehen eines Lippenbläschens anzeigt, kann man mit dem mehrfachen Auftragen des Saftes die Wunde heilen und die Herpesbläschen oft sogar verhindern.

Wenn man nachts erwacht und von Halsschmerzen gequält wird, sollte man sofort ins Badezimmer gehen und mit Aloe-vera-Saft gurgeln. Dann legt man sich wieder ins Bett. Und wenn man dann morgens erwacht und aufsteht, sind in den meisten Fällen die Halsschmerzen verschwunden.

Bad Füssing

und seine drei Thermen: Natürliche Arznei aus der Tiefe

Rund 1,5 Millionen Frauen und Männer in Deutschland leiden laut offiziellen Statistiken unter chronischen Gelenkentzündungen. Gelenkschmerzen sowie Kreuzschmerzen und Rückenprobleme kann man längst als Volkskrankheit einstufen. Es müssen nicht immer schwere Medikamente sein, die man einsetzt, um sich besser zu fühlen. Es gibt eine Naturarznei, die dafür wie geschaffen ist. Und das ist das Thermalwasser von Europas größter Thermenlandschaft Bad Füssing in Bayern. Die Geschichte dieses beliebten Heilbades ist zwar nicht alt, aber dennoch spannend: Vor mehr als 70 Jahren zogen Bohrtrupps in dieser Gegend aus, um nach Erdöl zu suchen. Deutschland sollte dadurch von Öl-Importen unabhängiger werden. Doch die Männer haben nahe dem kleinen Weiler Safferstetten in Niederbayern heißes Wasser entdeckt. Dieser scheinbare Fehlschlag war die Geburtsstunde der heute erfolgreichsten Bäderregion Europas.

Die nationalsozialistische Regierung hatte zunächst die Nutzung des Heilwassers, von dem heute pro Stunde 100.000 Liter mit 56 Grad Celsius aus 1.000 Metern Tiefe an die Oberfläche sprudelt, unter-

sagt. Den böhmischen Bädern Marienbad, Franzensbad und Karlsbad sollte keine Konkurrenz erwachsen. Doch die für das Thema Gesundheit zuständigen Offiziere der in der Region stationierten amerikanischen Besatzungssoldaten haben nach dem Zweiten Weltkrieg sofort die besondere Heilwirkung des heißen Wassers erkannt. Es gab viele positive Erfahrungen und Erfolgsmeldungen von Badegästen, die das aus der Erde sprudelnde Wasser nutzten. Ihre Berichte wurden im Jahr 1953 durch ein Gutachten der Universität München untermauert. Die Untersuchung ergab: Die Quelle von Bad Füssing bringt ideale Voraussetzungen für die Behandlung von Rheuma und Arthrosen mit. Dieses Gutachten, aber noch viel mehr die Mund-zu-Mund-Propaganda geheilter Patienten machte das Bad Füssinger Wasser schnell weit über die Grenzen der Region hinaus berühmt. 1955 wurden die ersten Badeanlagen gebaut. Der erste Badearzt nahm seine Arbeit auf. Ein weiterer Markstein in der Geschichte von Bad Füssing waren die Bohrung 2 und 3 in den Jahren 1963 und 1964. 1969 wurde dem Ort das begehrte Prädikat »Bad« verliehen.

Heute können die Gäste von Bad Füssing die legendäre Heilwirkung des Thermalwassers in über 100 Therapie-, Bade- und Entspannungsbecken mit zusammen mehr als 12.000 Quadratmetern Wasserfläche genießen. Drei Quellen

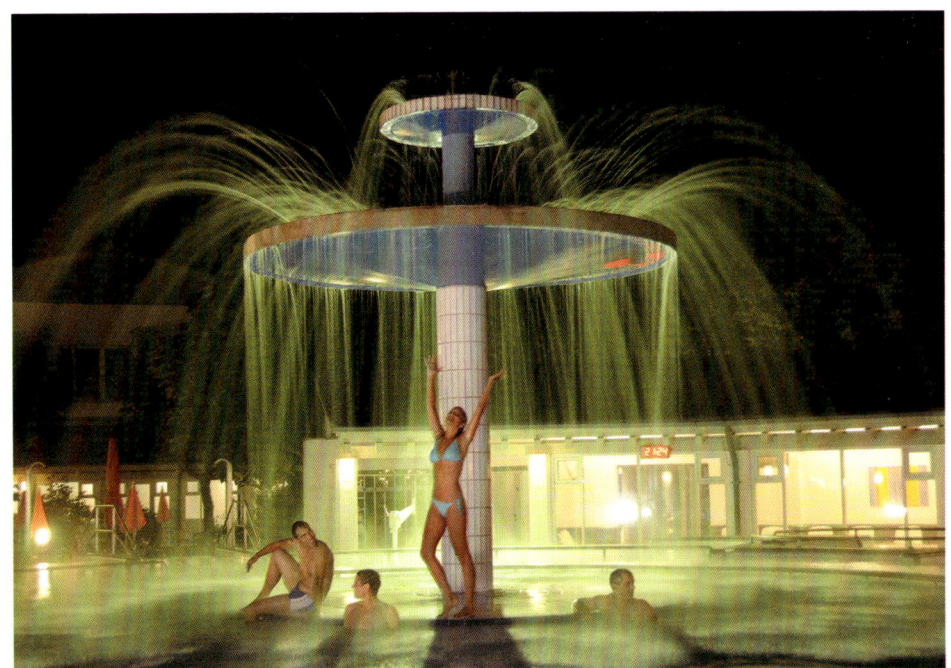

versorgen die gesamte Badelandschaft mit ständig frischem Heilwasser. Mehr als 25 Hotels, Kliniken und Sanatorien verfügen über eigene Anschlüsse an die Thermalquellen oder sind mit den Thermen per Bademantel-Gang verbunden.

Auf vielen Gebieten der modernen Balneo-Medizin ist Bad Füssing Vorreiter und Vorbild für andere Kurorte. Man muss sich das vorstellen: Heute kümmern sich 150 Ärzte und Physiotherapeuten um die Gesundheitsprobleme der Gäste. Das Bad Füssinger Lebensstil-Programm, entwickelt mit der Technischen Universität München, hilft, die am meisten verbreiteten Zivilisationskrankheiten wie Herz- und Kreislaufprobleme oder Diabetes zu vermeiden. Die Gäste können unter einem breiten Medizin- und Wellness-Angebot wählen. Nicht nur Patienten mit Problemen des rheumatischen Formenkreises kommen hierher. Immer mehr Gesunde suchen den Weg nach Bad Füssing, um dank des

Das breite Wirkspektrum macht das sulfid-schwefelhaltige Heilwasser von Bad Füssing zur Naturarznei.

schwefelhaltigen Thermal- und Heilwassers möglichst lange gesund und fit zu bleiben. Dieses Wasser – der absolute Mittelpunkt des Kurgeschehens – weist eine einmalige Wirkstoff-Zusammensetzung auf. Das Heilwasser von Bad Füssing enthält eine besondere Art von Sulfid-Schwefel mit starker Wirkung bei Gelenkerkrankungen.

Man kann mit gutem Gewissen das Heilwasser von Bad Füssing als moderne natürliche Naturarznei aus 1.000 Metern Tiefe bezeichnen. Fakten dafür gibt es reichlich:

- Nach einer Studie des Institutes zur Erforschung von Naturheilmitteln berichten weit über 70 Prozent der Kurgäste über eine deutliche Linderung der Schmerzen und über eine erhebliche Verbesserung der

Beweglichkeit von Gelenken, Wirbelsäule, bei Rheuma und sonstigen orthopädischen Beschwerden.

Prof. Hademar Bankhofer im Gespräch mit Kurdirektor Rudolf Weinberger: Für ihn ist es keine Frage: Die drei Thermen sind eine moderne Naturarznei.

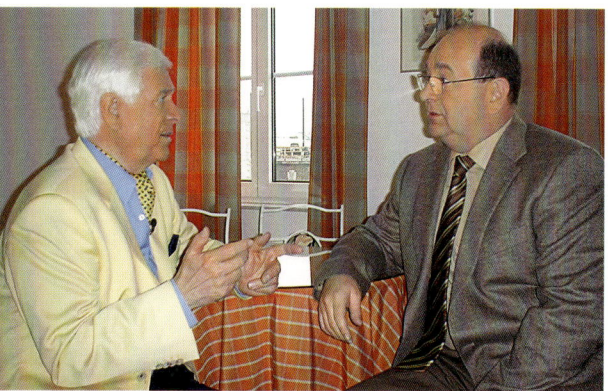

- Über 70 Prozent der Hausärzte von Kurgästen bestätigen die Einschätzung ihrer Patienten.

- Es ist keine Seltenheit und kein Einzelfall, dass vor einigen Jahren eine Richterin aus Nordwestfalen im Rollstuhl nach Bad Füssing kam und ohne Rollstuhl hochbeglückt nach einigen Wochen nach Hause fuhr.

- Es passiert oft, dass Patienten mit starken Schmerzen nach Bad Füssing kommen und derart spektakuläre Besserungen erleben, dass sie einfach ihre Wohnung oder ihr Haus aufge-

ben und nach Bad Füssing ziehen, um den Lebensabend mit besserer Lebensqualität genießen zu können.

- Es ist auch erwiesen, dass durch die Wirkung des Thermalwassers in Bad Füssing bei vielen Patienten sehr oft die Einnahme von Medikamenten entscheidend reduziert oder ganz abgebrochen werden kann.

- Es ist inzwischen auch nachgewiesen, dass heilkräftiges Thermalwasser ein wirksames Mittel gegen Stress und das gefürchtete Burn-out-Syndrom ist. Messbar und nachweisbar hat das Wasser eine entspannende Wirkung ähnlich wie die klassische medizinische Methode der Muskelrelaxation. Dazu kommt noch der spürbare Wohlfühl-Effekt. Kurdirektor Rudolf Weinberger meint dazu: »Die Gäste in den Bad Füssinger Thermen berichten bereits seit Jahren von der stressreduzierenden und entspannenden Wirkung des Wassers.«

Dieses breite Wirkprinzip des Heilwassers von Bad Füssing erklärte auch die jährlichen 2,6 Millionen Übernachtungen und 1,3 Millionen Tagesgäste. Und man beachte: 85 Prozent sind Stammgäste, die immer wieder kommen.

Wie sagt Kurdirektor Rudolf Weinberger so oft: »Bad Füssing wirkt und wirkt und wirkt, mit der Kraft der drei Thermen!« Besser kann man die Naturarznei Thermalwasser nicht beschreiben.

Baldrian-Lignane

schalten im Gehirn den Schlaf ein

Man muss nach Ansicht vieler Ärzte von einer neuen Zivilisationskrankheit sprechen: Nahezu 8 Millionen Deutsche haben Probleme mit dem Ein- und Durchschlafen. Das hat in vielen Fällen verheerende Folgen für die Gesundheit. Nun haben Wissenschaftler Naturstoffe entdeckt und ihren komplizierten Mechanismus enträtselt, mit dem der Schlaf auf sanfte und natürliche Weise eingeleitet und gefördert werden kann. Ein entscheidender Durchbruch in der Schlafforschung.

Wer nachts nicht tief und ungestört schlafen kann, hat einen erheblichen Verlust an Lebensqualität und ist 5-mal häufiger in Arbeits-, Verkehrs- und Haushaltsunfälle verwickelt als jene mit gutem Schlaf. Schlafstörungen können zu Bluthochdruck, Herz-Kreislauf-Erkrankungen, Magen- und Darmproblemen, zu Erschöpfung und depressiven Zuständen führen.

Nicht nur ältere Menschen sind davon betroffen. Der Anteil der 19- bis 25-Jährigen liegt bereits bei 25 Prozent. Leider werden die Schlafprobleme oft viel zu spät erkannt, weil zuerst oft die Folgesymptome bekämpft werden und nicht das gestörte Schlafverhalten. Das ist nicht immer leicht, denn die Medizin unterscheidet mehr als 80 Formen von Schlafstörungen. Die häufigste ist die Durchschlafstörung.

Nun ist die Schlafforschung einen entscheidenden Schritt vorwärtsgekommen. Man hat Naturstoffe entdeckt, welche den »Müde-Schalter« im Gehirn aktivieren. Das sind spezielle Lignane in der Baldrianwurzel, die damit schlagartig zu einer modernen, neuen Naturarznei wird.

Wenn wir wach und aktiv sind, verbrauchen wir im Gehirn viel Energie. Als Abfallprodukt entsteht dabei Adenosin, eine körpereigene Aminosäure, die an sogenannte A-1-Rezeptoren – das sind die »Müde-Schalter« – andockt und ein Schlafbedürfnis entstehen lässt. Je angestrengter man arbeitet, desto mehr Adenosin entsteht, desto größer wird die Müdigkeit. Dieser Regelkreis schützt den Organismus und sorgt dafür, dass sich Körper und Geist mithilfe von Schlaf erholen und regenerieren.

Stress, Sorgen, aber auch organische Störungen können diesen Mechanismus aus dem Gleichgewicht bringen. Die Folge: Schlafstörungen. Die Lignane in der Baldrianwurzel können hier als Naturarznei eingesetzt werden. Sie docken an die »Müde-Schalter« im Gehirn an und benehmen sich wie das Adenosin. Der »Müde-Schalter« wird von den Baldrian-Lignanen überlistet. Dieses Wirkprinzip ist weitaus schonender als das der meisten chemisch-synthetischen Schlafmittel mit erheblichen Nebenwirkungen.

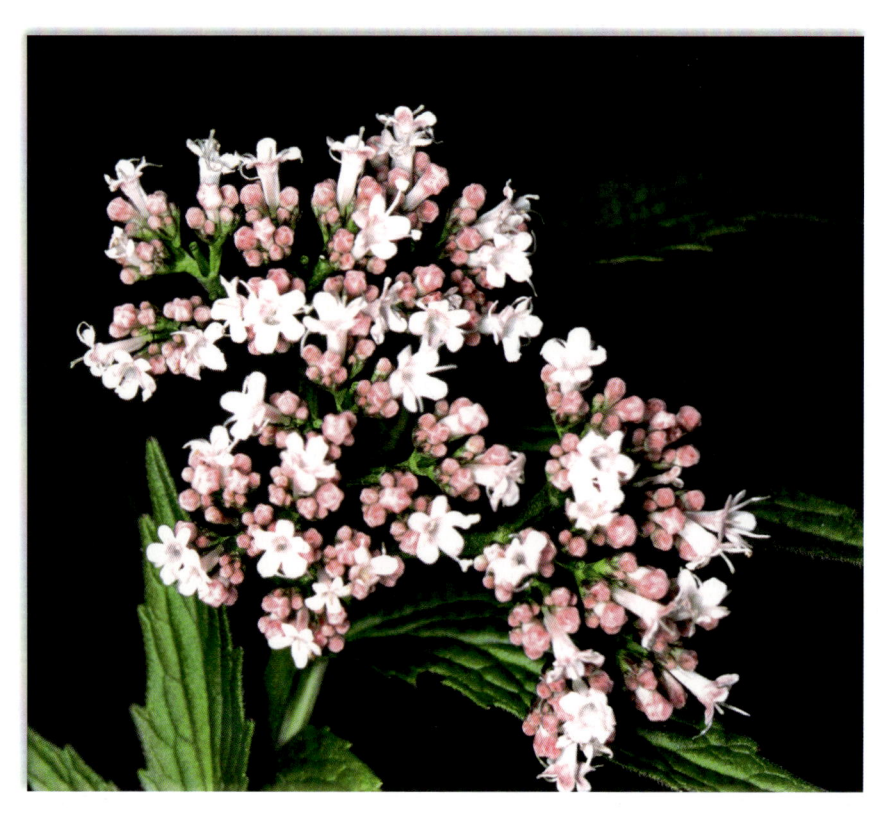

Allerdings hat man herausgefunden: Die Lignane sind nur wirksam, wenn sie in hoher Dosierung angewendet werden. Das erklärt nun endlich, warum Baldrian nur hoch dosiert wirklich wirkt. Das heißt: Entscheidend ist nicht die hohe Dosierung der ätherischen Öle in der Wurzel, sondern die hohe Konzentration der Baldrian-Lignane. Und daher machen auch nur Baldrian-Schlaf-Dragees aus der Apotheke oder aus der Drogerie Sinn, die extrem lignanreich sind. Das ist vor allem bei besonders

Eine blühende Baldrian-Pflanze.
Als Naturarznei verwendet werden die
Wurzeln.

wirkstoffreichen Kloster-Züchtungen des Baldrians der Fall. Das konnte der bekannte Hirn- und Schlaf-Forscher Prof. Dr. Wilfried Dimpfel von der Universität Gießen im Rahmen einer Studie bestätigen. Vor allem der extrem hohe Anteil an Lignanen aus der Baldrianwurzel wirkt sich positiv auf die Schlafqualität des Menschen aus.

Basische Mineralstoffe

schützen vor Übersäuerung

Ein ausgeglichener Säure-Basen-Haushalt bedeutet, dass sich im Stoffwechsel Säuren und Basen die Waage halten. Der Körper wird nicht durch überschüssige Säure belastet. Auf diese Weise wird der pH-Wert im Blut stabil gehalten. Eine chronische Übersäuerung entsteht mitunter durch falsche Ernährung, bei der zu viel säurebildende Lebensmittel wie Fleisch, Fisch, Käse und Milchprodukte, Brot- und Backwaren und zu wenig basische Lebensmittel wie Obst, Gemüse, Salat, Säfte verzehrt werden. Man spricht hier auch von einer ernährungsbedingten Übersäuerung.

Auf unserem modernen Speisezettel stehen zu viele Nahrungsmittel, die im Stoffwechsel Säure bilden, und zu wenige, die im Stoffwechsel basisch wirken. Was oft falsch eingeschätzt wird: Fett, Öl und Zucker sind neutral, also weder sauer noch basisch.

In der westlichen Welt spielt aber nicht nur der mangelnde Verzehr an Obst und Gemüse alleine eine Rolle, was die Unterversorgung mit basischen Mineralstoffen angeht. Auch durch die zunehmende hochgradig industrielle Verarbeitung unserer Nahrung, durch Fertig- und Convenience-Produkte und durch das Fehlen von Selbstgekochtem aus frischen Zutaten ist unsere Nahrung in der Regel mineralstoffärmer geworden.

Welche Nahrungsmittel basisch oder säurebildend wirken, kann man im Internet erfahren. Da gibt es einen Säure-Basen-Rechner und einen Test unter www.basica. de. Die Beurteilung »basisch oder sauer« ist für den Laien nicht einfach, weil zum Beispiel die Zitrone zwar sauer schmeckt, aber im Stoffwechsel basisch wirkt.

Auch Stress oder Bewegungsmangel begünstigen bei unserer heutigen Lebensführung das Zustandekommen einer Übersäuerung. Und eine anhaltende chronische Übersäuerung kann zu gesundheitlichen Problemen wie Abgeschlagenheit, Muskel- und Gelenkbeschwerden oder zu Hautproblemen führen. Studien zeigen, dass eine chronische Übersäuerung auch an Erkrankungen wie der rheumatoiden Arthritis beteiligt sein kann.

Wie kann man sich vor einer Übersäuerung schützen? Und wie kann man gegen eine bereits bestehende Übersäuerung vorgehen? Abhilfe schafft die regelmäßige Basica-Einnahme aus der Apotheke. Es handelt sich dabei um eine Kombination aus basischen Mineralstoffen in Form organischer Mineralverbindungen, wie sie in Obst und Gemüse vorkommen. Diese Kombination bringt spürbar mehr Energie und Leistungsfähigkeit, weil die basischen Mineralstoffe die überschüssige Säure neutralisieren.

Bei welchen Beschwerden ist es empfehlenswert, basische Mineralstoffe zuzuführen?

- Bei Müdigkeit und Erschöpfung, bei nachlassender Konzentration, fehlender Energie und Antriebslosigkeit. Für diese Symptome ist die Ursache eine chronische Übersäuerung als Folge einer säureüberschüssigen Ernährung. Anhand der sogenannten Frühjahrsmüdigkeit lässt sich der Effekt besonders gut erklären: Während der Wintermonate wird vermehrt Deftiges gegessen: Braten, Wurst, Käse, alles säurebildend. Dazu kommt häufig noch der wetterbedingte Bewegungsmangel. Zum Frühjahr hin kommt es dadurch zu einer Übersäuerung, die müde und antriebslos macht, was im Volksmund als Frühjahrsmüdigkeit bezeichnet wird.

- Bei einer Übersäuerung lagert sich überschüssige Säure im Körper ab, wobei verschiedene Körperfunktionen beeinträchtigt werden können. Ein übersäuerter Körper ist träge und nicht mehr leistungsfähig. Nicht nur falsche Ernährung, sondern – wie schon

erwähnt – auch Stress lässt unseren Körper übersäuern. Überschüssige Säure lagert der Körper im Bindegewebe ab. Dadurch wird die Gewebsfunktion beeinträchtigt und das Gewebe nicht mehr optimal versorgt. Wird überschüssige Säure ausgeschieden, kann der Körper regenerieren und man fühlt sich wieder fit und voller Schwung.

- Wichtig ist es, beim Abbau der belastenden Säure ausreichend zu trinken. Dies erleichtert es der Niere, die Säure auszuscheiden. Körperliche Betätigung wie Radfahren, Spazieren oder leichtes Joggen hilft zusätzlich, das Säure-Basen-Gleichgewicht zu stabilisieren. Basica enthält neben den Mineralstoffen auch lebenswichtige Spurenelemente. Das sind wichtige Faktoren für die Funktion von Enzymen im Energiestoffwechsel.

- Vielen Menschen fällt das Abnehmen schwer. Der Grund: Durch die reduzierte Kalorienzufuhr baut der Körper Fettreserven ab. Das ist der Sinn und Zweck einer Diät. Dieser gewünschte Fettabbau belastet den Stoffwechsel durch die Bildung von sogenannten Ketosäuren (vollständig: Ketocarbonsäure), welche die Säurebelastung des Körpers erhöhen. Es kommt vorübergehend zu einer Übersäuerung, die den weiteren Fettabbau erschwert. Dies macht sich dann in der sogenannten Diätkrise bemerkbar. Um eine solche Diätkrise zu vermeiden, sollte die belastende

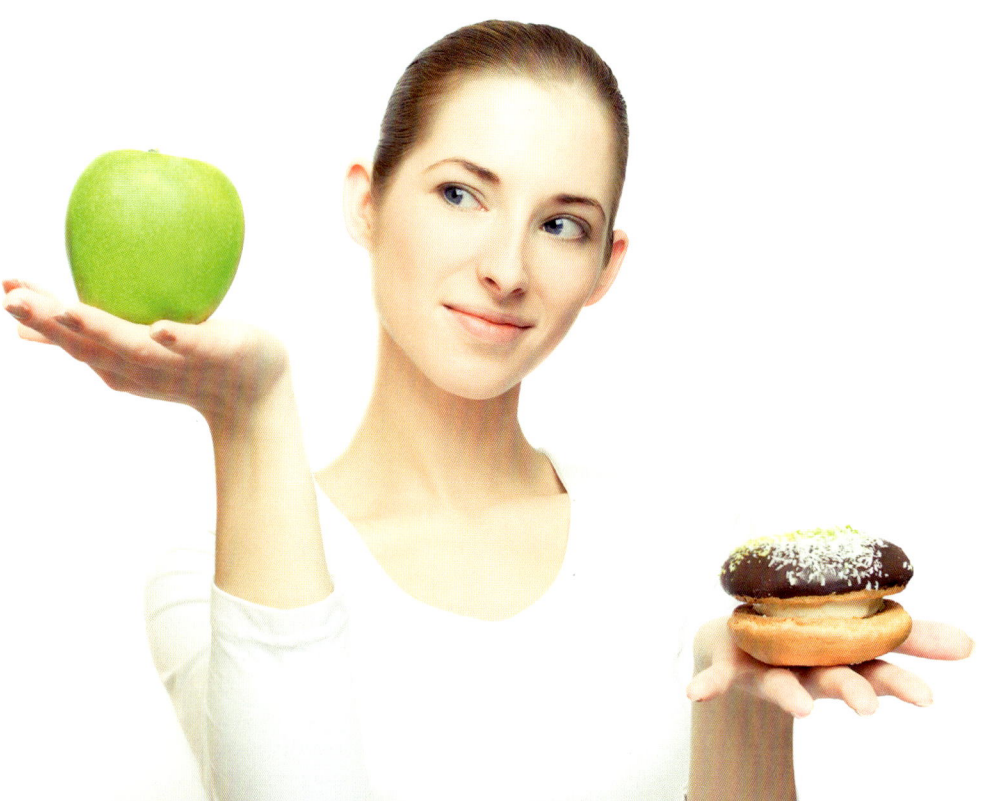

Wer sich vor Übersäuerung schützen möchte, sollte bei der Ernährung darauf achten, dass basische Naturprodukte wie beispielsweise Äpfel und Kartoffeln 80 Prozent ausmachen, die säurebildenden Lebensmittel wie etwa Fast Food nur 20 Prozent betragen.

Säure mit basischen Mineralstoffen neutralisiert werden. Bei einer Diät zum Abnehmen erfüllen basische Mineralstoffe diese Aufgabe, denn Basen sind im Stoffwechsel die Gegenspieler zur Säure. Es gibt sie also wirklich, die Lösung, wie man das Gewicht reduzieren kann und sich dabei trotzdem wohlfühlt, also nicht schlecht gelaunt, antriebslos und geschlaucht ist. Experten haben eine spezielle Basica-Kur zum Abnehmen entwickelt. Die Broschüre dazu gibt es in der Apotheke.

- Für die Gewichtskontrolle ist es wichtig, ein Bewusstsein für die eigene Ernährung zu entwickeln, die Ernährungsgewohnheiten realistisch einzuschätzen und mit einer vernünftigen und basenüberschüssigen Ernährung zu einem dauerhaften Wohlfühlgewicht zu kommen, ohne ein ständiges Auf und Ab. Während der Abnehmphase muss man auch ausreichend trinken, damit die Niere die überschüssige Säure leichter ausschwemmen kann. Getränke wie Wasser, ungezuckerte

Kräuter- oder Früchtetees oder Gemüsesäfte unterstützen nicht nur die Ausleitung der Säure. Sie können auch ein gewisses Sättigungsgefühl hervorrufen.

- Säureablagerungen im Bindegewebe können zu einer Einschränkung der Funktion führen. Das Bindegewebe verliert an Elastizität, Gelenk- und Muskelbeschwerden sind die Folge. Basische Mineralstoffe neutralisieren überschüssige Säuren für eine normale Funktion des Bindegewebes. Die teilweise schmerzhaften Säureablagerungen im Bindegewebe, die für Gelenk-, Rücken- und Muskelbeschwerden sorgen, kommen zustande, weil der Körper überschüssige Säure irgendwann nicht mehr »abpuffern« kann und schließlich im Bindegewebe ablagert. Die Folge: Die Elastizität von Sehnen, Bändern und Gelenkknorpeln lässt nach und beeinträchtigt die Beweglichkeit. Wissenschaftliche Untersuchungen zeigen, dass Säure die Schmerzrezeptoren anregt und so die Schmerzwahrnehmung im Gehirn auslösen kann. Ziel muss es also sein, die Säure zu neutralisieren. Gelenk- und Muskelbeschwerden sind aber auch häufig mit einer Einschränkung der Beweglichkeit und damit auch der Lebensqualität verbunden. Durch eine Basica-Kur von mindestens 3 Monaten können problematische Säureablagerungen abgebaut werden und der damit verbundene Gebrauch von Schmerzmitteln kann reduziert werden.

- Eine säureüberschüssige Ernährung, falsche Diäten und Stress belasten den Stoffwechsel mit Säure, denn die Nieren haben nur eine begrenzte Ausscheidungskapazität. Ist diese überschritten, wird Säure im Bindegewebe eingelagert, was sich auch im Erscheinungsbild der Haut widerspiegeln kann: Elastizität und Festigkeit der Haut lassen nach. Die Widerstandskraft der Haut ist verringert. Eine langfristige Übersäuerung im Körper kann sich im Erscheinungsbild der Haut durch Auffälligkeiten wie Hautunreinheiten, Rötungen oder vermehrte Faltenbildung äußern. Eine Übersäuerung beeinflusst die Struktur des Bindegewebes negativ. Die Folge: Das Hautgewebe verliert an Festigkeit und die Haut wirkt weniger glatt. Auch Cellulitis kann dadurch begünstigt werden. Auf all diese Warnzeichen der Haut sollte man reagieren, kurzfristig mit einer Basen-Kur, langfristig mit der Umstellung der Ernährung und zusätzlich mit der regelmäßigen Einnahme von Basenpräparaten. Frauen mit Cellulitis sollten daher auf eine ausreichende Zufuhr von basischen Mineralstoffen achten. Das beweist: Die meisten Hautprobleme lassen sich erstaunlicherweise eher von innen als von außen lösen. Neben einem aktiven Säureabbau mit basischen Mineralstoffen aus der Apotheke sind auch eine überwiegend basische Ernährung, der Schutz vor UVA- und UVB-Strahlung sowie Bewegung weitere Bausteine für eine schöne Haut.

Der Brottrunk

für eine bessere Lebensqualität

Vor etwas über 40 Jahren entwickelte der deutsche Bäckermeister Wilhelm Kanne den Brottrunk, so wie wir ihn auch heute in den Regalen von Reformhäusern, Bio-Läden und Drogeriemärkten kennen. Diejenigen, die ihn noch nicht kennen, können sich darunter nichts vorstellen. Es handelt sich dabei um ein diätetisches Lebensmittel. Doch man kann ihn durchaus in die Gruppe der modernen Naturarzneien einordnen.

Ich habe den Brottrunk schon vor vielen Jahren bei meiner Arbeit als Medizinjournalist kennengelernt. Es war für mich interessant, Menschen zu treffen, die durch das Trinken dieses Brottrunks ihre Magenprobleme loswurden, dass andere schneller ihr Übergewicht abbauen konnten, dass ein Arzt damit die Leberwerte seiner Patienten verbessern konnte, dass sich Diabetiker wohler fühlten und in vielen Familien Hautprobleme besiegt werden konnten.

Im Laufe der Jahre sammelte ich Geschichten von Patienten, die so viel Gutes über den Brottrunk zu berichten hatten. Und dann nahm ich Kontakt mit Wilhelm Kanne auf. Ich war tief beeindruckt, wie er seriös und umfassend mit der Erfolgsgeschichte seines Brottrunks umging, wie er immer mit Erfolg bemüht war, eng mit Ärzten, Biochemikern und anderen Wissenschaftlern zusammenzuarbeiten.

Parallel zu der Begeisterung, die ich aus der Bevölkerung für den Brottrunk spürte, beobachtete ich die Medizin und Wissenschaft. Und da hat sich etwas besonders Interessantes ergeben: Anfangs waren viele vorsichtig, zurückhaltend und misstrauisch. Doch die zahllosen Beweise für die Wirkung des Brottrunks haben immer mehr Ärzte überzeugt. Zweifelsohne gibt es auch heute noch Mediziner, die diesem Getränk zurückhaltend gegenüberstehen. Doch ich kenne viele, die den Brottrunk als Unterstützung ihrer Therapien einsetzen und große Stücke auf die darin enthaltenen Brotsäure-Bakterien halten.

Wobei man betonen muss, dass Wissenschaftler im Ausland noch mehr Begeisterung zeigen, vermutlich weil in diesen Ländern die gesunde Ernährung und die Naturmedizin eine besonders große Rolle spielen, wie etwa in Korea. Daher wird ein nicht unerheblicher Teil der Brottrunk-Produktion ins Ausland geliefert. Milchsaure Nahrungsmittel haben in Asien enorm große Bedeutung. Dort weiß man schon lange, dass sie mithelfen, die Darmflora gesund zu erhalten und damit die Immunkraft zu stärken.

Aus zahllosen Gesprächen mit Ärzten und Wissenschaftlern, die den Brottrunk im Rahmen ihrer Therapien anwenden, konnte ich im Laufe der letzten Jahre erfahren:

- Der Brottrunk beschleunigt den Alkohol-Abbau aus der Leber und unterstützt überhaupt die Arbeit der Leber. Er hat ein hohes Entgiftungs-potenzial.

- Der Brottrunk kann einen zu hohen Harnsäurespiegel senken. Diese Erkenntnis wird inzwischen auch in der Landwirtschaft genutzt. In Nordrhein-Westfalen lief vor ein paar Jahren ein Projekt in der Schweinezucht. Tiere, die mit Brottrunk versorgt wurden, hatten niedrige Harnsäurewerte und wiesen weniger Cholesterin auf.

- Die Brotsäure-Bakterien senken aber auch beim Menschen zu hohe Choles-terinwerte.

- Da die Brotsäure-Bakterien von innen her den Körper entgiften, wird dadurch auch die Haut stark gemacht. Daher geht es Patienten mit Neurodermitis, Psoriasis, mit Unreinheiten und Ekzemen deutlich besser, wenn sie regelmäßig Brottrunk konsumieren.

Bei meinen Nachforschungen über die Wirkung und den sinnvollen Einsatz des Brottrunks für die Gesundheit es Men-schen bin ich auf spannende Fälle gesto-ßen:

- Schwere Pollen-Allergiker, die regelmä-ßig Brottrunk zu konsumieren began-nen, hatten plötzlich kein Problem. Bei manchen wurden die Allergie-Schübe weniger und kürzer, bei manchen verschwand der Heuschnupfen ganz und für immer.

- Der Arzt Dr. Wolfgang Stockhausen informierte mich, dass eine seiner Patientinnen mit dem Konsum von Brottrunk ihre Neigung zu Blasenent-zündung komplett loswurde.

- Der Wissenschaftler Prof. Dr. Grossarth-Maticek vom Institut für Präventiv-Medizin in Heidelberg berichtete mir das Ergebnis einer Studie: Menschen, die in der kalten Jahreszeit regelmäßig Brottrunk konsumieren, werden viel seltener von Erkältungen – vor allem von grippalen Infekten – heimgesucht.

Mancher wird jetzt fragen: Worum handelt es sich genau bei diesem Brottrunk? Biologisches Getreide – Wei-zen, Roggen und Hafer – wird geerntet, vermahlen. Daraus bäckt man in der Familie Kann Brot, allerdings ganz ohne Gewürze. Dann wird das Brot getrocknet, in Stücke geschnitten und in Tanks monatelang unter strengsten hygieni-schen Bedingungen einem Gärvorgang ausgesetzt, wobei der entstehende Alkohol abgezogen wird. Was dabei entsteht, ist ein säuerliches Getränk, das durch das Getreideferment naturtrüb wird. Das Wasser kommt aus einer familieneigenen, streng kontrollierten Quelle.

Was macht denn nun eigentlich den Brottrunk aus dem Reformhaus, aus der

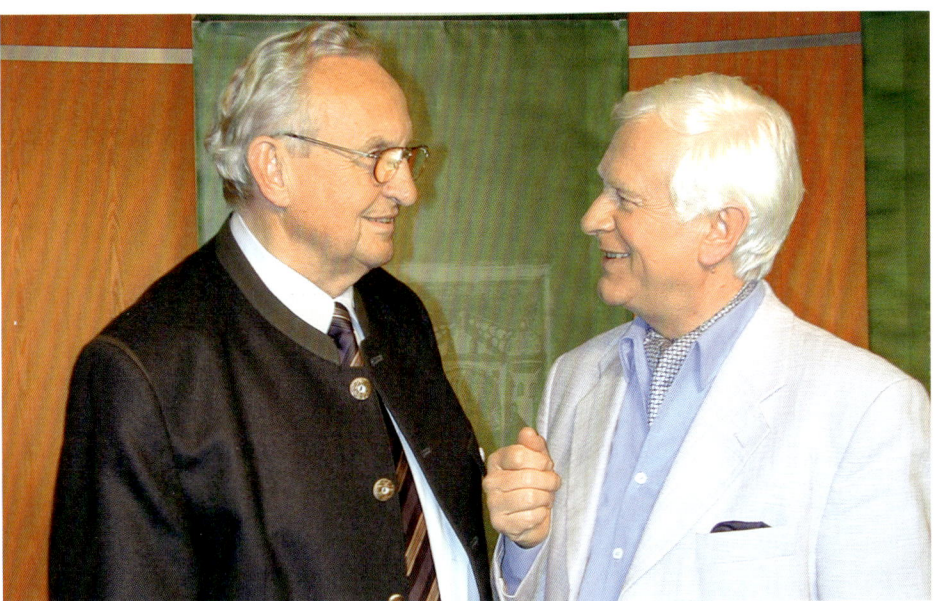

Prof. Hademar Bankhofer im Gespräch mit dem deutschen Bäckermeister Wilhelm Kanne, dem »Vater des Brottrunks«. In seinem Nachlass finden sich über 10.000 Dankesbriefe von Menschen, denen der Brottrunk helfen konnte, ihre Lebensqualität zu verbessern.

Drogerie, aus der Apotheke, aus dem Bio-Laden und aus so mancher Bäckerei so ganz besonders wertvoll für unsere Gesundheit und so wichtig für unsere Verdauung?

Brottrunk enthält alle Vitalstoffe, die uns das Vollkornbrot bietet, zusätzlich aber auch Substanzen, die beim Gären entstehen. Der Brottrunk ist reich an den Spurenelementen Selen und Zink für die Immunkraft, Kupfer für die Galle und für unsere Hormone, Eisen fürs Blut, Mangan für den Darm, weiters Magnesium für Herz und Kreislauf, Kalzium für die Knochen, Kalium für die Nerven, die Vitamine E, B_1, B_2, Folsäure, B_{12}, weiters Enzyme, die am Aufbau unserer Immunkraft beteiligt sind. Außerdem gehören dazu

Mikroorganismen, die beim Gären entstehen und die den Darm stärken. Die Hauptwirkstoffe im Brottrunk sind aber zweifelsohne die Brotsäure-Bakterien, die noch viel aktiver und wirksamer sind als die Milchsäure-Bakterien. Die Brotsäure-Bakterien sind sozusagen die »Elitetruppe der Milchsäure-Bakerien«.

Wie führt man nun eine Kur mit Brottrunk durch, um im Organismus gesundheitsfördernde Effekte zu verspüren, um Magen und Darm im Frühling aufzubauen und zu stärken? Da gibt es mehrere Möglichkeiten:

- Trinken Sie über einen langen Zeitraum - am besten mehrere Monate lang - zweimal täglich einen ¼ Liter Brottrunk.

- Sie können ihn bedenkenlos auch ständig trinken, wenn sie sich dadurch besonders wohlfühlen.

- Oder aber Sie trinken 12 Wochen lang vor jeder Hauptmahlzeit 1 Glas Brottrunk in kleinen Schlucken.

Alle, die den Brottrunk als sehr sauer empfinden, sollten sich ein spezielles Hausrezept mixen: ein Drittel stilles Wasser, ein großes Drittel Brottrunk und den Rest mit naturtrübem Apfelsaft auffüllen. Schmeckt erfrischend und köstlich.

Man hat in der Geschichte der Menschheit schon sehr früh entdeckt, dass Brotsäure-Bakterien schädliche Bakterien erfolgreich ausschalten können. In vielen Teilen Mitteleuropas werden aus alter Überlieferung in einigen Kirchen das Chorgestühl, die Kanzel, Bilder und das Blattgold ausschließlich mit Brotkrumen geputzt. In solchen Kirchen gibt es keine Fliegen. Durch die Brot-Reinigung werden alle pathogenen Keime eliminiert. Das ist auch der Grund, warum erfahrene Restauratoren zum Säubern historischer Gemälde ausschließlich Brot verwenden. Diesen Geheimtipp verraten die meisten Restauratoren nicht. Auch unsere Großmütter und Urgroßmütter haben vielfach ihre Möbel mit Brotkrumen geputzt.

Daraus haben Ärzte und Wissenschaftler einen wertvollen Schluss gezogen und wurden dabei bestätigt: Der Brottrunk bewirkt in unserem Organismus dasselbe. Keime, Bakterien und Gifte werden erfolgreich bekämpft. Das kommt uns besonders bei der Gesunderhaltung von Magen und Darm, aber auch der gesamten Immunkraft zugute.

- In Zeiten der Erkältung ist es sinnvoll, morgens und abends jeweils nach dem Zähneputzen mit Brottrunk – eventuell 2 zu 1 mit heißem Wasser gemischt –, zu gurgeln. Die Brotsäure-Bakterien eliminieren schädliche Bakterien und Viren in der Mund- und Rachenhöhle.

- Menschen, die viel Fleisch essen, sollten regelmäßig Brottrunk trinken, damit die Harnsäure, die sich aus den Fleischpurinen entwickelt, rasch abtransportiert wird. Das ist eine wichtige Erkenntnis, die viele Rheuma- und Gicht-Patienten nutzen.

Ich habe im Laufe der Jahre immer wieder Ärzte getroffen, die mir erklärt haben: »Die Wirkung des Brottrunks ist oft derart verblüffend, dass man nur wünschen kann, dass sich diese flüssige Naturarznei mehr und mehr in der Medizin als unterstützende Maßnahme durchsetzt. Über 10.000 schriftliche Dokumente von Patienten im Besitz der Familie Kanne zeigen auf, auf wie vielen Gebieten der Brottrunk helfen kann.

Bäckermeister Wilhelm Kanne hat sein ganzes Leben dem Brottrunk gewidmet, hat vielen Menschen – unterstützt von Ärzten – helfen können. Er ist unerwartet im Jahr 2011 verstorben. Seine Frau Christel und sein Sohn, Wilhelm Karl Kanne, setzen sein Werk fort. Mit der modernen Naturarznei Brottrunk…

Colostrum,

eine uralte und doch moderne Naturarznei

Wer diese vielseitige Naturarznei in ihren einzigartigen Wirkungen verstehen will, der muss die biologischen Gegebenheiten bei den Säugetieren, hier im Speziellen bei den Rindern, kennen. Und da zwingt sich ein Vergleich mit dem Menschen auf. Wenn eine Frau ein Baby erwartet, bekommt das werdende Baby im Mutterbauch einen Teil seiner lebensnotwendigen Schutzstoffe zugeführt. Den anderen Teil nimmt das Baby dann mit der Muttermilch auf. Bei den Rindern ist das anders. Das Kälbchen bekommt im Körper der Kuh keinerlei Schutz- und Immunstoffe. Es kommt ohne Schutzfaktoren zur Welt. Diese tankt es dann aus der Milch, welche die Kuh in den ersten fünf Tagen nach dem Kalben gibt. Diese Milch ist ganz anders zusammengesetzt als die normale Kuhmilch. Man spricht in diesem Zusammenhang von der Vormilch oder der Erstmilch. Der Fachausdruck ist Colostrum. Das ist der älteste, von der Natur zur Verfügung gestellte Gesundheitsschutz. Ein ganz besonderes Nahrungsmittel für das Kälbchen nach der Geburt. Der hohe gesundheitliche Nutzen des bovinen Colostrums war in allen Kulturen der Welt von jeher anerkannt. Somit eine uralte Naturarznei. Zugleich aber muss man von einer modernen, neuen Naturmedizin sprechen, denn heute belegen inzwischen moderne Wissenschaften den breit gestreuten Gesundheitswert in einer Vielzahl von Studien.

Wie aber wird aus der Vormilch, der Erstmilch oder aus dem Colostrum die Naturarznei LacVital aus der Apotheke, die man sowohl als flüssiges Serum oder in Kapselform einsetzen kann?

- Für das Serum wird das hochwertige Colostrum der ersten 24 Stunden nach der Geburt des Kalbes verwendet. Zu diesem Zeitpunkt gewinnt man nämlich den höchstmöglichen Gehalt an wertvollen Vitalstoffen, die bereits am zweiten Tag erheblich reduziert sind. Das zum Serum verarbeitete Colostrum stammt von streng kontrollierten Bauernhöfen in Süddeutschland. Wichtig für die Rinderaufzucht: Es wird für die Herstellung der Naturarznei nur der Überschuss an Vormilch verwendet und verarbeitet, den die Kälber für ihren Schutz und ihre Entwicklung nicht benötigen. Ein speziell entwickeltes biophysikalisches Herstellungsverfahren sichert eine hohe Bioverfügbarkeit der Inhaltsstoffe des Serums. Nach Prüfung und Freigabe des Rohmaterials durch die CPI-Qualitätssicherung werden dem Colostrum schonend Fett und hochmolekulare Eiweißbausteine

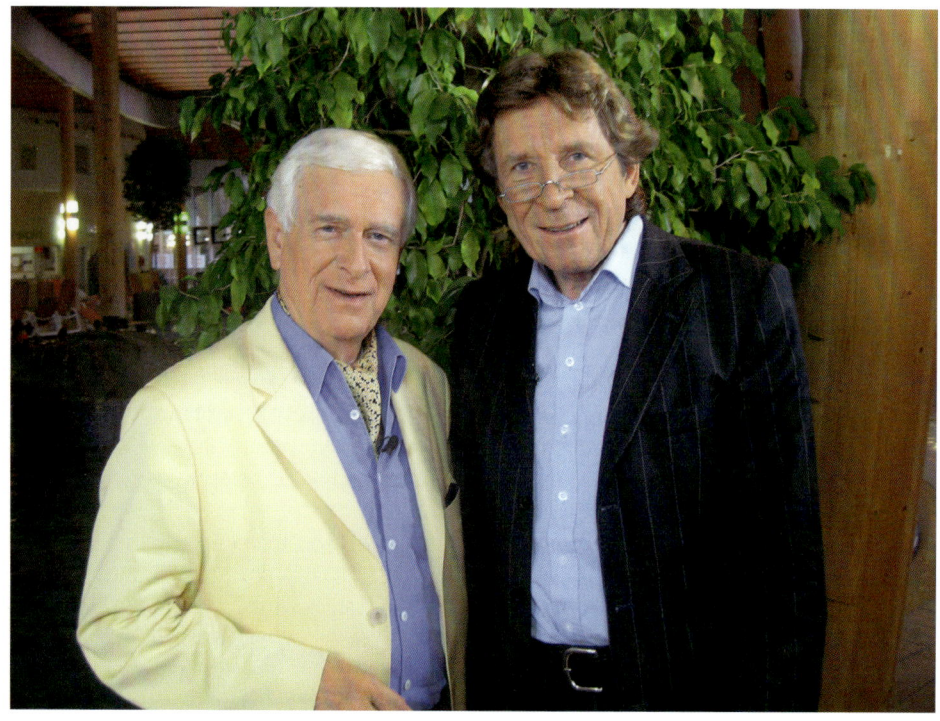

entzogen. Die weitere Aufbereitung führt dazu, dass die wesentlichen Vitalstoffe im colostrumeigenen Wasser in reiner, freier Form gelöst sind. Das bedeutet: Diese Vitalstoffe müssen nicht erst im menschlichen Körper verdaut werden. Sie passieren den Magen in kürzester Zeit, werden im Darm schnell aufgenommen und verwertet. Während des Herstellungsprozesses liegt die Verarbeitungstemperatur immer unter 40 Grad Celsius. Das muss sein, weil ab 42 Grad bereits zahlreiche Wirkstoffe zerstört werden. Zum Abschluss der Herstellung erfolgt eine Kaltsterifiltration nach Pharma-Stan-

Prof. Bankhofer, der sich schon seit über 20 Jahren mit der faszinierenden Wirkung von Colostrum befasst, im Gespräch mit dem Menschen- und Tierarzt Dr. Franz Starflinger, der in Deutschland zu jenen Medizinern zählt, die sich schon am längsten in Wissenschaft und Praxis mit Colostrum beschäftigen.

dard, die ohne Konservierungsmittel Haltbarkeit und Keimfreiheit garantiert.

- Frei von Fluss-, Konservierungs- und Streckmitteln ist auch das LacVital-Colostrum, das es in Kapselform gibt. Das Colostrumpulver wird im

Rahmen einer aufwendigen, wirkstoffschonenden Gefriertrocknung aus dem Serum gewonnen, auch wieder unbedingt unter 42 Grad Celsius, zur Erhaltung der Bioaktivität. Die gefriergetrockneten Pulverpartikel verfügen über eine kristalline Struktur, die zu einer erheblich besseren Löslichkeit und Aufnahme sowie effektiveren Verwertung führt, als dies bei sprühgetrocknetem Pulver der Fall ist. Die Hülle der Kapseln ist aus pflanzlichen Stoffen. Es handelt sich sowohl beim Serum als auch bei der Kapsel um ein natürliches Lebensmittel, das für den Menschen in jedem Alter gut verträglich ist. Es kann daher sowohl bei Kindern und Erwachsenen im hohen Seniorenalter angewendet werden.

Was sind das nun für Wirkstoffe, die LacVital so wertvoll machen?

- Colostrum-Serum und -Kapseln enthalten Aminosäuren in einer perfekten Ausgewogenheit, die alle Enzyme und Immunfaktoren im Organismus aktivieren. Damit werden der Zellstoffwechsel, das Wachstum und die geistige Fitness auf natürliche Weise angeregt. Die tierischen Aminosäuren unterscheiden sich nicht von den menschlichen Eiweißbausteinen. Sie können daher vom Menschen optimal verwertet werden. Colostrum enthält alle essenziellen und nicht essenziellen Aminosäuren, die für den menschlichen Organismus so wichtig sind.

- Colostrum ist reich an Immunglobulinen. Das sind wertvolle Helfer der Immunkraft, Antikörper, die unsere natürlichen Abwehrkräfte stärken und unterstützen. Sie sind ein wertvolles Schutzschild gegen Infektionen und gegen vorzeitiges Altern.

- Colostrum ist reich an Vitaminen. Besonders wichtig sind die B-Vitamine, welche die Nerven stärken und vor Stressbelastung und Erschöpfung schützen. Es sind aber auch die wichtigsten Mineralstoffe enthalten.

- Wachstumsfaktoren im Colostrum sorgen dafür, dass unser Zellstoffwechsel bestens funktioniert. Regeneration und Heilungsvorgänge werden beschleunigt. Die Zellen bleiben länger jung. Knochen, Sehnen, Muskeln und Gelenke werden gestärkt und bleiben lange stark. Das bedeutet: Colostrum kann den Alterungsprozess bremsen und ist ein optimales Anti-Aging-Lebensmittel. In Zellkultur-Studien des Institutes zur Evaluation naturheilkundlicher Verfahren an der Universität Köln wurde die immunregulatorische und antioxidative Wirkung des LacVital-Serums wissenschaftlich nachgewiesen.

Man kann somit praxisbezogen sagen: Die Einnahme von Colostrum stärkt die Immunkraft, reguliert Verdauungsstörungen, schützt vor Infekten, hält länger jung, fördert die Heilung von Verletzungen und verbessert die Lebensqualität bei Heuschnupfen. Aufgrund der Zell- und Immun- regenerationsfaktoren im Colostrum wird das Serum zunehmend therapiebeglei- tend bei Chemo- und Strahlentherapien eingesetzt, da es die Verträglichkeit dieser Behandlungen verbessert und auftreten- de Nebenwirkungen erheblich reduziert. Interessant ist auch, dass es eine regene- rierende Hautlotion aus Colostrum gibt, die nach einer Strahlentherapie etwaige Strahlenschäden schneller begleichen hilft und die Haut rasch wieder aufbaut.

Im Mittelalter haben sogenannte »Hexen« aus den Ställen der Bauern Colostrum gestohlen und eingenom- men, um lange jung und vital bleiben zu können. Im amerikanischen Krieg der Nord- gegen die Südstaaten wur- den verletzte und kranke Soldaten mit Colostrum versorgt. Und heute befasst sich die Naturmedizin intensiv mit der faszinierenden Wirkung dieses Stof- fes, den viel zu wenig Menschen für ihre Gesundheit kennen und nutzen.

Enzym-Hefe- zellen

stärken das Immunsystem

Der menschliche Körper besteht – je nach Größe und Körpergewicht – aus 70 bis 80 Billionen Zellen. Jede davon muss hochaktiv sein, damit wir gesund, vital und fit bleiben, damit das Immunsystem optimal funktionieren kann. Stellen Sie sich jede dieser Körperzellen wie eine Land- schaft vor. Und in dieser Landschaft stehen viele, kleine Kraftwerke. Das sind die Mito- chondrien. Sie müssen ständig in Aktion sein, müssen Energie produzieren. Nur dann können wir lange jung, aktiv und ge- sund sein. Nur dann können wir ein starkes Immunsystem haben. Daher müssen die

kleinen Kraftwerke mit »Treibstoff« versorgt werden. Das sind Vitamine, Mineralstoffe, Spurenelemente und Bioaktivstoffe. Doch die können nicht direkt zugeliefert werden. Dafür braucht der Organismus Enzyme mit ihren Co-Enzymen.

Jetzt kommt das Problem: Wer Umwelt- schadstoffen ausgesetzt ist, zu viel Alkohol und Nikotin konsumiert, sich nicht gesund ernährt und vor allem zu wenig Obst und Gemüse in den Speiseplan einbaut, muss wissen, dass die Enzyme überfordert wer- den. Das bedeutet: Irgendwann ist der Kör- per nicht mehr in der Lage, bei Dauerbe-

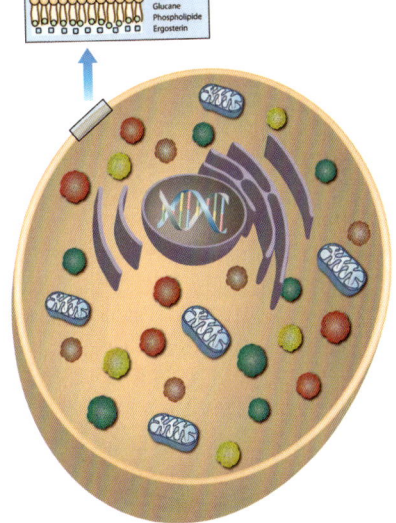

Mannane
Glucane
Phospholipide
Ergosterin

DNA

So muss man sich den Aufbau einer Enzym-Hefezelle vorstellen.

hatte, einen idealen Enzym-Lieferanten gefunden: Enzym-Hefezellen. Sie werden in einer speziellen Sauerstoff-Enzym-Fermentation hergestellt und haben mit Backhefe oder Bierhefe absolut nichts zu tun. Diese sind nämlich viel zu dickwandig und geben keine Wirkstoffe frei.

Die Enzym-Hefezellen werden in einem aufwendigen Verfahren mit vitaminreichen Frucht- und Gemüse-Konzentraten gezüchtet. Bei Dr. Wolz wird aus Tomaten der wertvolle Farbstoff Lycopin gewonnen. Aus wilden Heidelbeeren sind die Anthocyane dabei. Aus Obst und Gemüse gehören Karotinoide dazu. Diese sekundären Pflanzenstoffe treten in den Enzym-Hefezellen in Kombination mit den Spurenelementen Selen, Zink und Chrom auf, alles biologische Zellbestandteile.

Die Enzym-Hefezellen bleiben biologisch aktiv, vermehren sich aber im Körper des Menschen nicht weiter. Sie stellen jedoch allen Körperzellen ihren Reichtum an lebenswichtigen, das Immunsystem stärkenden Stoffen zur Verfügung. Enzym-Hefezellen sind besonders dünnwandig und können daher vom menschlichen Organismus optimal aufgenommen und verwertet werden.

Im Mittelpunkt dieses natürlichen Konzentrats in flüssiger Form, in dem alle Kräfte eng zusammenwirken und sich gegenseitig unterstützen, stehen zweifellos die wertvollen Beta-Glucane. Diese natürlichen Bestandteile der Hefezelle

lastung und mangelhafter Enzymaktivität das Abwehrsystem aufrechtzuhalten. Was bedeutet es, wenn die Enzyme überfordert sind? Die Mitochondrien bekommen zu wenig Kraftstoff für die Energieerzeugung. Die Zellen erhalten zu wenig Sauerstoff. Damit sinkt die Regenerations- und Abwehrkraft. Das Risiko zu erkranken steigt.

Daher müssen wir unserem Körper mit seinen vielen Zellen helfen. Und da Enzyme und Vitamine nur sehr kurz gespeichert werden können, müssen wir sie jeden Tag anliefern, damit die Zellen stark sein können. Da aber die meisten von uns nicht genügend von jenen Nahrungsmitteln konsumieren, die uns mit den lebensnotwendigen Stoffen versorgen und die uns zu starker Immunkraft und Vitalität verhelfen, müssen wir eine entsprechende Nahrungsergänzung nutzen.

Und da gibt es etwas Sensationelles für das Immunsystem. 1969 hat der Biotechnologe Siegfried Wolz, nachdem er lange mit dem Nobelpreisträger Prof. Dr. Lynen an der Hefeforschung gearbeitet haben ein breites Wirkspektrum: Sie wirken gegen Krankheitserreger, stärken das Immunsystem, bremsen das frühzeitige Altern, können zu hohe Cholesterinwerte senken, bauen Körper und Seele bei Erschöpfung und Müdigkeit auf. Man darf diese Beta-Glucane aber nicht eigenständig und isoliert sehen. Sie sind erst so richtig wertvoll, wenn sie – eingebettet

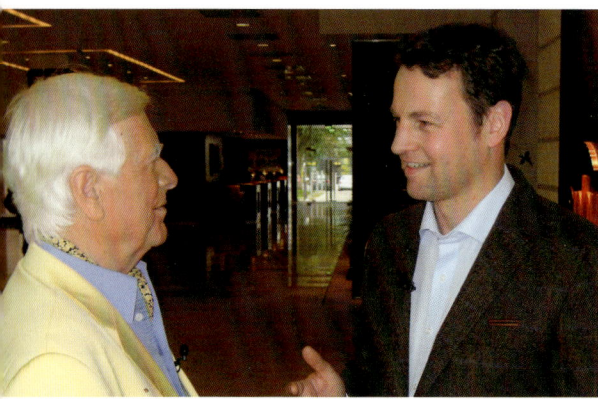

Prof. Hademar Bankhofer im Gespräch mit dem Enzym-Hefe-Experten Dr. Mathias Oldhaver.

in ihre Enzym-Hefezellen – mit den vielen Spurenelementen, Bioaktivstoffen, Aminosäuren, Co-Enzymen und Vitaminen in den menschlichen Organismus gelangen.

Das ist das Wirk-Geheimnis vom Zell Oxygen Immunkomplex. Damit tankt man Immunkraft aus der Natur. Das ist mehrfach wissenschaftlich bewiesen worden. Zell Oxygen Immunkomplex aus der Apotheke ist eine moderne Naturarznei aus der Dr.-Wolz-Forschung: zum Schutz

vor Infekten, für ein abwehrstarkes Immunsystem, für körperliche Belastungsphasen, zur Stärkung bei Müdigkeit und Schwäche, aber auch für einen erfolgreichen Kampf gegen hochaggressive Umweltschadstoffe und Stoffwechselmüll-Moleküle, die unter dem Namen freie Radikale längst jedem von uns ein Begriff sind, die uns frühzeitig alt und krank machen können.

Man muss sich das vorstellen: In einer Tagesportion Oxygen Immunkomplex sind 120 Milliarden Enzym-Hefezellen enthalten. Und diese Menge hat einen ORAC-Wert von über 5.000 Einheiten – die Abkürzung steht für Oxygen Radical Absorbance Capacity – eine neue Maßeinheit, entwickelt von amerikanischen Forschern zur Messung des gesundheitlichen Wertes von Obst und Gemüse im Kampf gegen freie Radikale. Die internationale Empfehlung lautet: jeder von uns sollte im Interesse der Gesundheit täglich 3.000 ORAC-Einheiten konsumieren. Mit der Tagesdosis Oxygen Immunkomplex nimmt man weitaus mehr auf. Zum Vergleich: 300 Gramm Orangen haben einen ORAC-Wert von gerade mal 750 Einheiten.

Dieser Einsatz von Enzym-Hefezellen hilft aber nicht nur bei einem Immundefizit. Es ist sinnvoll, auch vorbeugend eine Kur zu machen, wenn man sich zum Beispiel vor einer Erkältung schützen möchte. Dieser Natur-Cocktail mit seinem hohen Anteil an Vitalstoffen bringt mehr seelische Ausgeglichenheit, eine deutliche Leistungssteigerung, Vitalität, geistige und körperliche Fitness, bessere Verdauung und guten Schlaf.

Die Hagebutte,

ein Geschenk für die Gelenke

Jahrhundertelang galt die Hagebutte, die Samenfrucht der wilden Strauchrose, bei uns einzig und allein als wertvoller Vitamin-C-Lieferant in der kalten Jahreszeit zur Vorbeugung gegen Erkältungen. Die Hagebutte hat viel mehr Vitamin C als Orangen und Zitronen. In vielen Familien ist es üblich, im Winter regelmäßig Hagebuttentee zu trinken. In Skandinavien wachsen Hagebutten mit besonders hoher Konzentration an Wirkstoffen. Und sie sind von der Medizin zur Behandlung von Rheuma, im Speziellen von Gelenksarthrose, entdeckt worden. Gelenkbeschwerden in den Fingern, in den Knien und Hüften können damit erfolgreich gelindert werden. Arthrose-Patienten können damit ihre Lebensqualität entscheidend verbessern.

Begonnen hat die Entdeckung der neuen Naturarznei in Dänemark: Da lebte der Landwirt Erik Hansen auf der Ostseeinsel Langeland. Er hatte so starke Gelenkschmerzen, dass er auf dem Bauernhof kaum mehr seine Arbeit verrichten konnte. Er ging von einem Arzt zum anderen. Doch alles, was die ihm verordneten, führte zu keinem dauerhaften Erfolg. Eines Tages bekam er Besuch von einer Bekannten, die ihm selbst gemachte Hagebuttenmarmelade mitbrachte. Sie schmeckte nicht nur köstlich. Sie führte zur Überraschung des Bauern auch dazu, dass seine

Schmerzen endlich nach langer Zeit nachließen.

Das brachte ihn auf eine Idee. Er fragte seine Bekannte, woher denn die Hagebutten kommen, die sie da verarbeitet hatte. Er suchte die besagte Stelle auf, sammelte dort die extrem großen, roten Früchte, nahm sie nach Hause, trocknete sie sorgfältig und zerrieb sie zu Pulver. Dieses Pulver nahm er regelmäßig ein. Und er stellte tatsächlich fest: Seine Schmerzen ließen deutlich nach. Wirksamer als nach dem Essen der Marmelade.

Aufgrund des Erfolges verriet Erika Hansen sein Hausrezept weiter und verschenkte das Hagebuttenpulver an Arthrose-Patienten. Er bekam dafür zahllose Dankesbriefe. Als dann sein Sohn den Bauernhof übernahm, wollte er wissen, ob an der Wirkung des Hagebuttenpulvers wirklich etwas dran ist. Er setzte sich mit Wissenschaftlern und Ärzten in Verbindung.

Tatsächlich ergaben exakte Laboruntersuchungen, dass die Hagebutten von der Insel Langeland Arthroseschmerzen erfolgreich bekämpfen konnten. Und man fand auch heraus, warum das speziell die Hagebutten aus dieser Gegend zuwege bringen: Sie enthalten besonders hohe Konzentrationen des Galaktolipids GOPO, welches in den Gelenken zu einer Verminderung von Entzündungen führt.

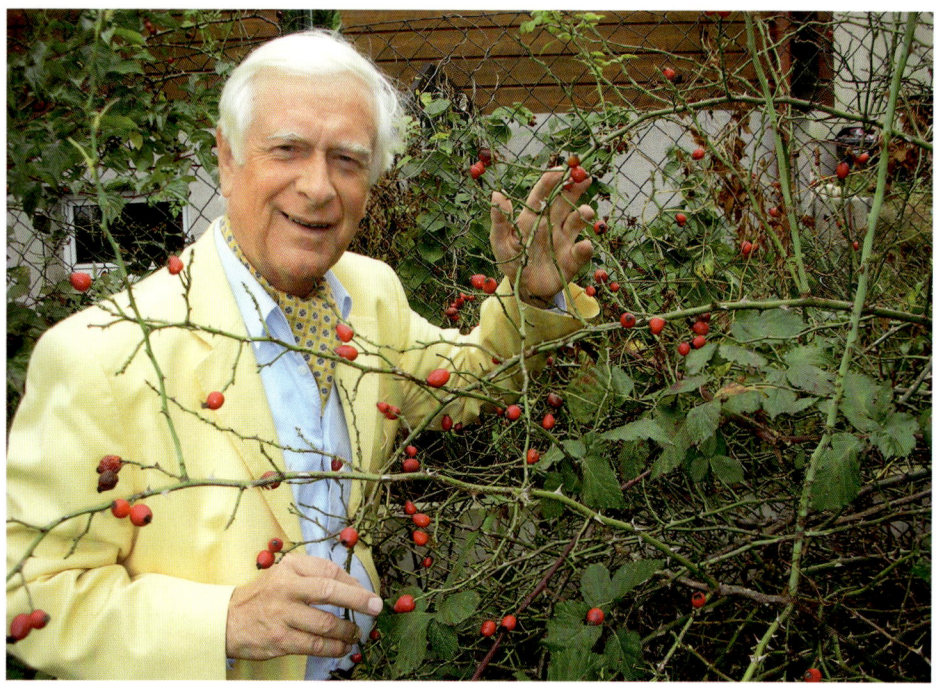

Weitere Studien haben die ermutigenden Ergebnisse der ersten Arbeit bestätigt. Der GOPO-Wirkstoff in den Hagebutten verringert nicht nur die Beschwerden, sondern auch den weiteren Abbau des Gelenkknorpels. Die Beweglichkeit der Gelenke wird erhöht. Und damit wird die Lebensqualität der Arthrose-Patienten auf natürliche Weise erheblich verbessert.

Die dänischen Hagebutten von einer speziellen Art der Hundsrose werden inzwischen ohne Verwendung von Pestiziden und ohne Dünger auf Plantagen kultiviert und nach der Ernte sofort tiefgefroren. Es werden nur die hochwertigsten Früchte verwendet. Sie werden von den Fruchthaaren, welche Reizstoffe enthalten, und von der Schale befreit. Das Trocknen geschieht unter 40 Grad Celsius, damit die GOPO-Substanzen nicht zerstört werden.

Aufgrund der medizinischen Erfahrungen in Dänemark wird das Hagebutten-

Prof. Bankhofer an seinem herbstlichen Hagebuttenstrauch. Die Blätter sind längst abgefallen. Jetzt warten die Früchte, dass sie geerntet werden.

pulver als gut verträgliche, rein pflanzliche Nahrungsergänzung mit hohem Wirkstoffgehalt europaweit für die Behandlung von Gelenkrheuma eingesetzt. Man rührt das Hagebuttenpulver in Joghurt ein und verzehrt es zu den Mahlzeiten. Man kann es auch mit reichlich Wasser nehmen. In warmen Speisen oder Tee darf es nicht verabreicht werden, weil da die hitzeempfindlichen GOPO-Wirkstoffe, auf die es bei der Hagebutte ankommt, kaputtgehen.

Beobachtungen in unseren Regionen zeigen, dass auch das Trinken von Hagebuttentee aus heimischen Früchten Mitteleuropas Besserung und Linderung bei Gelenkbeschwerden bringen kann.

Hund, Katze & Co.

als echte Naturarznei

Eine 75 jährige Frau erleidet in ihrer Wohnung einen Schlaganfall. Sie liegt auf dem Teppich, 1 Meter vom Telefon entfernt. Sie ist nicht mehr fähig, jemanden anzurufen. Doch sie ist nicht hilflos. Sie hat ihren treuen 7-jährigen Hund Bello, einen klugen Mischling, den sie aus dem Tierheim zu sich geholt und mit viel Liebe gepflegt hat. Bello spürt, dass Frauchen in Gefahr ist. Er beginnt laut zu bellen. Sein Bellen klingt wie ein Hilferuf und alarmiert die Nachbarn. Sie verständigen die Polizei. Mithilfe des Hausmeisters verschaffen sich die Beamten Zutritt zur Wohnung, entdecken die Frau und alarmieren die Rettung. Wenig später wird die Frau in eine sogenannte Stroke-Ambulanz gebracht, wo erfahrene und speziell ausgebildete Ärzte sofort fachgerecht helfen können. Die Frau wird gerettet und ist nach mehreren Monaten wieder zu Hause. Mit Freudentränen schließt sie ihren Hund in die Arme, der inzwischen bei der Nachbarin Unterkunft gefunden hatte.

Das ist kein Einzelfall. Das passiert sehr oft: Alleinstehende Frauen und Männer bekommen noch rechtzeitig ärztliche Hilfe nach einem Sturz, nach einem Herzinfarkt oder nach einem Schlaganfall, weil der Hund oder die Katze die Nachbarn alarmiert hat. Es ist auch schon häufig passiert, dass eine ganze Familie vor einer Rauchgas-Vergiftung oder vor einem tödlichen Feuer rechtzeitig von ihren Haustieren geweckt und gewarnt wurde.

Ärzte und Psychologen an der weltberühmten amerikanischen Harvard-Universität in Boston haben im Rahmen einer Studie nachgewiesen: Hunde, Katzen, Wellensittiche, Papageien, Hamster, Kaninchen und Fische im Aquarium können in vielen Fällen eine Naturarznei sein:

- Es hat sich gezeigt, dass alleinstehende Patienten nach einem Herzinfarkt ein weitaus geringeres Risiko für einen zweiten Infarkt haben, wenn sie einen Hund oder eine Katze in die Wohnung nehmen. Sie haben damit einen Lebensinhalt, tragen Verantwortung für ein anderes Lebewesen, sind verpflichtet, jeden Tag spazieren zu gehen, und verschaffen sich auf diese Weise gesundheitsfördernde Bewegung. Und sie fühlen sich wohl, sind glücklich.

- Es ist heute in vielen Altenheimen und Krankenhäusern üblich, dass 1-mal die Woche Streicheltiere für 2, 3 Stunden zu den Patienten, die das wünschen, gebracht werden. Allein der Kontakt zu den Tieren beschleunigt die Heilung vieler Krankheiten.

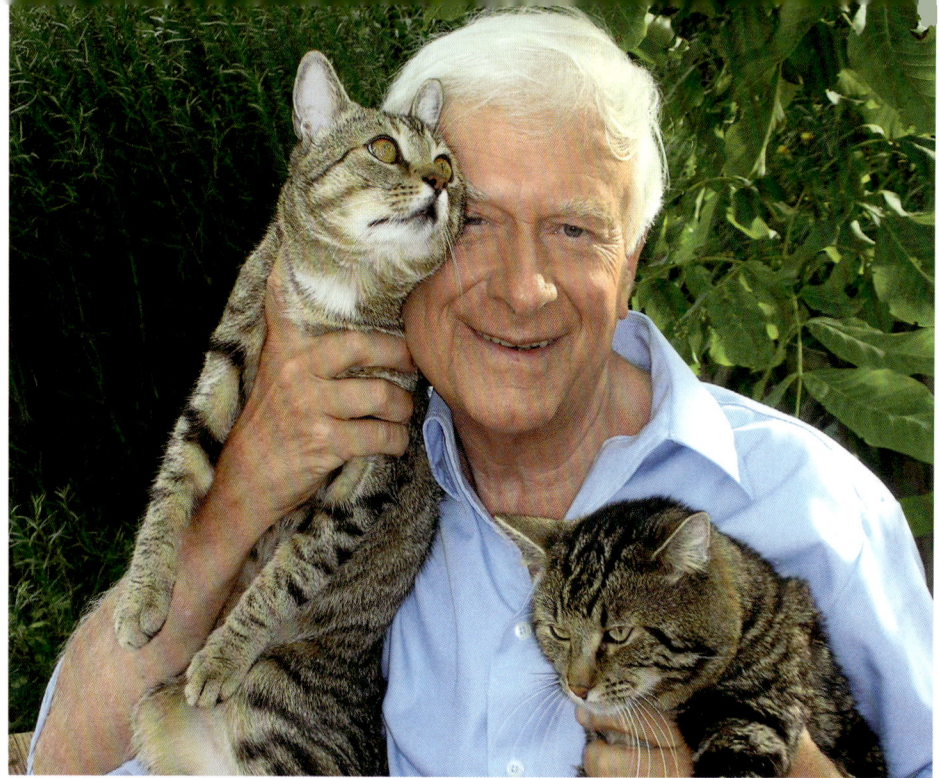

- Männer und Frauen, die beruflich viel Stress haben und daher zu Bluthochdruck und zu erhöhten oder zu hohen Cholesterinwerten neigen, tun gut daran, die Wohnung mit einer Katze oder gar mit zwei Katzen zu teilen. Die schnurrenden Zimmertiger strahlen eine harmonische Ruhe aus und können tatsächlich ein Sinken der Blutdruck- und Cholesterinwerte erzielen. Auch damit werden die Tiere zu einer regelrechten Naturarznei.

- Gestresste Menschen, die ein erhöhtes Risiko für Herzinfarkt, Schlaganfall, für frühzeitige Arteriosklerose sowie für Gastritis haben, treffen eine gute Entscheidung, wenn sie ein Aquarium mit Fischen in ihrer Wohnung aufstellen und abends nach einem arbeitsreichen Tag statt vor dem Fernsehschirm die Zeit mit dem Betrachten ihrer Fische verbringen. Das entspannt und schützt vor Stresserkrankungen.

- Alleinstehende, ältere Menschen, die keine Verwandten haben oder kaum Besuch bekommen und daher auch keine Ansprache haben, können sich vor Vereinsamung schützen, wenn sie einen Wellensittich oder einen Papagei zum Lebensgefährten machen. Sie haben dann einen Ansprechpartner und verlernen nicht das Reden, vor allem dann, wenn der Vogel mit ein paar Wörtern reagieren kann.

Mit Isoflavonen

gegen Wechseljahrbeschwerden

Die Wechseljahre der Frau und die damit verbundenen Probleme sind in der Medizin ein großes Thema geworden. Kein Wunder: Jede zweite Frau über 50 leidet darunter. Namhafte Ärzte und Wissenschaftler sind seit Jahren bemüht, den Betroffenen in dieser schwierigen Zeit zu helfen, mit der ein neuer Lebensabschnitt beginnt.

Jahrhundertelang haben Millionen Frauen still vor sich hin gelitten, weil es für sie keine Therapie gegeben hat. Dann wurde die Hormonersatztherapie entwickelt. Mit synthetischen Hormonen, die der Natur nachempfunden waren. Heute stehen viele Frauen dieser Therapie sehr kritisch gegenüber. Viele vertragen sie nicht und viele haben Angst vor Spätfolgen, die bei wahlloser Überdosierung inzwischen nachgewiesen wurden. Der neue Trend heißt: pflanzliche Wirkstoffe statt Chemie.

Wenn die Frau in die Wechseljahre kommt, geht die Produktion der körpereigenen Hormone zurück. Es treten massive Schwankungen im Hormonspiegel auf. Die Knochendichte nimmt ab. Die Haut verliert an Spannkraft. Es treten Migräne, Kopfschmerzen, Schlafstörungen, depressive Verstimmungen, Schweißausbrüche und andere Störungen auf.

Bestimmte Pflanzen sind mit Stoffen ausgerüstet, die den menschlichen Hormonen in ihrer Struktur ähneln. Dennoch sind es nicht wirklich Hormone. Es handelt sich vielmehr um sekundäre Pflanzenstoffe, die man in der Medizin Isoflavone nennt. Ihre Moleküle sind dem Östrogen der Frau ähnlich. Das hat die Wissenschaftler auf die Idee gebracht, diese Pflanzenstoffe zu nutzen: als alternative Therapie und als Unterstützung der schulmedizinischen Behandlung.

Die Bedeutung der Isoflavone zeigt ein Blick nach Asien. Die Frauen dort leiden während des Klimateriums viel seltener unter Beschwerden. Ein Grund liegt in der pflanzlichen Ernährung mit viel Soja, die reich an Isoflavonen ist. Eine asiatische Frau nimmt im Durchschnitt jeden Tag 40 bis 50 Milligramm, mitunter sogar 200 Milligramm Isoflavone zu sich, eine Frau in Europa nur 5 Milligramm. Die Sojabohne ist eine wertvolle Lieferantin für Isoflavone. Doch auch bei uns wächst eine Pflanze fast auf jeder Wiese, die noch viel mehr dieser wertvollen Stoffe in sich hat. Das ist der Rotklee. Was können nun die Isoflavone in der Sojabohne und im Rotklee? Sie entfalten ihre Wirkung in den Gefäßen, in den Knochen und im zentralen Nervensystem. Die östrogene Wirkung ist etwa tausendfach sanfter als beim Menschen-Hormon Östrogen, das vor allem an der Brust und im Unterleib

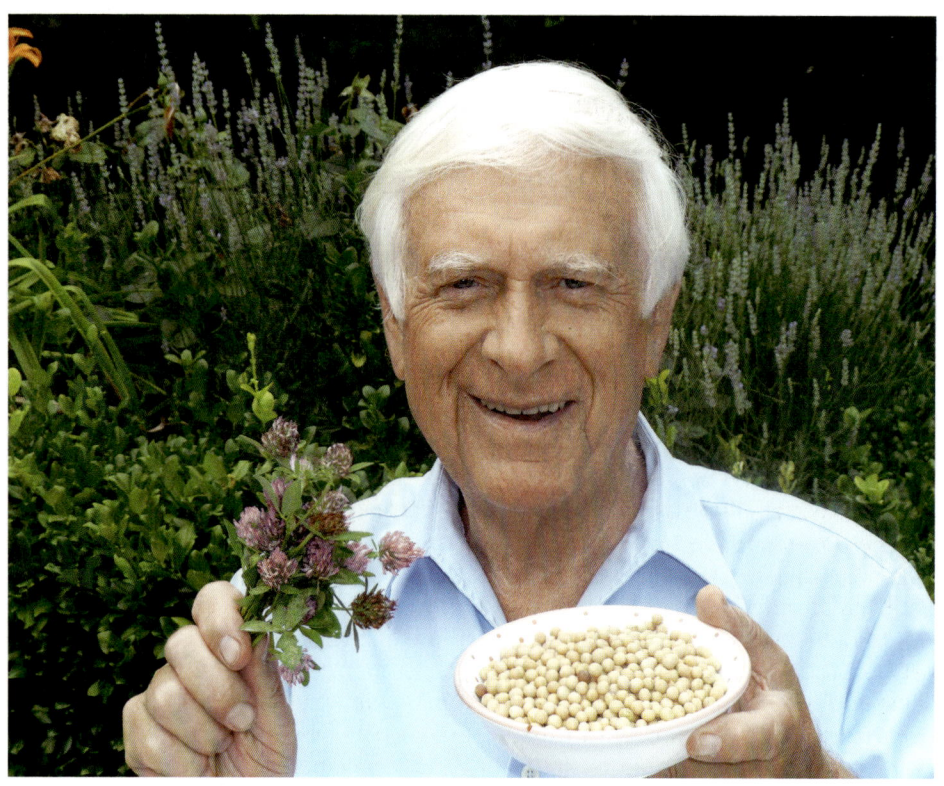

wirkt. Die Isoflavon-Arten in der Sojabohne und im Rotklee sind das Genistein und das Daidzein. Im Rotklee sind es zusätzlich noch Formononetin und Biochanin A.

Diese Substanzen stärken Herz und Kreislauf und helfen der Frau gegen die vielen Wechseljahrbeschwerden wie Hitzewallungen und Schweißausbrüche. Sie verschönern die Haut und senken zu hohe Blutdruck- und Cholesterinwerte.

Die Isoflavone gehören zu den am besten untersuchten pflanzlichen Substanzen. Es gibt über 5.000 Studien. Es wurde auch gezeigt, dass Isoflavone nicht nur sicher sind, sondern sogar einen zellschützenden Effekt auf das Brustgewebe der Frau haben. Somit senken sie

Prof. Bankhofer betont: »Die Isoflavone aus Soja und aus dem Rotklee verhelfen der Frau in den Wechseljahren zu einer besseren Lebensqualität.«

vermutlich das Risiko für Brustkrebs. Es war nun die Idee des österreichischen Arztes und Wissenschaftlers Dr. Friedrich Böhm, erstmals die Isoflavone von Rotklee und Sojabohne mit dem Nachtkerzenöl zu kombinieren. Der Vorteil: Das Nachtkerzenöl verbessert und verstärkt die Aufnahme der Isoflavone und ist gut für die Haut. Die Isoflavon-Mischung aus Rotklee, Soja und Nachtkerzenöl gibt es als Dragees in der Apotheke.

Johanniskraut

ist der »Sonnenschein für die Seele«

Man kennt das Johanniskraut seit Jahrhunderten als Stimmungsaufheller. Schon der große Naturheiler Paracelsus hat es als » Sonnenschein für die Seele« bezeichnet. In den letzten Jahren hat die medizinische Wissenschaft das Johanniskraut schätzen gelernt. Studien an den Universitäten Gießen und Essen haben ergeben: Das hoch dosierte Johanniskraut ist bei leichten und mittelschweren Depressionen genauso wirksam wie ein chemisches Standard-Antidepressivum. Das ist nicht nur für den Betroffenen, sondern auch für die Psychotherapie und für die Psychiatrie von großer Bedeutung.

Was passiert bei einer Depression im Gehirn? Der bekannte Psychiater und Psychotherapeut Prof. Dr. Göran Hajak erklärt: »Eine Depression, wie leicht oder schwer sie auch sein mag, ist eine Krankheit. Eine Stoffwechselstörung im Gehirn. Botenstoffe, die für gute Stimmung und Antrieb zuständig sind, kommen aus dem Gleichgewicht, weil einer der Botenstoffe nicht ausreichend vorhanden ist!«

Die ersten typischen Anzeichen: Traurigkeit, keine Freude am geliebten Hobby, Kopfschmerzen, Antriebslosigkeit, Schlafprobleme, Schwindel, Niedergeschlagenheit, Magen-Darm-Beschwerden, Libidoprobleme. Die Depression zeigt sich besonders am Morgen. Da ist oft die Angst vor den Aufgaben des bevorstehenden Tages. Im Kampf gegen die Depression hat sich das Johanniskraut sehr bewährt. Die moderne Psychiatrie und Psychotherapie schätzen das Johanniskraut sehr, weil es sich von der Kräutermedizin zum gut erforschten Arzneimittel entwickelt hat.

Aus zahllosen Studien weiß man, dass Johanniskraut die Anreicherung von Botenstoffen für positives Denken und einen besseren Antrieb im Gehirn fördert, stimmungsaufhellend und aktivierend wirkt. Die Studie an der Universität Essen hat ergeben: Der hoch dosierte Extrakt aus dem Saft der Blütenblätter des Johanniskrauts wirkt wie ein Antidepressivum, aber ohne dessen Nebenwirkungen. Während im Haushalt nach wie vor Johanniskrauttee bei schlechter, trauriger Stimmung getrunken wird, setzt die Medizin auf hoch dosierte Gaben des Johanniskraut-Extraktes aus kontrolliertem Anbau in höchster Qualität mit einer Tagesdosis von 900 Milligramm.

Warum die hohe Dosierung? Dazu Prof. Dr. Göran Hajak: »Nur so kann eine gute Wirkung garantiert werden. Nur so kann das Zusammenspiel der Johanniskraut-Wirkstoffe Hypericin, Hyperforin mit den vielen Flavonoiden funktionieren.« Zusätzlich aber ist es sinnvoll, bestimmte Lebensstil-Maßnahmen

J

zu setzen: Yoga, autogenes Training, Radfahren, Wandern, Schwimmen sowie ein exakt geplanter Tagesablauf.

Der Autor des Buches mitten in einem blühenden Johanniskraut-Feld. Das Foto, das schon etliche Jahre alt ist, ist der Beweis: Prof. Bankhofer war einer der ersten Medizinjournalisten, der über die Bedeutung des Johanniskrauts berichtet hat.

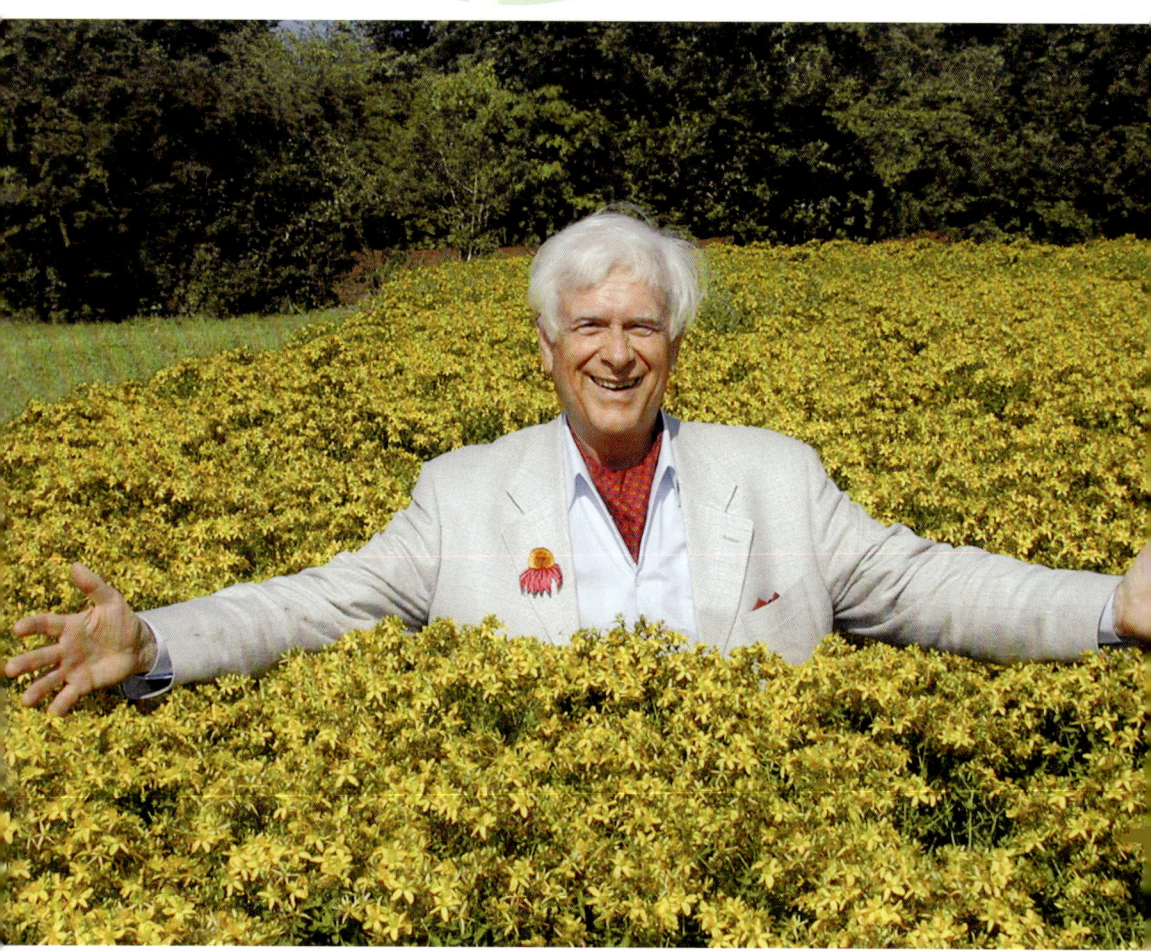

Maca-Wurzelknolle

versorgt uns mit ungeahnter Energie

Es ist ein durchaus legitimer Wunsch. Jeder von uns möchte so lange wie möglich gesund, fit und vital bleiben, möchte – beruflich und privat – erfolgreich durch den Tag gehen. Dazu aber ist vor allem eines notwendig: eine entsprechende Energie, die einem von morgens bis abends Schwung gibt. Und es gibt viele, die sich oft schon am Morgen, aber auch an heißen, verregneten oder extrem kalten Tagen im Laufe des Jahres zaghaft fragen: »Woher kriege ich die Energie, die mir so oft fehlt?« Die Kinesiologin und Peru-Forscherin Gerda Kraxner-Güssing sagt: »Diese Energie liefert uns die Maca-Wurzelknolle, die schon vor 2.000 Jahren von den Inkas im peruanischen Anden-Gebirge in Südamerika kultiviert wurde.« Und damit erhebt die Peru-Expertin die uralte, traditionelle Maca-Wurzelknolle, die ein Lebensmittel ist, in den Stand einer modernen, neuen Naturarznei.

Im Gespräch mit Gerda Kraxner-Güssing, die in Österreich lebt, aber in regelmäßigen Abständen nach Peru reist, spürt man deutlich: Es liegt ihr sehr am Herzen, die umfassende Wirkung der Inka-Maca-Wurzelknolle ins rechte Licht rücken zu können. Sie sagt: »Vor 20 Jahren haben wir in Europa erstmals von der Maca-Wurzelknolle gehört. Doch damals hat man ihr keinen guten Dienst erwiesen. Sie ist

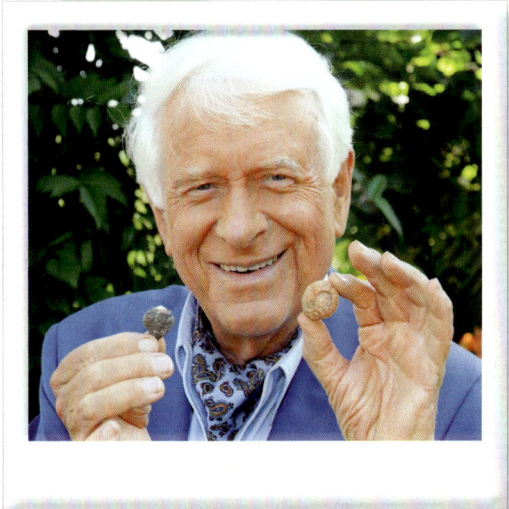

Prof. Bankhofer zeigt, wie die Maca-Wurzelknolle aus dem Reich der Inkas aussieht.

einzig und allein als Potenzmittel für den Mann propagiert worden. Sie wurde so mit Augenzwinkern weiterempfohlen. Sie kann aber viel, viel mehr. Und ist damit für so viele Situationen im Leben hilfreich. Das ist die neue Botschaft rund um die faszinierende Wurzelknolle aus dem Inka-Reich.«

Heute weiß man aus zahllosen wissenschaftlichen Arbeiten, wie breit das Wirkspektrum der Maca-Wurzelknolle wirklich ist: Sie gibt uns Kraft für den Alltag, hilft der Frau in den Wechseljahren

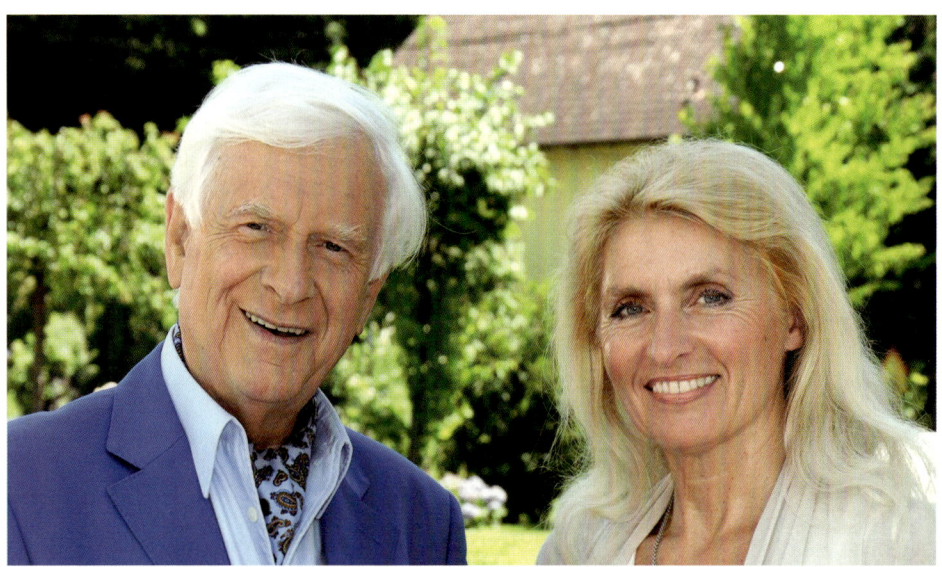

Prof. Bankhofer im Gespräch mit der Maca-Forscherin Gerda Kraxner-Güssing:
»Die Wurzelknolle gibt speziell im Alter neue Energie und erstaunliche Durchhaltekraft.«

gegen die vielen typischen Beschwerden, besiegt Ermüdungs- und Erschöpfungszustände, kann Angstzustände und Beklemmungsgefühle besiegen. Die Maca-Wurzelknolle der Inkas hat einen positiven Einfluss auf den Blutdruck sowie auf den Blutzucker, gleicht den Eisengehalt im Blut aus, schafft allgemeines Wohlbefinden und hilft, Stress abzubauen.

Die Maca-Pflanze wächst ausschließlich unter extremen Bedingungen in den peruanischen Anden in Höhenlagen von 3.500 Metern. Sie wird bis zu 20 Zentimeter hoch. Das Grüne über der Erde wird von den Bauern in Peru als Gemüse zubereitet. Das Wichtigste aber sind die Wurzelknollen, die unter den extremen Wetterbedingungen besonders viele Wirkstoffe in sich aufbauen, die wir Menschen nutzen können.

Die Maca-Wurzelknolle ist reich an B-Vitaminen, Vitamin C, an den Mineralstoffen Kalium, Kalzium und Magnesium sowie an den Spurenelementen Zink, Eisen und Mangan. In einem idealen Verhältnis zueinander sind in der Wurzel die Fettstoffe Omega 9, Omega 6, Omega 3, Palmitin- und Stearinsäure. Das Besondere an den Maca-Wurzelknollen ist die Tatsache, dass sie nahezu alle Aminosäuren enthalten, die der Mensch braucht, um jung, fit und vital zu bleiben. Die Maca-Wurzelknollen gibt es in verschiedenen Farben. Zur Herstellung des Inka-Maca-Pulvers sollten alle Farben verarbeitet werden. Das ist das Geheimnis, warum das Pulver im Endeffekt so viele Aminosäuren liefert und so eine starke Power darstellt.

Die Maca-Forscherin Gerda Kraxner-Güssing kontrolliert sehr oft den Anbau, die Ernte und die Verarbeitung der Wurzeln in den Anden: »Die Wurzelknollen werden auch heute noch wie zur Zeit der Inka-Kultur per Hand geerntet, sorgsam und schonend in der Sonne getrocknet und dann zu Pulver verarbeitet.«

Die Erfahrung der peruanischen Bauern zeigt: Wer den ganzen Tag mit der notwendigen Energie und auch mit guter Laune versorgt sein möchte, der sollte 10 Gramm – etwa einen gehäuften Esslöffel – von dem Maca-Mehl aus den getrockneten Wurzelknollen zu sich nehmen. Am besten, man verrührt das Pulver in einen Obst- oder Gemüsesaft, in einen kleinen Becher Naturjoghurt, kann es aber auch in Reisgerichten, im Müsli, in der Suppe oder in Soßen konsumieren. Ja, es gibt sogar dunkle Inka-Maca-Zartbitterschokolade und Inka-Maca-Toffees in manchen Apotheken.

Gerda Kraxner-Güssing räumt natürlich auch ein: »Selbstverständlich fördert die Inka-Maca-Wurzelknolle die Libido von Frauen und Männern. Beide werden durch die Wurzelknolle mit neuer erotischer Kraft ausgestattet. Dazu gibt es heute eine Reihe von interessanten Studien. Doch war es vor Jahren ungerecht und auch nicht richtig, die Maca-Wurzelknolle ausschließlich mit Sex in Verbindung zu bringen. Sie ist zum Beispiel auch für Frauen während der Wechseljahre enorm wertvoll, um die Lebensqualität zu verbessern.«

Das Pulver der Inka-Maca-Wurzelknollen, die Inka-Maca-Energie-Schokolade und die Toffees gibt es in der Apotheke und im Reformhaus. Viele, die sich oft müde und abgeschlagen fühlen, können nach einer mehrwöchigen Inka-Maca-Kur wieder richtig durchstarten.

Mangostan-Frucht
und ihre faszinierenden Kräfte

Für eine Vielzahl von Krankheiten und gesundheitlichen Problemen sind zwei große Bedrohungen im Körper verantwortlich: Entzündungen und hochaggressive Schadstoffe aus der Umwelt sowie aus dem körpereigenen Stoffwechselgeschehen, auch freie Radikale genannt. Freie Radikale: Das sind Molekül-Trümmer, denen ein Elektron fehlt. Sie suchen wie verrückt

danach. Und dabei greifen sie unsere Körperzellen an, machen uns krank und leiten ein vorzeitiges Altern ein.

Die Natur stellt uns Waffen zur Verfügung, mit denen wir dagegen ankämpfen können. Das sind die sogenannten Antioxidantien. Dazu gehören Vitamine, Mineralstoffe, Spurenelemente, Bioaktivstoffe und hier wieder ganz speziell

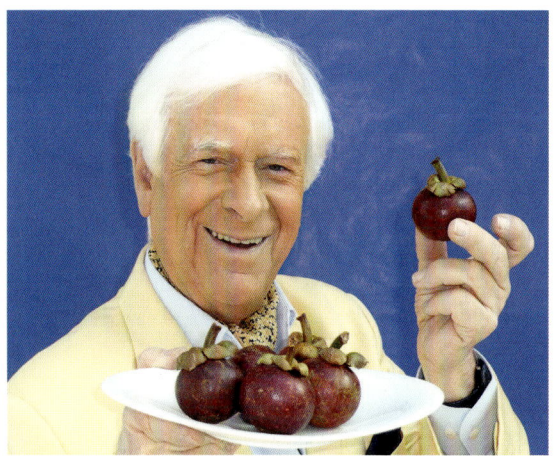

Prof. Bankhofer ist seit Jahren ein Fan der Mangostan-Frucht und des Saftes, der daraus gewonnen wird.

die Xanthone. Sie sind am wirksamsten, wenn sie in der Natur in einer harmonischen Kombination vorhanden sind. Und da gibt es eine Frucht, die in dieser Hinsicht eine Spitzenposition einnimmt. Das ist die Mangostan. Sie gehörte in unseren Breiten zweifelsohne zu den führenden modernen Naturarzneien.

Sie stammt ursprünglich aus Asien, ist aber in den letzten 150 Jahren auch in Afrika, der Karibik, in Australien und Südamerika verbreitet worden. Die Frucht wächst an einem immergrünen Laubbaum, der weit über 100 Jahre alt werden kann, nur langsam wächst und der keine Temperaturen unter 4 Grad Celsius und über 38 Grad verträgt. Die erste große Ernte kann erst nach 20 Jahren vorgenommen werden. Dann kann ein einziger Mangostan-Baum allerdings bis zu 5.000 Früchte tragen.

In der Volksheilkunde von Thailand, Malaysia, Indien, Vietnam, China und den Philippinen werden die Heilkräfte der

Mangostan-Frucht seit Generationen für die Gesundheit genutzt. Und zwar bei Wunden, bei Malaria, Tuberkulose und anderen Infektionen. Ebenso weiß man in Asien seit langer Zeit, dass in der Mangostan-Frucht entzündungs- und schmerzhemmende Eigenschaften stecken, die gegen Hauterkrankungen genutzt werden.

Berichte aus China bezeichnen die Mangostan-Frucht als bestes Naturmittel gegen Entzündungen der Mundschleimhaut, der Atemwege, von Hals, Nasen und Rachen sowie der Blase. Die Mangostan-Frucht wird in Asien auch bei Durchfall und Darmproblemen eingesetzt.

Im karibischen Raum bereitet man aus der Mangostan-Frucht einen Tee gegen Müdigkeit, gegen Unwohlsein und als Stärkungsmittel zu. Auf den Philippinen senkt man damit zu hohes Fieber. Gegen Bauchschmerzen schneidet man die reifen Früchte in Stücke und legt sie auf die schmerzenden Stellen auf.

Interessant ist, dass der Mangostan-Baum und seine Früchte ganz und gar ohne Schädlingsbekämpfungsmittel auskommen. Das beweist, dass die Pflanze über einen äußerst starken Abwehrmechanismus verfügt. Die Früchte sind reich an starken bioaktiven Substanzen, mit denen sie erfolgreich und zuverlässig Krankheitserreger und Schädlinge bekämpfen kann. Und das können wir Menschen uns zunutze machen.

So ist die Mangostan-Frucht in den letzten Jahren aufgrund ihrer hohen Konzentration an Xanthonen, einer besonders leistungsstarken Gruppe von Polyphenol-

Schutz-Substanzen, ins Interesse vieler Wissenschaftler gerückt. Man weiß: Die Mangostan-Frucht ist weltweit die reichste Quelle für natürliche Xanthone.

Und was können diese Xanthone? Sie wirken gegen Viren, Bakterien, Pilze, Mikroben und können daher das Risiko für Geschwüre, Tumore, Allergien und Leberschäden senken. Besonders interessant sind die entzündungshemmenden Eigenschaften der Mangostan-Frucht, weil man damit rheumatische Erkrankungen sowie Gelenkschmerzen lindern kann. Eine der wichtigsten Eigenschaften in der heutigen Zeit ist zweifelsohne die Stärkung der Immunkraft.

Die beste Möglichkeit, die heilenden Kräfte der Mangostan-Frucht einzusetzen, ist die flüssige Form: Mangostan

Gold. Man kann sagen: Der Saft aus der Mangostan-Frucht ist ein flüssiges Breitband-Antioxidans aus der Natur, das uns vor freien Radikalen schützt, die uns frühzeitig alt und krank machen. Aus praktischer Erfahrung macht es Sinn, den Mangostansaft mit anderen Naturkräften zu kombinieren wie zum Beispiel mit dem Saft der Acai-Frucht, der Aronia-Beere, der Goji-Beere und verschiedenen Pflanzenextrakten. Das rundet den Geschmack ab und verstärkt die Wirkung der Xanthone.

Mangostan Gold, der Saft aus der Mangostan-Frucht, ist für Tausende Menschen in unseren Regionen nicht nur zu einer neuen Naturarznei geworden. Man bezeichnet sie sogar als Elixier des 21. Jahrhunderts.

Eine gute Matratze

– so wertvoll wie ein Medikament
ohne Nebenwirkungen

Kann man eine Matratze mit Überzeugung als moderne Naturarznei bezeichnen? Natürlich. Schauen wir uns doch zuerst einmal an, welchen gesundheitlichen Schaden eine alte, durchgelegene, schlechte Matratze anrichten kann. Wer nachts schlecht liegt und daher nicht tief und ungestört schlafen kann, der hat einen erheblichen Verlust an Lebensqualität und ist der Statistik nach 5-mal häufiger

in Arbeits-, Verkehrs- und Haushaltsunfälle verwickelt als jene mit guter Nachtruhe. Schlafstörungen können zu Bluthochdruck, Herz-Kreislauf-Erkrankungen, Magen- und Darmproblemen, zu Erschöpfung und depressiven Zuständen führen. Falsche Liegepositionen im Bett können Gelenkschmerzen verstärken, Bandscheibenschäden, Rücken- oder Kreuzschmerzen verursachen. Nicht nur ältere Menschen sind davon betroffen. Der Anteil der 19- bis 25-Jährigen mit diesem Problem liegt bereits bei 25 Prozent.

Leider werden die Schlafprobleme oft viel zu spät erkannt, weil sehr oft zuerst die Folgesymptome bekämpft werden und nicht das gestörte Schlafverhalten. Das ist nicht immer leicht,

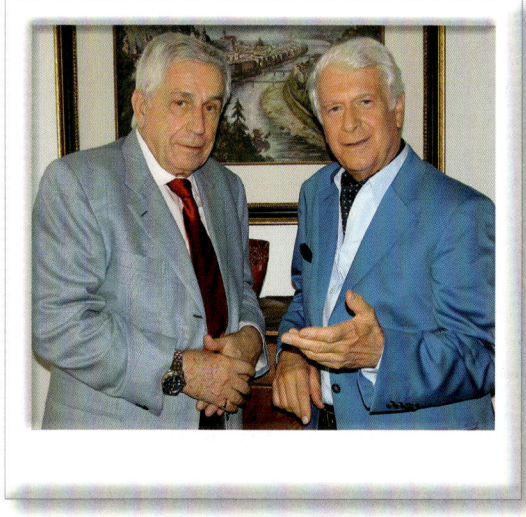

Prof. Bankhofer im Gespräch mit Hans-Gerd Wernicke, der gemeinsam mit erfahrenen Ärzten im Rahmen der Salzburger Wenatex-Forschung dem Thema »Gesundheit und Matratze« eine überaus hohe Bedeutung gegeben hat.

denn die Medizin unterscheidet mehr als 80 Formen von Schlafstörungen. Die häufigste ist die Durchschlafstörung.

Das Hauptproblem dabei: Die meisten greifen, ohne vorher mit einem Arzt zu sprechen, zu starken Schlaftabletten mit erheblichen Nebenwirkungen. Es wäre sinnvoller, wenn die Betroffenen zuerst überlegen würden, was denn schuld an den Schlafproblemen sein könnte. Es sind nämlich oft ganz banale Ursachen, die sehr einfach aus der Welt zu schaffen sind. Oft kann man das Problem mit einer hochwertigen Matratze, am besten mit einem kompletten Schlafsystem lösen, das allen orthopädischen und gesundheitlichen Ansprüchen gerecht wird und das Körper und Seele ein Wohlfühl-Gefühl vermittelt.

Im Alltag bedeutet das: Wenn jemand Probleme mit dem Einschlafen und dem Durchschlafen hat, wenn jemand jeden Morgen wie gerädert erwacht und den ganzen Tag an den Folgen der schlechten Nacht leidet, dann muss er zuerst zum Arzt. Wenn sich bei einer gründlichen Untersuchung herausstellt, dass keine medizinische Begründung für die schlechte Schlafqualität vorhanden ist, dann muss man dringend daran denken, ob man nicht eine neue Matratze oder am besten gleich ein neues Schlafsystem kaufen sollte.

Der Mensch verbringt ein Drittel seines Lebens nachts im Bett. Das beweist, wie wichtig der Schlaf für unsere Gesundheit und unsere Regeneration ist. Es ist daher wichtig, dass man beim Kauf eines Bettes, einer Matratze oder eines kompletten Schlafsystems genaue Informationen einholt, dass man sich Zeit für eine Schlafberatung nimmt. Diese Meinung vertreten auch viele Ärzte, vor allem jene, die sich mit der Ganzheitsmedizin befassen.

Man muss daher beim Kauf einer Matratze ganz bestimmte Maßnahmen beachten. Es ist hinlänglich bekannt: Man sollte aus gesundheitlichen und hygienischen Gründen alle 5 bis 7 Jahre eine neue Matratze anschaffen. Dabei werden aber viele Fehler gemacht:

- Man kann und darf so eine wichtige Entscheidung nicht zwischendurch erledigen. Wer abgehetzt und noch von Stress belastet eine Matratze kaufen will, kann nicht optimal entscheiden: Er wird in dieser Situation bei einem Probeliegen die Matratze immer als angenehm empfinden. Die Enttäuschung kommt dann zu Hause.

- Für den Kauf einer Matratze sollte man sich 2 bis 3 Stunden Zeit nehmen, um sich mit allen Details vertraut zu machen. Ideal wäre die Entscheidung in einer vertrauten Umgebung, etwa zu Hause.

- Viele überprüfen mit der Hand, ob die Matratze hart oder weich genug ist. Man kann auf diese Weise niemals den Liege-Komfort erkennen.

- Kaufen Sie niemals eine Matratze über das Internet. Da kann man böse Überraschungen erleben. Für eine hochwertige Matratze muss es ein persönliches Beratergespräch geben.

Ein wichtiger Aspekt beim Kauf einer Matratze ist das Basismaterial. Es gibt da vier Hauptkategorien: Schaumstoff, Latex, Federkern und Naturmaterialien wie zum Beispiel Stroh, Kokos oder Rosshaar. Das derzeit gängigste und beliebteste Material für qualitativ hochwertige Matratzen ist Kaltschaum.

Kein Wunder: Kaltschaum kann individuell bearbeitet werden. Das ist wichtig, weil auf einem Matratzenkern verschiedene Zonen geschaffen werden müssen: für den Kopf, für die Schultern, für das Becken. Diese Zonen werden durch verschiedene Einschnitt-Tiefen erzeugt. Man nennt das die Ergonomie der Matratze. Die Schulterzone muss weich sein, damit die Schulter beim Schlafen in Seitenlage gut einsinken kann. Die Beckenzone muss stabil und fest sein. Sie muss das Becken stützen, da es beim Liegen der schwerste Teil ist. Beim Schlafen in Rückenlage muss die natürliche Krümmung der Wirbelsäule gestützt werden. Beim Kaltschaum kann man wunderbar die Oberflächenstruktur der Matratze – den Härtegrad und damit die Einsink-Tiefe – verändern. Eine feine Auflösung mit tiefen Einschnitten ergibt eine weiche Zone, eine großflächige Auflösung mit geringen Einschnitten ergibt eine feste Zone.

Die Frage ist nun für den Laien, der eine Matratze kaufen möchte: Was muss der Schlafberater dazu alles wissen? Wann ist eine Schlafberatung seriös? Matratzen haben eine bestimmte Härte, die in Newton oder Kilopascal angegeben wird. Bei guten Matratzen und einer guten Schlafberatung muss eine Newton-Angabe vorhanden sein. Dann kann man nach dem Liegebedürfnis und der

Körperstatur die entsprechende Matratze auswählen. Der Schlafberater muss aber auch bestätigen können, dass die Matratze optimal atmungsaktiv ist, weil der Körper nachts viel Feuchtigkeit abgibt.

Zum Thema Schlafsystem ist zu sagen: Wer seinen Bandscheiben und seiner Wirbelsäule etwas Gutes tun möchte, der sollte auch einen Betteinsatz mit einer aufgelösten Oberfläche kaufen, der mit der Matratze harmoniert, der alle Eigenschaften der Matratze unterstützt und mitträgt. Aber auch das Kopfkissen und eine leichte Zudecke müssen dazu passen. Und der Matratzenbezug sollte abnehm- und waschbar sein.

All das sind wichtige Kriterien für einen guten, erholsamen und regenerierenden Schlaf im Interesse der Gesundheit und des Wohlfühlens, wie ich sie zum Beispiel bei der Wenatex-Forschung in Salzburg mehrfach erlebt habe. Denken Sie immer daran: Nahezu jeder dritte Mitteleuropäer hat Probleme mit dem Schlaf. Das kann im Laufe der Zeit verheerende Folgen für die Gesundheit bringen. Und sehr oft ist das Problem mit der »Naturarznei Matratze« zu lösen.

Prof. Hademar Bankhofer betont: »Hinter einem erfolgreichen Tag steckt sehr oft eine qualitativ hochwertige Matratze.«

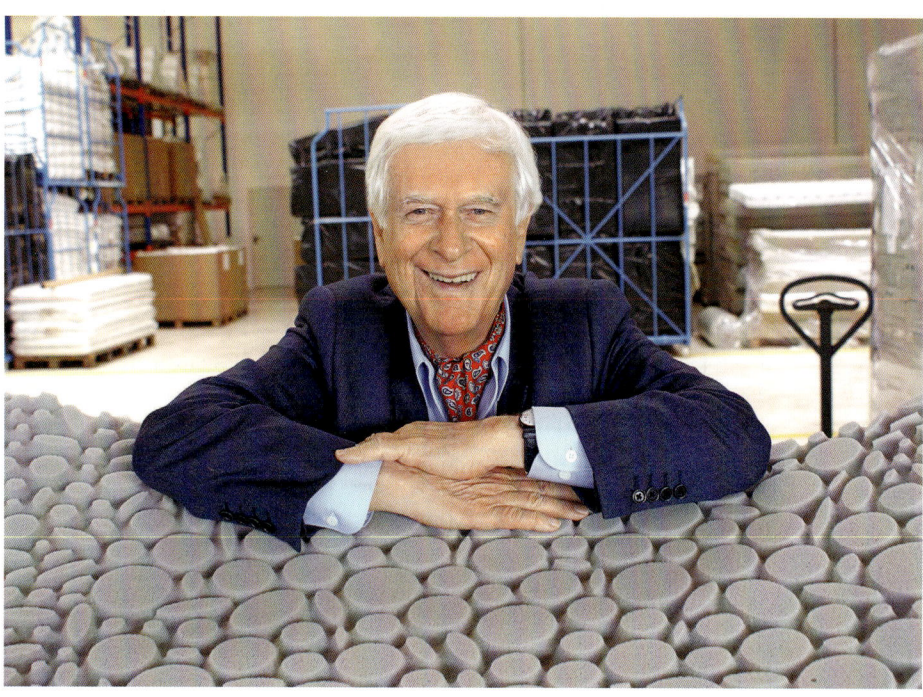

Passionsblume

gegen Stress und totale Erschöpfung

Beim Wort »Stress« denkt jeder von uns sofort an etwas Negatives. Dabei muss man gerechterweise unterscheiden: Es gibt guten und schädlichen Stress. Der gute – der Eustress – ist für uns lebenswichtig. Er ist unser Motor, fördert den Ehrgeiz und die Kreativität. Ohne diesen guten Stress könnten wir nichts leisten. Der schädliche Stress – auch Distress genannt – tritt dann ein, wenn uns das, was wir machen oder machen müssen, einfach zu viel wird, wenn wir alles als Belastung empfinden. Und genau dieser Stress bedroht unsere Gesundheit und unser Leben. Er wird für viele von uns jeden Tag zur Belastung für Körper, Geist und Seele.

Wie sieht denn heutzutage die Stresssituation im Beruf aus? Ständig läutet das Mobiltelefon, auf dem wir jederzeit erreichbar sind. Es kommen unentwegt E-Mails, die so schnell wie möglich beantwortet werden müssen. Den ganzen Tag gibt es Hektik, Unruhe und Anspannung. Der Leistungsdruck wird für viele Menschen in jedem Alter unerträglich.

Aber auch privat gerät man sehr schnell in eine Stress-Falle: durch Probleme in der Partnerschaft, durch finanzielle Belastungen, durch Ärger, Kränkungen und Streit mit den Nachbarn.

Die Weltgesundheitsorganisation (WHO) hat den negativen Stress zur größten Gefahr des 21. Jahrhunderts für unsere Gesundheit erklärt. Wissenschaftler haben nachgewiesen: Stress ist weitaus gefährlicher, als man angenommen hat. Er kann zu Herzinfarkt, Depressionen, zu Schlafstörungen und Diabetes führen. Und was jeden unmittelbar betrifft: Das Immunsystem wird geschwächt. Man ist extrem infektanfällig.

Ein ernsthaftes Alarmzeichen ist das sogenannte Burn-out-Syndrom: Man fühlt sich kaputt, ausgebrannt und kraftlos. Lebensfreude, Arbeitslust und Energie schwinden. Man kann nicht mehr abschalten. Man leidet unter – gesteigerter Nervosität, unter Ängsten, depressiver Stimmung. Es kommt zu körperlicher und geistiger Erschöpfung. Sie haben das sicher selbst schon erlebt: Sie haben beruflich oder privat so viel zu tun, dass Ihre Nerven blank liegen. Man ist dann nämlich obendrein im Rücken und Nacken total verspannt, hat oft Atemnot, fühlt sich elend und hat nachts nervöse Schlafstörungen. Man ist an einem Punkt angekommen, an dem man denkt: »Ich kann nicht mehr. Ich bin total fertig!«

In dieser Situation ist es gefährlich, zu chemischen Beruhigungsmitteln zu greifen. Es gibt aber eine faszinierende hochwirksame Naturkraft gegen Stressüberlastung und gegen Burn-out, die einem hilft, aus dem Tief herauszukommen:

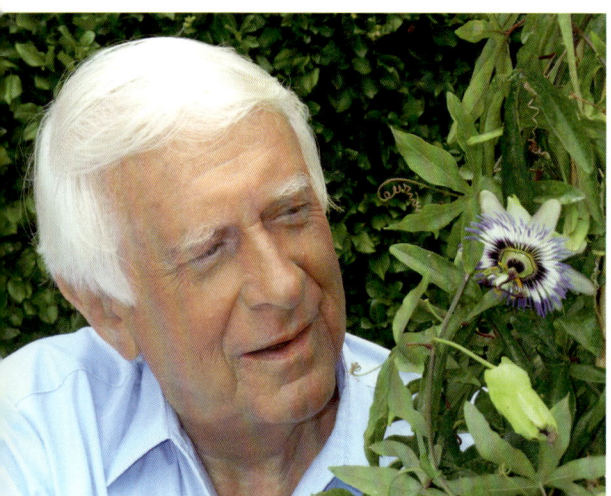

*Prof. Hademar Bankhofer: »Die Passions-
blume mit ihren wunderbaren
aufbauenden Kräften ist für die heutige,
moderne Zeit mit ihren Stressbelastungen
wie geschaffen!«*

Die Kräfte der Passionsblume lassen
den GABA-Filter, der durch Stress und
Burn-out-Syndrom in seiner Funktion
gestört ist, wieder optimal arbeiten.

Neue Studien zeigen: Der hoch dosierte Extrakt aus der Passionsblume ist ein
effektiver Schutz vor Stressbelastung und
Burn-out. Man kann damit die Nerven
beruhigen, die Seele entspannen, die
Stimmung verbessern und nervös beding-
te Schlafstörungen erfolgreich bekämpfen. Die Erfahrung zeigt, dass es auch zu
einer deutlichen Muskelentspannung im
Nacken- und Rückenbereich kommt, wo
sich der Stress manifestiert. Und das alles
schafft die Passionsblume, ohne dass
der Betreffende tagsüber müde wird.

Entscheidend für die verblüffende
Wirkung ist, dass man den Extrakt aus der
Heilpflanze hoch dosiert einnimmt: Um einen erfolgreichen Kampf gegen Stressbelastung und gegen das Burn-out-Syndrom
zu ermöglichen, wurde ein hoch dosiertes
modernes Arzneimittel aus der Passionsblume entwickelt. Man nimmt längere Zeit
im Laufe des Tages 2 bis 3 Dragees zu
je 425 Milligramm Passionsblumen-
Extrakt aus der Apotheke. Da die Wirkung
dieser Naturkraft oft erst nach Tagen
eintritt, muss man Geduld haben. Nur
mit einer längerfristigen Einnahme kann
man eine optimale Wirkung erzielen.

Es ist die Passionsblume mit ihren großen,
violetten Blüten an dünnen, langen Klet-
terranken. Sie wird seit Jahrhunderten in
Nord-, Mittel- und Südamerika als Beruhi-
gungs- und sanftes Schlafmittel eingesetzt.

Im Jahr 2011 ist die Passionsblume an
der Universität Würzburg zur Arzneipflanze des Jahres gewählt worden, weil
ihre Wirkung für die moderne Zeit wie
geschaffen ist und weil sie eine lange
Medizin-Historie aufzuweisen hat.

Die Passionsblume ist reich an Flavonoiden. Diese Wirkstoffe haben einen direkten
Einfluss auf den GABA-Stoffwechsel des
Gehirns. Das muss man sich so vorstellen:
Das Gehirn hat einen Filter, der gegen
Reizüberflutung schützt. Es ist der GABA-
Filter, der aus Gamma-Amino-Buttersäure
besteht. Wenn wir geistig überfordert
sind, filtern GABA-Neuronen die aufgenommenen Wahrnehmungen, damit
das lymbische System des Gehirns nicht
überfordert wird. Doch diese Filterfunk-
tion hat nur eine begrenzte Kapazität.

Die Pfefferminze

wird heute innerlich und äußerlich eingesetzt

Die Pfefferminze ist eine allseits bekannte und beliebte Heilpflanze, die vielseitig für die Gesundheit eingesetzt werden kann, die in der Naturmedizin eine alte Tradition hat, aber auch in der modernen Medizin mit Erfolg angewendet wird. Es gibt rund 30 Minz-Arten. Sie haben aber bloß in der Küche Bedeutung. Für die Gesundheit setzt man nur die Pfefferminze ein. Und da gibt es drei Arten: die Edel-Pfefferminze, die Tee-Pfefferminze, die man schon 1.000 vor Christi Geburt in Ägypten kannte und die englische Pfefferminze, die erst im Jahr 1696 in der britischen Grafschaft Surrey entdeckt wurde. Alle diese Pfefferminz-Arten sind reich an Gerbstoffen, Bitterstoffen und an ätherischen Ölen wie Eukalyptol, Limonen und Menthen, vor allem aber Menthol, das der Pfefferminze seinen typischen Geruch und Geschmack gibt. Dieses Menthol ist aber auch der Grund, warum viele Menschen mit sensiblem Magen und vor allem Kinder die Pfefferminze nicht vertragen.

Man kann mit Pfefferminze einiges für die Gesundheit tun: Die Speichelproduktion und die Produktion der Magensäure werden aktiviert. Blähungen und Völlegefühl werden bekämpft. Die Gallenproduktion und der Gallenfluss werden gefördert. Durch eine Reihe von Flavonoiden wirkt die Pfefferminze krampflösend. Bakterien im Darm werden bekämpft.

Die Pfefferminze lässt sich ideal innerlich und äußerlich anwenden. Hier die Möglichkeiten der inneren Anwendung:

- Gegen Völlegefühl, Blähungen und Magenschmerzen trinkt man Pfefferminztee. Wenn man getrocknete Blätter aus der Apotheke, der Drogerie oder aus dem Reformhaus zur Verfügung hat, überbrüht man 1 gehäuften Esslöffel mit einem ¼ Liter kochenden Wasser, lässt sie 8 bis 10 Minuten zugedeckt ziehen. Dann absieben, lauwarm und ungesüßt trinken. Bei frischen Blättern schneidet man pro Tasse 4 bis 5 Pfefferminzblätter nach gründlichem Waschen klein und übergießt mit einem ¼ Liter kochenden Wasser, zählt bis 20, gießt das erste Wasser ab und überbrüht sofort mit einem ¼ Liter neuen kochendem Wasser und lässt nun 2 Minuten ziehen, dann durchseihen. Dieser Tee schmeckt nicht bitter, ist bekömmlicher. Man bereitet ihn so in den arabischen Ländern zu.

Und so kann man die Pfefferminze äußerlich anwenden:

- Es fördert den Schlaf, wenn Sie einen kleinen Leinensack mit getrockneten

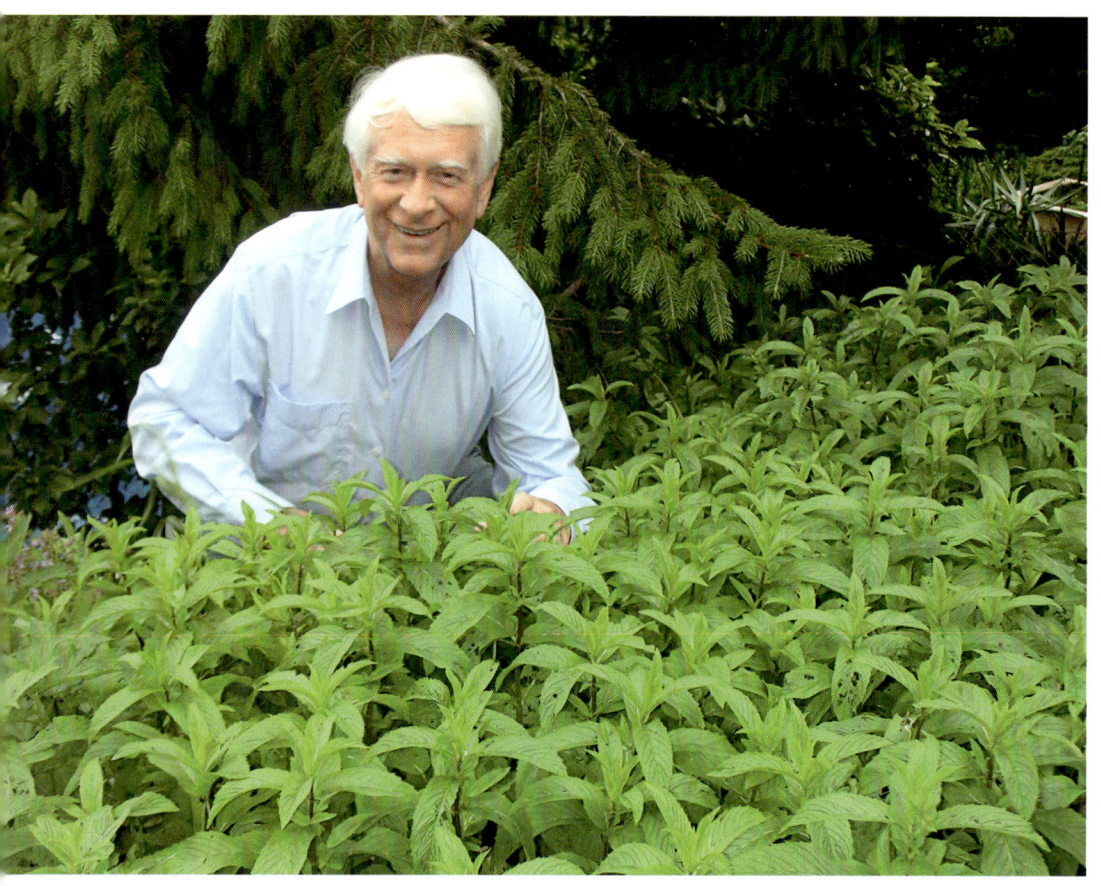

Prof. Bankhofer in seinem Garten am großen Pfefferminzbeet.

Pfefferminzeblättern füllen und neben das Kopfkissen legen.

• Die Pfefferminze wird aber auch sehr erfolgreich gegen Spannungskopf-schmerz eingesetzt. Prof. Dr. Hartmut Göebel von der Universität Kiel hat im Rahmen einer Studie, die vom

Wissenschaftsministerium unter-stützt wurde, exakt nachgewiesen: Wenn man bei Kopfschmerzen Stirn, Schläfen und Nacken mit 10- prozenti-gem Pfefferminzöl aus der Apotheke einreibt, erzielt man nach etwa 15 Minuten dieselbe Wirkung wie mit einem starken herkömmlichen Kopf-schmerzmittel, allerdings ohne dessen Nebenwirkungen. Dadurch hat sich die Pfefferminze zu einer modernen, neuen Naturarznei entwickelt.

Radfahren:
ein optimaler Schutz vor Diabetes und Bluthochdruck

Deutschlandweit gibt es etwa 70 Millionen Fahrräder. Man fährt damit zur Arbeit. Man fährt zum Einkaufen. Doch am meisten wird das Fahrrad für Ausflüge und längere Radtouren eingesetzt. Das sind beeindruckende und interessante Zahlen, die man von Siegfried Neuberger, dem Geschäftsführer des Deutschen Zweirad Industrie Verbandes e. V. erfährt. Das beweist nämlich: Die Menschen – und zwar in jedem Alter – fühlen sich auf dem Fahrradsattel wohl. Und das wieder bedeutet: Das tut Körper, Geist und Seele gut. Und damit der Gesundheit. Damit ist im Grunde genommen schon bewiesen, dass man das Radfahren mit Recht auch als Naturarznei bezeichnen kann. Dafür gibt es Zahlen und Fakten, die man von Sportmedizinern einholen kann.

Jeder, der regelmäßig und mit Begeisterung in die Pedale seines Rades tritt, der spürt, wie gesundheitsfördernd dieser Freizeitsport ist. Auf schonende Weise kommt der Kreislauf in Schwung. Herz und Atemwege werden gestärkt. Die Verdauung wird verbessert, das vegetative Nervensystem positiv beeinflusst. Neueste Studien belegen aber noch viel mehr:

- An der Universität von Philadelphia in den USA nennt man das Fahrrad »Antibiotikum mit zwei Rädern«. Beim Radfahren werden die Fresszellen des Immunsystems – die sogenannten Phagozyten – mobilisiert. Und die machen Jagd auf schädliche, krankmachende Bakterien im Körper.

- An derselben amerikanischen Universität hat man nachgewiesen: Radfahren fördert beim Mann ab 55 die Produktion von Sexualhormonen. Der Radsport als moderater Freizeitsport aktiviert die Liebeskraft. Wenn man allerdings zu lange im Sattel sitzt und übertreibt, kann man das Gegenteil erreichen. Vor allem, wenn der Sattel zu hart ist.

- An der Kansas-State-Universität in den USA hat man ausgerechnet: Wenn jemand mit dem Rad zur Arbeit und zurück fährt, spart er den regelmäßigen Besuch im Fitnesscenter. Und man hat an Patienten beobachtet: Regelmäßiges Radfahren kann zu hohe Cholesterin- und Blutdruckwerte senken.

- Holländische Ärzte haben herausgefunden: Radfahren schützt vor dem Burn-out-Syndrom, macht stark gegen Stressbelastung.

- Eine besonders gute Nachricht für alle, die etwas abnehmen wollen, kommt von der Universität Paris. Dort hat man errechnet: Wer jeden Tag mindestens 20 Minuten in die Pedale tritt, fördert im Körper die Ausschüttung des Proteins BDNF. Und dieses Protein bremst den Appetit und steigert die Fettverbrennung.

- Der österreichische Sportarzt Dr. Kurt Leitner, der sich seit über 30 Jahren mit dem Radfahrsport befasst, sagt klipp und klar: »Regelmäßiges Radfahren ist der beste Schutz vor Diabetes Typ 2 im vorgerückten Alter!«

Man kann somit in der schönen Jahreszeit mit täglichem Radfahren eine Menge für die Gesundheit tun. Dazu meint Siegfried Neuberger: »Voraussetzung allerdings ist: Sattel, Lenkstange und Pedale müssen individuell für den Radfahrer eingestellt sein. Die Sattelhöhe ist dann richtig, wenn das Bein beim Aufsetzen auf das nach unten getretene Pedal durchgestreckt wird.«

Nun hat in den letzten Jahren eine neue Fahrrad-Generation den Trend für diesen schönen Freizeitsport noch verstärkt: das E-Bike. Es bringt viele Vorteile, wenn man richtig damit umgeht. Auch dazu weiß Siegfried Neuberger vom Zweirad Industrie Verband eine Menge: »Der Gegenwind, ein großer Feind das Radfahrers, macht keine

Probleme mehr. Man gönnt sich durch den Mini-Computer ein wenig Unterstützung und fährt fröhlich weiter. Man kommt auch nie mehr verschwitzt zur Arbeit, weil man nicht mehr alles geben muss. Und jeder weiß heute: Gesunder Sport ist moderater Sport. Außerdem: Menschen, die gern Rad fahren, die aber aufgrund einer Verletzung oder einer körperlichen Einschränkung nicht mehr so in die Pedale treten können, können mit dem E-Bike wieder dabei sein. Oma und Opa können, wenn es bergauf geht, mit den Enkelkindern mithalten. Die Erfahrung zeigt, dass Senioren auf dem E-Bike öfter unterwegs sind, viel weitere Strecken fahren und dadurch länger Sport treiben. Und damit wird auch das E-Bike zu einer wertvollen Prävention, hilft vielen Menschen, möglichst lange gesund, vital und fit zu bleiben! Und genau das ist einer der Wünsche, die wir vom Zweirad Industrie Verband haben.«

Und alle, die denken, dass mit dem E-Bike die sportliche Leistung und der Gesundheitseffekt verloren gehen, sei gesagt: Das ist dann nicht der Fall, wenn man ein E-Bike fährt. Bei dem man unbedingt in die Pedale treten muss und die Elektro-Power aus dem Akku allein nur zur Unterstützung nutzen kann.

Übrigens: Der Zweirad-Industrie-Verband (ZIV) ist die nationale Interessenvertretung und der Dienstleister für die deutsche und internationale Fahrradindustrie. Seit Jahren betreibt der ZIV aktives Kommunikationsmanagement, um das Zweirad-Image gegenüber der

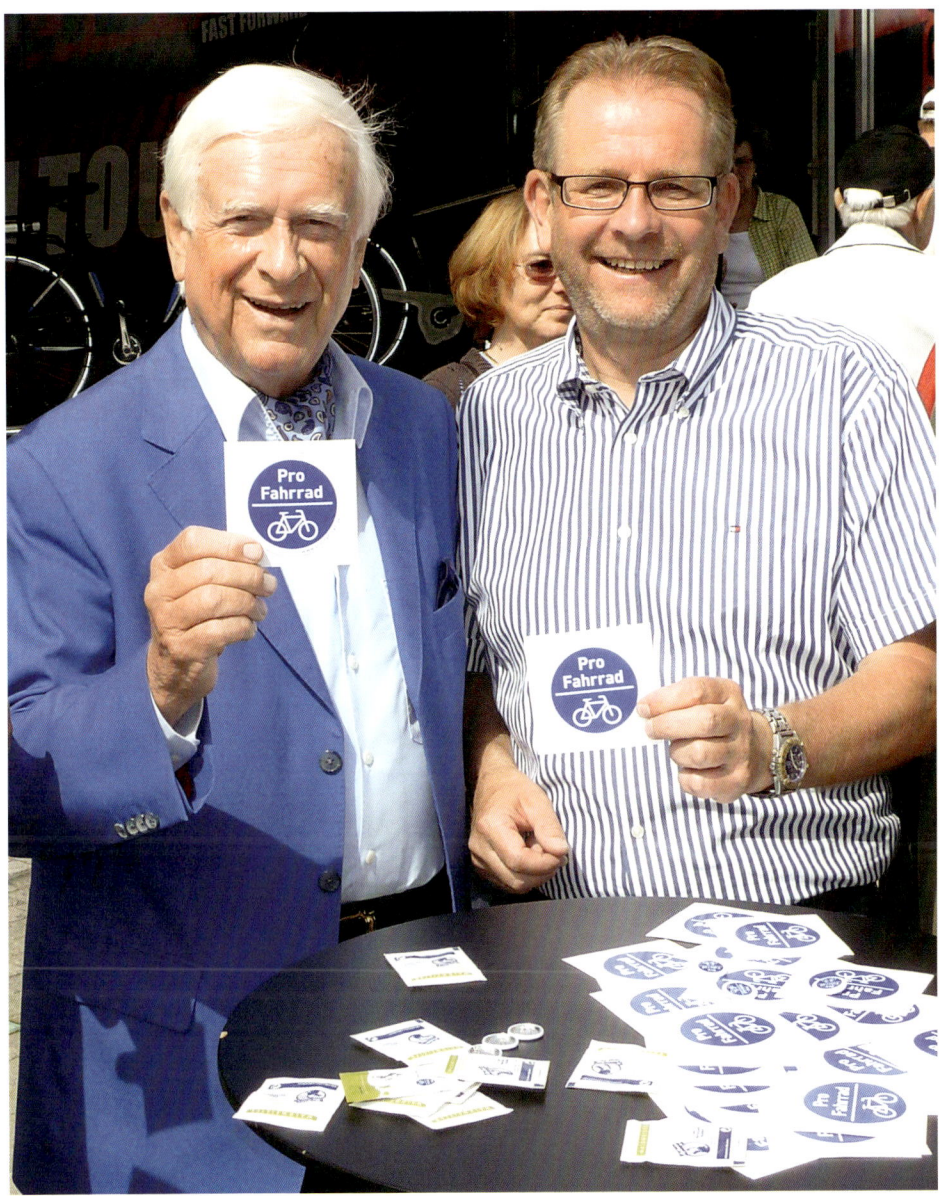

Bevölkerung und allen relevanten Entscheidungsträgern nachhaltig zu fördern. Zu diesem Zweck wurde im Jahr 2008 die Initiative »Pro Fahrrad« ins Leben gerufen. Mehr Infos unter www.pro-fahrrad.de.

Prof. Bankhofer mit Siegfried Neuberger, dem Geschäftsführer des Zweirad Industrie Verbandes. Beide setzen sich bei öffentlichen Events immer wieder für die Initiative »Pro Fahrrad« ein.

Staudt'sche Manschette,

die im Schlaf Schmerzen lindert und verhindert

Rund ums Jahr – besonders aber in der kalten Jahreszeit – leiden viele Frauen und Männer in jedem Alter an Rücken- und Gelenkschmerzen. Die meisten denken nicht lange darüber nach und greifen – sehr oft ohne mit dem Arzt gesprochen zu haben – zu mehr oder minder starken Schmerztabletten, die auf Dauer in den meisten Fällen unerfreuliche Nebenwirkungen haben. Und wenn man zu so einem bemitleidenswerten Menschen

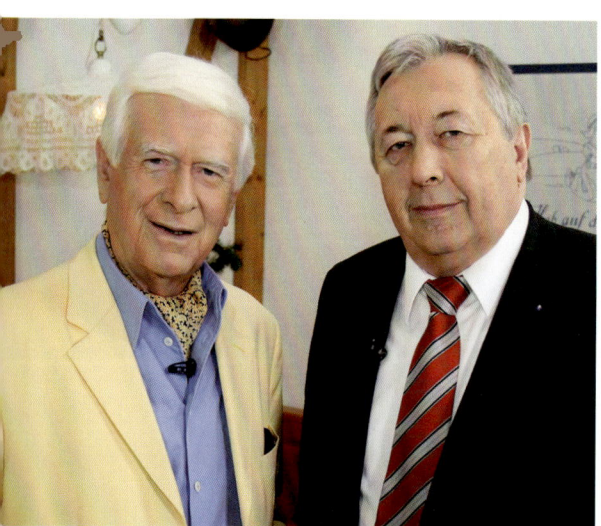

sagt: »Tu doch etwas für deinen Rücken oder für deine Gelenke! Zum Beispiel mit Massagen, mit Wärme…«, dann bekommt man meist die Antwort: »Ich hab doch für all diese Sachen keine Zeit!«

Sehen Sie, und das genau ist der Punkt. Die Betroffenen denken nicht daran, dass sie die ganze Nacht Zeit haben. Mehrere Stunden, während sie schlafen. Das ist tatsächlich möglich. Man kann nachts auf natürliche Weise Rücken- und Gelenkschmerzen bekämpfen und kann diesen auch vorbeugen. Das ist einem Mann zu verdanken, der aus eigenem Schmerz-Erleben eine geniale Lösung gefunden hat: Die Mikromassage im Schlaf mit einer Therapie-Manschette. Er ist der Erfinder: Friedrich Staudt aus Thalheim bei Wels in Österreich. Die Idee kam ihm aufgrund selbst erlittener Schmerzen.

Er erinnert sich: »Es war vor etwa 20 Jahren. Ich hatte Schmerzen im rechten Knie. Mein Arzt machte mir wenig Hoffnung

Prof. Bankhofer im Gespräch mit Friedrich Staudt, der mit seiner Manschette schon vielen Menschen zu Schmerzfreiheit ohne Tabletten verholfen hat.

und zeichnete ein düsteres Zukunftsbild. Er meinte: Irgendwann muss ich dann schmerzstillende Injektionen ins Knie kriegen. Und später wird man über ein künstliches Kniegelenk nachdenken. Das hat mich sehr bewegt. Außerdem wollte ich nicht ständig Schmerzmittel einnehmen.«

Der Zufall wollte es, dass Friedrich Staudt einen ehemaligen Stricker und begeisterten Tennisspieler kennenlernte. Der hatte ein ähnliches Schmerzproblem. Also dachten sie darüber nach, was man tun könnte, um den vielen Menschen, die unter Rücken- und Gelenkproblemen leiden, auf natürliche Weise zu helfen. Die beiden fanden heraus, dass es in vergangenen Zeiten in vielen Familien üblich war, dass man sich nachts Strickware um den Körper wickelte oder auf Gelenke legte. Dieses uralte Hausmittel brachte die beiden auf eine neue Idee. Und so wurde eine moderne Naturarznei geboren. Die Staudt-Manschette. Die beiden Männer hatten im Laufe ihres Lebens in ihrer beruflichen Ausbildung gelernt, wie ein Textil beschaffen sein muss, damit es Feuchtigkeit, die beim Schwitzen entsteht, abtransportieren kann. Und so entwickelte Friedrich Staudt aus zahllosen Erfahrungen ein Textil, das an seiner Innenseite, die dem Körper zugewandt ist, über ein Spezial-Geflecht in Gitter-Struktur verfügt, das während des Schlafens auf der Haut über mit Schaumstoff gefüllte Rippen eine Mikromassage durchführt, die bis tief ins Gewebe wirkt. Dabei wird die Durchblutung verbessert, körpereigener Stoffwechselmüll schneller abtransportiert und die Selbstheilungskräfte werden

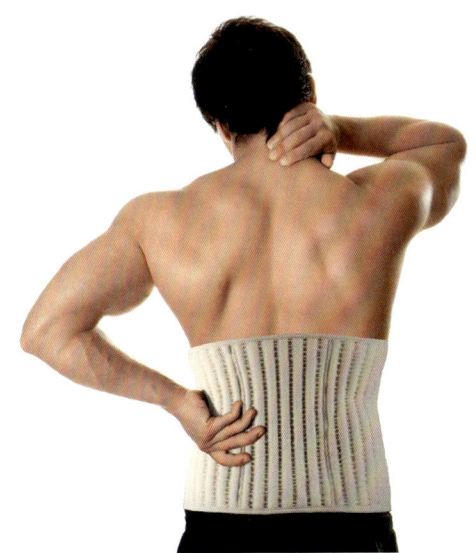

Ein Beispiel: So sieht sie aus – die Rückenmanschette.

aktiviert. Die Manschette verfügt über einen Körperwärme speichernden Effekt, und zwar im Sinne einer trockenen Erwärmung.

Am Beispiel von Rückenschmerzen kann man den Wert der Manschette am besten erkennen: Jeder Mensch bewegt sich im Schlaf heftig, dreht sich 30 bis 40 Mal, deckt sich auch immer wieder ab und schwitzt. Die Körpertemperatur sinkt ab. Die Folge: Die Rückenschmerzen werden stärker. Man wacht wie gerädert auf, kann sich oft kaum bewegen.

Und so funktioniert die Staudt-Therapie:

- Man reibt abends die betroffenen Körperstellen mit einem auf die Manschette exakt abgestimmten Gel großflächig ein. Das Gel besteht aus den ätherischen Ölen zahlloser Heilkräuter und aus Hamamelis-Extrakt.

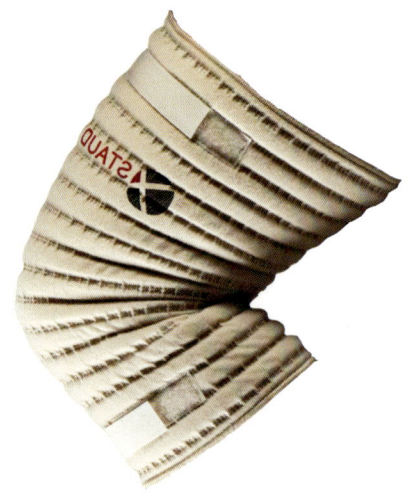

Die Manschette fürs Knie.

Basis ist die neuseeländische Grünlipp-Muschel, die mit ihren Glukosamin-Glykonen Schmerzen bekämpfen und die Durchblutung fördern kann.

- Dann legt man die Manschette an. Sie soll locker anliegend getragen werden. Sie bewirkt während des Schlafes eine sanfte Mikromassage, eine wohltuende Temperaturerwärmung der Haut und eine verstärkte Durchblutung.

- Am nächsten Morgen gibt es dann keine verspannten Muskeln, keine Morgensteifigkeit der Gelenke. Man ist schmerzfrei und fühlt sich wohl. Die Manschette bietet sozusagen 7 bis 8 Stunden während des Schlafes sanfte, heilende Steicheleinheiten. Die betroffenen Stellen werden entgiftet, weil auch das Lymphsystem angeregt wird.

Nun hat der eine Rückenschmerzen, der andere hat Verspannungen im Nacken. Wieder andere leiden an Schmerzen im Knie. Genau aus diesem Grund hat Friedrich Staudt viele verschiedene Manschettentypen entwickelt: für den Nacken, den Hals, für die Schulter, für das Knie, für das Handgelenk und für die Hand, für den Knöchel, für den Ellenbogen und den Rücken. Diese Manschetten bekommen Sie in der Apotheke sowie in gut sortierten Sanitätshäusern und bei Bandagisten/Orthopädiemechanikern.

Da schon beim Entwickeln der Manschetten Ärzte und Sportler zugezogen wurden, konnte man deren Fachwissen nutzen. Das ist auch der Grund, warum Erfahrungsberichte und Beobachtungen so positive Ergebnisse erbracht haben: zu 90 Prozent gute Verträglichkeit und zu 90 Prozent eine nachweisliche Schmerzreduktion. Es gibt einen beeindruckenden Erfahrungsbericht von Univ. Prof. Mag. Dr. Dr. Anton Wicker vom Landeskrankenhaus Salzburg, Abteilung für physikalische Medizin. Bei mehr als der Hälfte der Patienten konnte mit der Staudt-Manschette völlige Beschwerdefreiheit erreicht werden.

Doch die Manschette ist nicht nur zur nächtlichen Therapie gedacht. Wenn in einer Familie immer wieder Gelenk- und Rückenschmerzen auftreten, kann man sie auch vorbeugend anlegen. Dann übt sie nachts über die Mikromassage eine wertvolle Schutzfunktion aus. Mehr über die Staudt-Manschette erfahren Sie bei Ärzten Therapeuten, Apotheken, Sanitätshäusern und im Internet: www.staudt.at.

Beim Tanzen

werden viele Glückshormone produziert

Die meisten von uns machen viel zu wenig Bewegung und gehen keinem Sport nach. Vor allem im Winter. Zugegeben: Skifahren, Skilanglauf, Rodeln oder Eislaufen sind nicht jedermanns Sache. Doch es gibt einen Wintersport, der Frauen und Männern in jedem Alter guttut, vor allem aber für Senioren ein wunderbarer Freizeitsport und zugleich auch eine Naturarznei ist: das Tanzen. Ist das nicht eine herrliche Art, sich zu bewegen? Man schwebt auf dem Tanzparkett dahin, hat die Partnerin oder den Partner im Arm: Das ist Vergnügen und zugleich Therapie. Ein herrliches Fitnessprogramm. Gesünder als so manch herkömmlicher Sport.

Messungen von Sportmedizinern haben schon vor ein paar Jahren ergeben: Tanzen ist genauso gesundheitsfördernd wie Laufen oder flottes Gehen. Mehr noch: Wer jahrelang keinen Freizeitsport ausgeübt hat und plötzlich in eine regelmäßige Bewegung einsteigen will, der sollte es mit Tanzen versuchen. Das ist die beste Form, mit Sport zu beginnen.

Besonders wertvoll ist Tanzen für Senioren. Man bewegt sich zur Musik, was echte Freude bereitet. Man legt Pausen ein und überfordert daher niemals Herz und Kreislauf. Und das sind konkret die gesundheitsfördernden Eigenschaften des Tanzens:

- Haltungsschäden an der Wirbelsäule können korrigiert werden.

- Die Bauch- und Rückenmuskeln, aber auch die Bein- und Fußmuskeln werden gestärkt. Das lässt speziell am Bauch etwaige Fettpolster schmelzen.

Gemeinsam tanzen: Das ist eines der Erfolgsrezepte für die nunmehr 44-jährige harmonische Ehe von Prof. Bankhofer mit seiner Frau Liselotte.

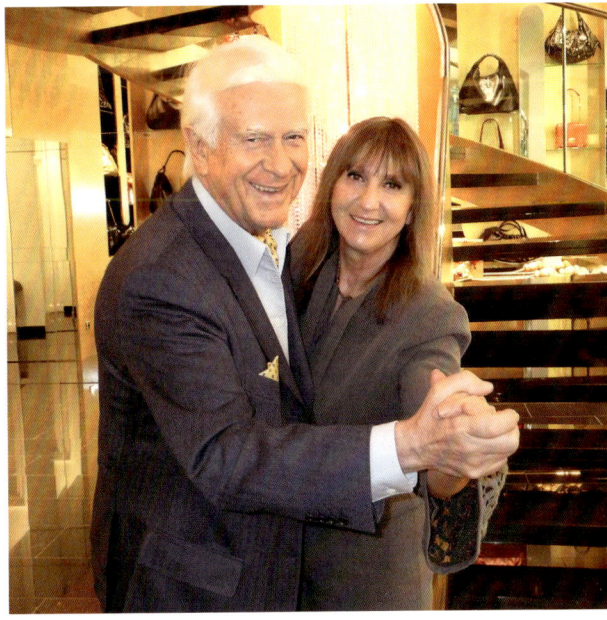

- Hartnäckige Verspannungen und Verkrampfungen im Rücken werden gelockert.

- Die Hüften werden gelenkiger.

- Was für Menschen über 50 besonders wichtig ist: Die Durchblutung im Unterleib sowie in den Beinen wird verbessert. Das ist speziell für all jene von Bedeutung, die im Winter kaum spazieren gehen oder wandern. Im fortgeschrittenen Alter haben viele einen gestörten Blutfluss im Becken und in den Beinen. Tanzen kann da sehr viel bewirken.

- Der gesamte Stoffwechsel wird verbessert. Tanzen ist in dieser Hinsicht ein Jungbrunnen.

- Das vegetative Nervensystem wird erheblich gestärkt. Tanzen gibt seelische und körperliche Kraft. Man kann beim Drehen im Takt der Musik wunderbar Stress abbauen und kann sich auf diese Weise vor einem Burn-out-Syndrom schützen.

- Die Verdauung wird angeregt. Mit regelmäßigem Tanzen kann man eine hartnäckige Verstopfung erfolgreich bekämpfen.

- Am österreichischen Institut für medizinische & sportwissenschaftliche Beratung in Maria Enzersdorf hat man nachgewiesen: Wer über einen

längeren Zeitraum 3-mal die Woche mindestens 30 Minuten tanzt, hat eine bessere Kondition. Und wer 5 Wochen lang regelmäßig Tanzstunden absolviert, verbessert die allgemeine Leistungsfähigkeit, stärkt Herz und Kreislauf.

- Wer oft und gern tanzt, fördert die Produktion von Glückshormonen im Gehirn.

- Apropos Gehirn: Da man sich beim Tanzen auf die Schritte konzentrieren muss, wird auch die geistige Fitness angeregt.

- Tanzen erleichtert auch das Abnehmen. Beim Foxtrott verliert man in 1 Stunde 300 Kilokalorien, beim Wiener Walzer 350 Kilokalorien und beim Rock and Roll sind es 600 Kilokalorien. Man kann sagen: Wie jede Ausdauer-Sportart ist Tanzen ein gutes Mittel, um schlank zu bleiben oder ein paar unerwünschte Kilo wieder loszuwerden.

- Eine Langzeitstudie an der Universität Surrey in Großbritannien hat ergeben: Alleinstehende ältere Frauen und Männer, die zum Tanzen gehen, bekommen nicht nur wieder Freude am Tanzen, sondern auch am Leben. Das ist die Folge der verstärkten Produktion von Glückshormonen.

Teufelskralle
stoppt den Teufelskreis der Schmerzen

Jeder zweite Erwachsene leidet an Rückenschmerzen. Diese sind deshalb so zermürbend, weil sie sich in einem Teufelskreis entwickeln. Zuerst sind Fehlstellungen vorhanden. Dazu kommen Abnützungen in den Wirbelgelenken. Die umliegende Muskulatur verkrampft sich. Damit treten immer häufiger Verspannungen und Entzündungen auf. Fehlstellungen verstärken sich. Der Rückenschmerz wird unerträglich. Kein Wunder, dass viele Betroffene zu synthetischen Schmerzmitteln greifen, die im Laufe der Zeit zu Nebenwirkungen führen können.

Dabei gibt es eine Naturkraft, die den Teufelskreis stoppen und auf sanfte Weise Rückenschmerzen, Verspannungen und Entzündungen bekämpfen kann. Das ist die Teufelskralle, eine Pflanze, die in den Sandfeldern der südafrikanischen Wüsten wächst. Die schmerzlindernden Wirkstoffe – vor allem das Harpagosid – sitzen in den Knollen der Seitenwurzeln. Im Süden Afrikas wird die Teufelskralle seit Jahrhunderten gegen Schmerzen und Entzündungen eingesetzt. In Europa ist man Mitte des vorigen Jahrhunderts auf die Naturarznei aufmerksam geworden. Damals kannte man ausschließlich die Zubereitung als Tee. Damit war aber keine genaue Dosierung möglich, wie sie zur Bekämpfung von schmerzhaf-ten Verspannungen notwendig wäre. Jetzt ist es der Wissenschaft gelungen, die Wirkstoffe der Teufelskralle exakt dosiert in Tabletten zu fassen. Teufelskralle-Tabletten gibt es in der Apotheke. Das Angenehme an dieser modernen Naturtherapie: Man kann sie viele Wochen lang nehmen, ohne Komplikationen zu befürchten.

So wunderschön blüht die Teufelskralle. In der Medizin werden die Knollen der Seitenwurzeln verwendet.

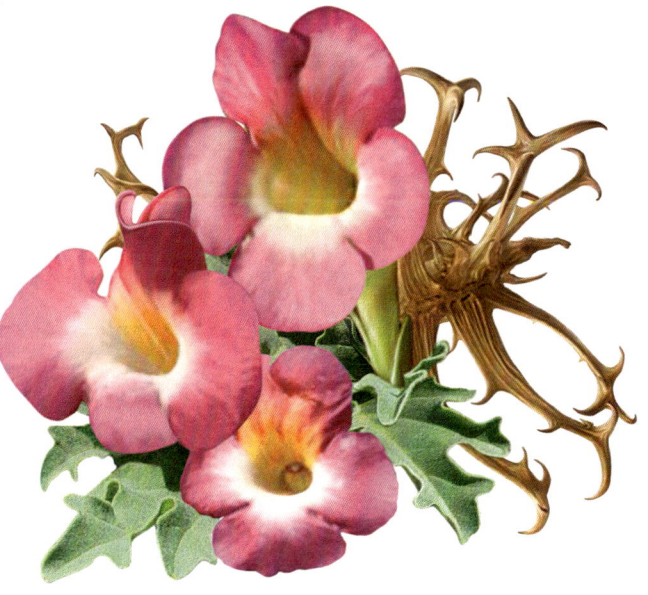

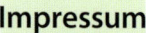

Impressum

3. Auflage 2014
© 2013 by Bassermann Verlag, einem Unternehmen der
Verlagsgruppe Random House GmbH, 81637 München.

Hinweis:

Die Ratschläge in diesem Buch sind von Autor und Verlag sorgfältig erwogen und geprüft,
dennoch kann eine Garantie nicht übernommen werden. Eine Haftung des Autors bzw. des Ver-
lags und seiner Beauftragten für Personen-, Sach- und Vermögensschäden ist ausgeschlossen.

Bildnachweis:

Alle Fotos stammen von *Liselotte Bankhofer*, mit Ausnahme von: *Kurverwaltung Bad Füssing*: 223, 263;
Manfred Kloos: 239; *Maren El Gammal*: 256; *Panthermedia*: 229 *(Yurok Aleksandrovich)*; *Peter Niess*:
249, 250; *Redaktion des TV Magazins »Einfach Bankhofer«*: 11, 26, 58, 102, 165, 166, 173, 180, 191, 224,
236, 240, 264; *Shutterstock*: 35 *(Liane M.)*, 42, 145 *(Elena Elisseeva)*, 93 *(Elena Schweitzer)*,
99 u. *(Olga Miltsova)*, 116 *(Madlen)*, 122 *(bajinda)*; *Südwest Verlag*:
7, 12, 15, 16, 23, 41, 64, 99 o.

Projektleitung:

Dr. Harald Kämmerer und Herta Winkler

Redaktion:

Sabine Gnan und Nina Andres

DTP & Layout:

Diplom Grafik-Designerin Regina Bocek

Herstellung:

Sonja Storz

Bildredaktion:

Tanja Nerger

Umschlaggestaltung:

Atelier Versen, Bad Aibling

Druck und Verarbeitung:

Neografia, a.s., Martin, Printed in Slovakia

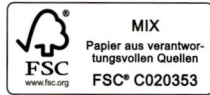

Das für dieses Buch verwendete FSC®-zertifizierte Papier
Profimatt liefert Sappi, Ehingen.

ISBN 978-3-8094-3020-9

Prof. Hademar Bankhofer

Prof. Bankhofer ist einer der führenden Medizin-Publizisten
zu den Themen Prävention, Naturarzneien, Hausmittel und gesunde Ernährung
im deutschsprachigen Raum und in vielen anderen europäischen Ländern. Millionen
kennen ihn aus Fernsehen, Hörfunk, Seminaren, aus Zeitungskolumnen und durch seine
Ratgeber, durch die er zum Bestsellerautor geworden ist. Vor einigen Jahren folgte er
ehrenvollen Einladungen an die Harvard- und die Tufts-Universität in Boston, USA, aber
auch an die Universität von North Carolina. Er war acht Jahre lang Lehrbeauftragter
an der Universität Leipzig und arbeitet seit über 20 Jahren eng mit dem Institut für
Sozialmedizin an der Universität Wien zusammen. 1991 erhielt er, auf Vorschlag
der Universität Wien, vom Wissenschaftsministerium für seine populär-
wissenschaftliche Arbeit den Berufstitel »Professor«.

2008 wurde er in Deutschland zum »Medizin-Guru des Jahres« gewählt.
Kurz darauf wurde ihm der »Deutsche Preis für Gesundheitsaufklärung« verliehen.
Seit 2009 ist er der Leiter des Bankhofer-Zentrums an der internationalen Akademie für
medizinische Kommunikation in Bad Füssing. Außerdem ist er Lehrbeauftragter
an der Österreichischen Gesundheits-Akademie bei Medizinalrat
Dr. Alfred Karl Klabuschnigg.

Seine Bücher werden nicht nur in Deutschland, Österreich
und der Schweiz gelesen, sondern auch in Finnland, Frankreich, Russland,
Polen, Tschechien, Slowakei, Holland, Ungarn, Litauen und in China. Er wird immer
wieder zu Talkshows und Diskussionen eingeladen. Außerdem präsentiert Bankhofer
das Thema »Alte Hausmittel – neue Naturarzneien« beim deutschen Sender Bibel-T V
jeweils montags um 21 Uhr 15 eine 45–Minuten-Sendung vor Publikum. Bisher wurden
bereits 20 Folgen produziert. In Österreich stellt er sein Gesundheits- und Wellness-
Magazin »Einfach Bankhofer« beim Privat-Fernsehsender SCHAU-TV
jeweils am Samstag mit Wiederholung am Sonntag vor.

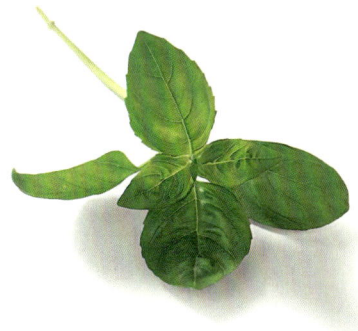